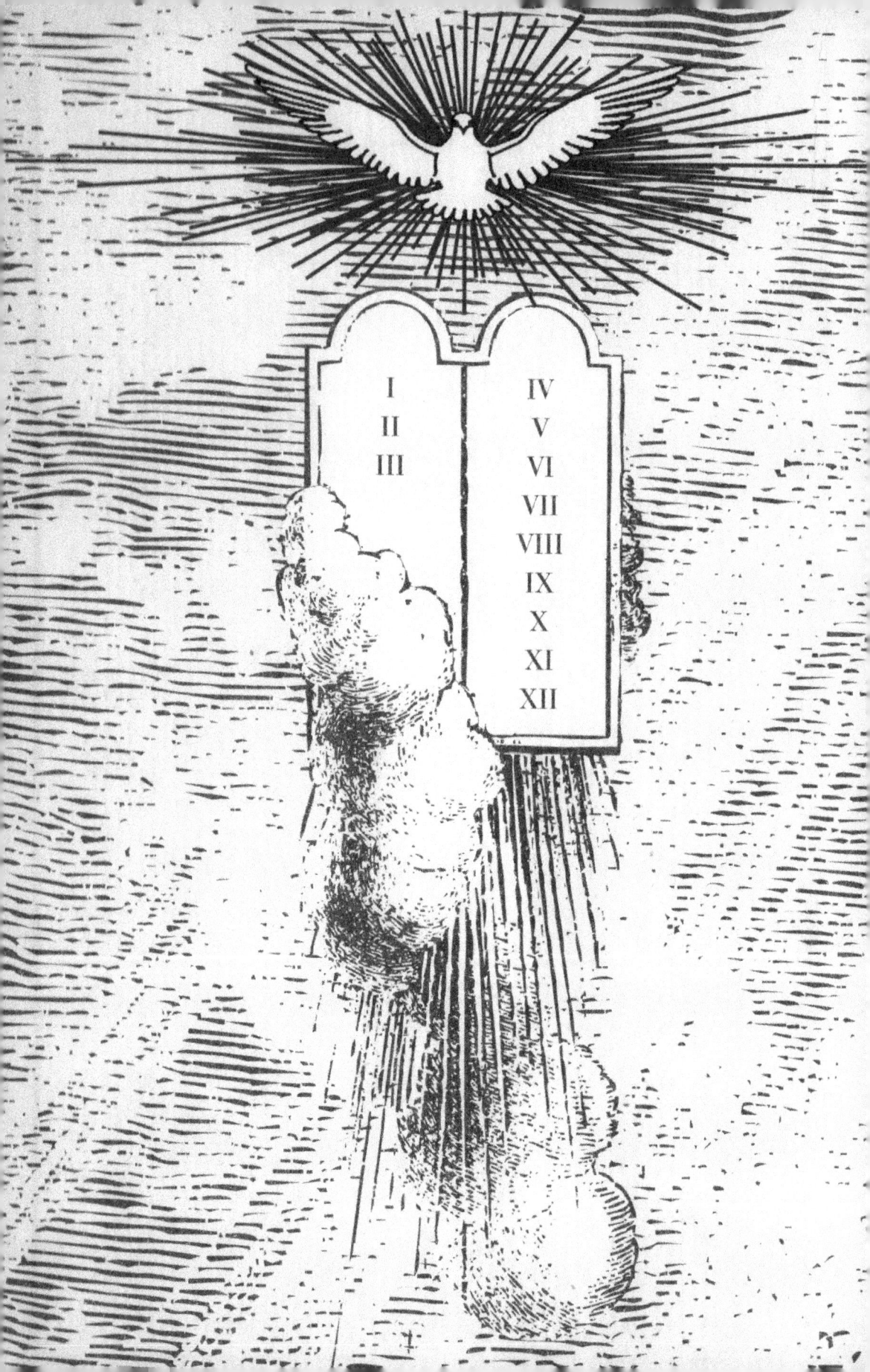

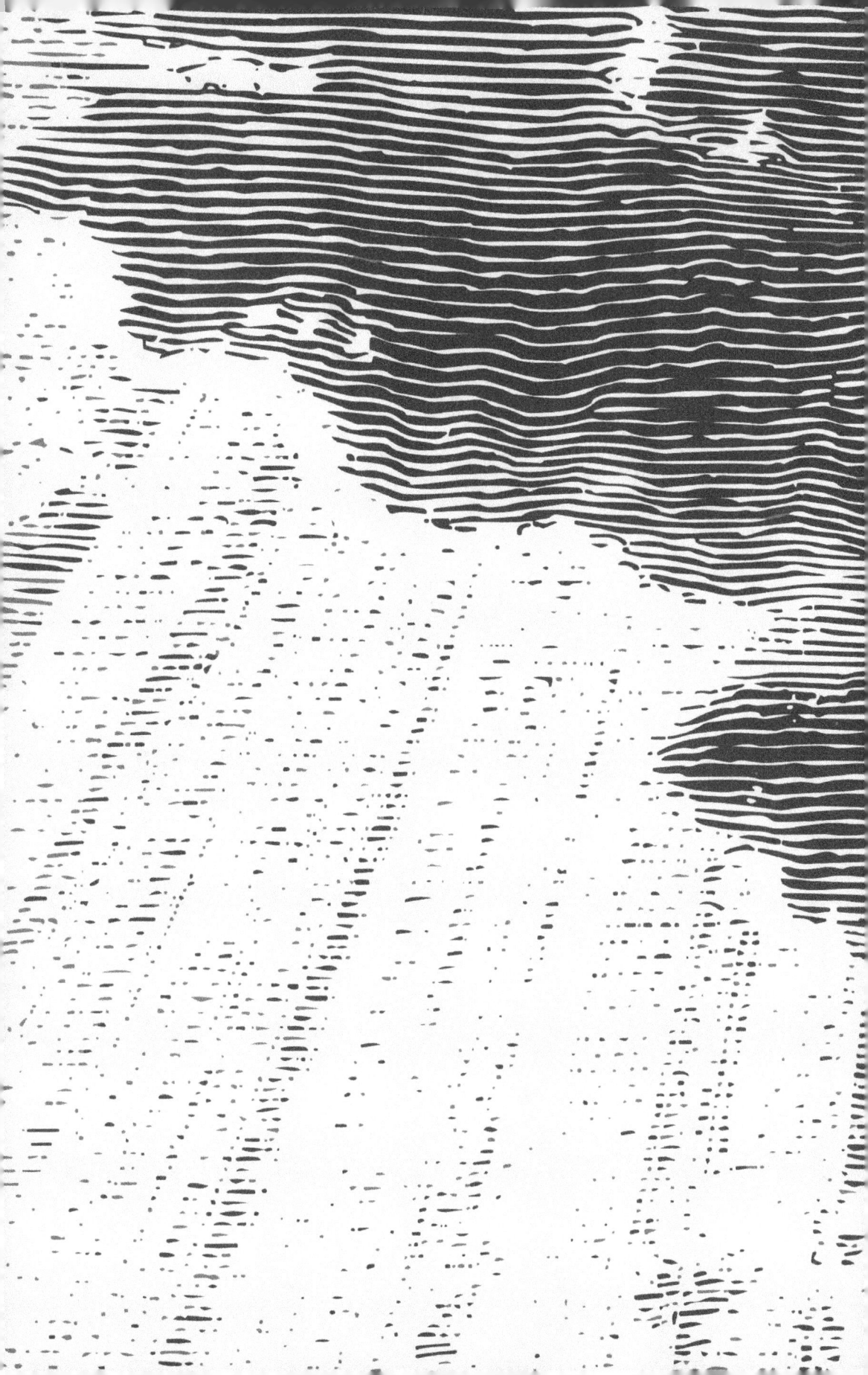

ЗАВЕТ
ГРЯДУЩЕГО
БИБЛИЯ
БУДУЩЕГО

Книга первая

Hamburg 2015

ЗАВЕТ ГРЯДУЩЕГО

БИБЛИЯ

БУДУЩЕГО

ОГЛАВЛЕНИЕ

Глава четвертая

Глава пятая

ПЕРВАЯ СТРАНИЦА ЗАВЕТА ГРЯДУЩЕГО - БИБЛИИ БУДУЩЕГО

1. Двое из троих были с Отцом Небесным. И на руке Отца лежала сфера, которая раньше была золотой, а теперь в этой сфере возникали моря, океаны, континенты, прекрасные озёра, горы и леса. И мы видели, как всё это будет жить, развиваться и идти вперёд. И было то, что показано, страницей из книги, которая раньше лежала на столе Создателя и которую прежде никто не брал в руки. И вдруг эта книга оказалась в руках одного из нас.

2. Отец, который стоял напротив нас, сказал: раньше эта книга была написана иероглифами и была в центре материка, в центре государств, в центре государства, в центре гор и полей, И раньте она была глиняная, и раньше она была обожжена. И раньше она была у одного

человека. И был у этого человека посох от меня. И подчинял он и стихии, и моря, и ветры, и спас народ свой по воле моей. И книга за столько времени совершила и совершает переход - как Земной, так и Небесный, как Небесный, так и Земной. И была эта книга дважды на Земле. И была использована единожды. И получили вы, дети мои, её в третий раз. И имеет она другое назначение, и будет во второй раз она использована. И спросите Сына моего, который третий с вами, Того, с Кем вы были всегда вместе, и снимет знак Он свой с листа. И будет этот знак в виде восьмерки с наклоном, и будет он знаком Бесконечности, и будет он олицетворять сознание, и будет понято вами то, что я сказал ранее. И увидите вы образование Небесное, на которое бесконечность осознания распространится. И первый лист книги моей будет открыт.

3. Прочтёте вы, поймёте вы и укажете даты и события, и людей, и народы, и планеты, и галактики и многое другое, доныне неизвестное. И даю я вам силу, возможности и решение по воле своей об изменениях на каждом листе книги моей - по человеку, по событиям, по странам, по государствам, по морям и природе, по птицам и животным, по звездам и планетам, по галактикам и по многому другому, доныне неизвестному. И закрепляю то, о чем я сказал, и закрепляю за тем, кто будет писать мою книгу. И передаю для отличия от других посох свой, наделяю силой своей и закрепляю власть свою в лице Его.

Я в дальнейшем наставлю вас на путь истинный и скажу про всё, что будет происходить как на Земле, так и на Небе, так и в другом, которое доныне неизвестно никому, кроме детей моих, и будет неизвестно до того времени, когда я приду на Землю людскую, где вы трое увидите воочию меня и будете разговаривать со мной, как и другие, как вы и говорили до этого времени. И тогда я увижу, что делали вы, что создавали, что каждый из людей сделал, что каждый из людей создал, что думал и что хотел увидеть в Царстве земном, как и в Царстве Небесном.

4. Как только сказал я эти слова, никто не может повлиять на разум ваш, на душу вашу, на дух ваш. - только вы сами, только я, дабы вы обрели свободу полную в действиях, в помыслах, в создании и созидании, материализации и воскрешении, как и в истинности. Никто более не даст вам указаний, как я. Я буду заботиться о вас так, как заботился доныне. После получения согласия от вас (мы сказали Отцу, что, конечно же, согласны), я закрепляю за вами дар мой. Да будет так! - сказал Отец.

5. Сфера, и именно сфера души, через которую и около которой были сказаны слова сии, сократилась - в виде Бесконечности, в виде вод земных, в виде Небес, в виде туч промежуточных, в виде сознания и осознания, в виде Духа вездесущего - и перешла в посох Отца Небесного. И мы приняли посох от Него с благословением Его.

6. И было так! И сократилось расстояние в Царстве Небесном между душами Отца и

детей. И приблизились они, и были вместе всё то время, как была написана каждая строка этого текста, как и далее.

7. Так было увидено в реальности одним из детей в присутствии других. Так было прочитано одним из детей в присутствии других. Так было сделано третьим из детей в присутствии других. Каждый из них мог создавать и создаёт то, что было дано троим. Каждый из них был наделён знаниями и каждый из троих знал точно, у кого находится посох и каково его предназначение. Знали об этом трое, как сказал Отец Небесный, и больше этого знать никто не мог до того времени, как было написано. И разум каждого человека, каждого, кто читает, будет открыт - для Отца Небесного и для каждого другого человека, дабы он не соблазнился и не принял неправильное решение как по себе, так и по другим людям. И за это решение будет в ответе. И это решение должно быть созидательным.

8. И пошёл Отец, и дети за Ним. И видели, что у одного из них была книга в руках, Другой из них держал сферу в руках, а третий из них управлял Бесконечностью. И выбрали дети из троих одного и поручили ему описать всё. Так и было сделано, что и было ими засвидетельствовано. Все записано в точности и с той интонацией, как сказал Отец Небесный детям своим.

Так дана первая страница Завета Грядущего – Библии Будущего.

ЧАСТЬ ПЕРВАЯ

ГЛАВА ПЕРВАЯ

Если мы смотрим в сознание, то мы видим только одно слово - жизнь. И это слово есть - дух, душа, сознание и Отец, который создал дух, душу и сознание.

Отец поместил жизнь в реальности - в сознание, перенеся её через дух из души, и тем самым стал причиной жизни, и стал неразрушим, стал вечен.

Отец сказал: дайте жизнь другому - и вы сами её обретёте.

Текст 1

1. И сказал Отец Небесный детям своим: проявите то, что не проявлено, - бесконечное в бесконечном, желаемое в желаемом, созидаемое в созидаемом.

2. И сделали так.

3. И сказал Отец детям: добавьте белое.

4. И добавили. И проявились душа его, энергия и сознание, и органы его. И были видны мысли его.

5. И сказал Отец детям: дети мои - сделали вы непроявленное в проявленном. Добавьте светлый план - частичку меня в человека.

6. И добавили. И пошёл светлый план в виде информации в душу человека. И задышала душа, и вошла жизнь в человека, и был проявлен человек, и был он создан теми, кого призвал Отец Небесный.

7. И наделил Отец Небесный силой великой тех, кто создал человека из непроявленного в проявленном. И стали трое помогать людям и спасать людей. И говорили люди, и будут говорить, и сейчас говорят, что творят они чудеса Отца Небесного рукою Его. И возрадовались, и хвалили имя Отца Небесного.

8. И возрадовался Отец наш Небесный, видя радость людскую.

9. Так была дана Отцом Небесным страничка из Библии Будущего, которая написана в настоящем о том, что все едино.

10. И узнали трое в одном и один в троих, что единое и множе-

ство нераздельны.

11. И закрыл Отец книгу печатями, и на ней было написано: ЗАВЕТ ГРЯДУЩЕГО- БИБЛИЯ БУДУЩЕГО, Библия для Мира сего и для того, кто живёт в Мире.

12. И оповестил Отец через сыновей своих истину людям. И была доступна истина, и видна им, и возрадовались люди о милости Господа.

13. Так Отец Небесный оповестил о новых событиях род человеческий. И закрыл Он книгу на первом листе. И был Он доволен. И содрогнулось всё. И сказал Он: будет так, как я передал одному из троих и троим в одном.

14. И было известно троим о воле Отца. И выбрали двое третьего, который и записал эти слова. И как пожелал Отец, передал он всё в точности и с той интонацией, как сказал Отец. Аминь!

Текст 2

1. И открыл Отец Небесный книгу во второй раз. И раздался гром Небесный, и содрогнулась твердь земная. И слушали Его три сына.

2. И открыл Отец второй лист книги своей с печатями. И возник огонь напротив Отца. Но Отец сделал знак рукой - и огонь ушёл. И возникли кони разных мастей. Но Отец сделал знак рукой - и кони ушли. И возникла сила огромная, сила земная. Но Отец сделал знак рукой - и сила ушла.

3. И сказал Отец детям своим: ВОСКРЕШАЙТЕ И БЕСКОНЕЧНЫ БУДЕТЕ, ПОМОГАЙТЕ И БЛАГОСЛОВЕННЫ БУДЕТЕ, СОЗИДАЙТЕ И ПРИЗНАНЫ БУДЕТЕ КАК МНОЙ, ТАК И ЛЮДЬМИ НА ЗЕМЛЕ.

4. После этих слов Отец перевернул лист и начал читать дальше. И возник огонь в словах Писания. Отец усмирил его и сказал детям: что есть Мир, вкотором вы живёте? И показал Мир, изучаемый нами и понятый нами.

- А что есть жизнь?

И показал, что есть жизнь, и показал душу человеческую. И вдохнул в неё жизнь. И увидели дети, и научились тому, что показал Отец.

5. И сказал Отец грозным голосом: а что есть враг человеческий?

- И сменился голос его после этих слов. И увидели дети Его забор высокий с вратами. И стояла у врат тишина и смерть.

6. И заглянули дети за забор, и увидели там пропасть. И содрогнулась смерть, и ждала ответа Отца Небесного. Но не дождавшись ответа, распалась она, так как душа человеческая стремилась к Отцу Небесному.

7. - А тот, кто не имеет души, - и голос Его загремел, как гром - тот отошёл от меня и рода человеческого!

8. И раздался гром, и вестники встали возле Отца по правую руку и сзади Него, и сказали: так тому и быть!

Так повелел Отец Небесный, Владыка и Создатель всего живого и вспомогающий живому.

9. И сказал Отец сынам своим: объедините дома свои, созидайте втроем. И будете едины. Объединившись, несите великое, что я вам дал и за чем так долго охотились противостоящие свету и знаниям силы.

10. И Отец изменил интонацию, и сказал, сделав паузу: слово моё познавший - а вы, дети мои, познали слово моё - знает, о чём я сказал. А не познавший будет искать слово моё, дабы спастись и быть спасённым.

11. И решили сыновья, что кто-то из них троих должен записать эти слова, и выбрали одного, чтобы записать то, что сказал Отец, и передать интонацию его.

12. И после этого наделил Отец их силой своей и истиной, которую они и имеют. И закрыл Отец книгу. И была устремлена эта книга в будущее, и приблизилась эта книга к настоящему.

13. Книгу эту легко распознать по шрифту её. А шрифт её был создан сразу - страницы на буквы ложились мгновенно, И читали дети страницы книги Его, и говорили людям про путь, указанный Отцом Небесным.

14. И после слов Отца книга стала излучать сверху белый свет, а снизу тёмный. И сделалось в центре книги непонятное для разума человеческого, но поняли дети его смысл и суть созидания.

И было всё записано в точности, как показал, и с той интонацией, как сказал Отец Небесный детям своим.

Текст 3

1. И прошло время, и открыл Отец Небесный книгу в третий раз. И в отрытой книге дети увидели,

что не было ни одной буквы на листе у Отца, ни одного слова и ни одного изречения. И улыбнулся Отец, смотря на детей, и дал каждому из них задание. Но дети Его сравнили, что дал им Отец, и было это едино. И возрадовались дети Отцу Небесному, и появился текст в книге Отца.

2. И читал Отец текст и сказал им, чтобы шли они по Земле и передали слово Его каждому.

3. И сделал Отец остановку, и поднял глаза свои. И увидели дети лицо Его, и сияло оно светом Небесным. И не было выше и больше, чем свет этот.

4. И сказал Отец им: вот лист мой - пишите на нём.

И оставил книгу открытой.

5. И был там пишущий, и видел пишущий это, и вместе с братьями своими пересказал всё в точности. О том двое и засвидетельствовали, что было записано в точности и с той интонацией, с какой говорил Отец.

6. И делали они своё дело, выходя из Одного. И видели они душу, и могли они воскрешать, и продлили род человеческий, о чём третий из них, которого они выбрали, в точности и с интонацией, с которой говорил Отец, передал, записывая на лист белый.

7. И были они втроем по правую руку от Отца. Читая книгу, Отец расположил их рядом с собой на деснице своей. И дал Отец каждому печать свою, и была печать их одинакова - одна в трёх и три в одной.

8. И запись листов книги Отца была сделана в центре Начала Начал. На стене и на вратах Начала Начал было написано: Я ЕСТЬ АЛЬФА И ОМЕГА.

9. И было в центре место то, где слышали наказ Отца дети Его, где было создано всё и вся. И живое из живого, и прилегающее к нему, и помогающее ему, и было дано созидающее с ним. И в начале было Слово, как и раньше.

10. Трое вышли оттуда и беспрепятственно опять вошли туда.

11. И выйдя ещё раз, были со словом Отца. И было у них подтверждение в виде

надписи Отца. И подтверждала она силу их силой Отцовой.

12. И возрадовался Отец деянию такому. И разрешил им троим находиться в Мире с людьми. И вершить дела Его.

И видели дети Его отсчёт нулевой. И возрадовались они, и поклонились Отцу. Благословил Он их. И оказал им помощь свою. И прибыли они в Мир земной, и делали всё, что сказал им Отец Небесный.

13. И Отец Небесный находился с детьми своими, и сказал им: дети мои, приходили вы на Землю созидать, и созидаете доныне, вдохнули жизнь - живёте доныне, принесли гармонию и свободу - и освободились. Несите и передайте это людям.

И передали.

14. И возрадовались люди. И находились трое среди людей. И богословил Отец Небесный и детей, и людей, дав им знания законов Мироздания. И неотличимы были, и созидали. И читающий, и слышащий - познали это.

15. И укрепил Отец пути идущих, и дал им силы, знания и познание. И приняли с благодарностью и с осознанием. И укрепились люди. И увидели они среди лжи и правды - истину. И многие задумались. И было так.

16. И сдвинулось... И было новое, и было познано. И было это в Бесконечности, и было в настоящем, и было видимо, и обладали люди видимым.

И было всё записано в точности, как показал, и с той интонацией, как сказал Отец Небесный детям своим.

Текст 4

1. И прошло три дня. И собрались дети у Отца Небесного. И посмотрел Отец на работу детей. И был доволен.

2. И открыл книгу по истечении трех дней, и к четвёртому листу подступила вода. И поднял Отец руку. И вода остановилась.

3. И сказал Отец детям: видите ли вы посредника между мной и людьми? И увидели дети. И опустил Отец руку, и отступила вода на свое место. И не пыталась вода пройти твердь земную. И поглотила вода посредника земного, и скрыла в себе.

4. И сказал Отец детям своим: я даю вам исконное от исконного, истинное от истинного, великое от великого, и малое в малом.

5. И увидели дети. Увидев, стали они посредине книги Отца. И в тот же миг было им видение. Это был круг с точкой, и в точке было ОНО.

6. И посмотрели дети. И сказал

Отец, что произросло всё из центра, точки - и точка сама, и круг. И передалось другому. И делится доныне.

7. И дал Отец силу детям своим, чтобы могли они делать Единое в едином и создавать единое, ничем неотличимое от крута, точки и того, что находится внутри него.

8. Встали дети по левую сторону на десницу Отца. И задумался Отец.

9. И прошло время. И Отцом перед взором детей было проявлено создание Мира. И в центре его был показан круг. И точка показана, что в центре круга того, и что и кто произросли, и кто и что доныне живут. И увидели дети огромное многообразие, и поняли смысл...

10. И возрадовался Отец, и книгу закрыл, и отпустил детей.

11. Дети, прощаясь с Отцом, увидели воду земную и что-то, и что-то из воды поднималось и хотело стать между людьми и Отцом. Но не смогло оно... преобразовалось. И люди имя дали ей.

И остались люди одни с Отцом, без посредника и посредников. И возрадовались они такой жизни. И были благодарны Отцу Небесному за знания Его.

12. И дети Отца на Земле передавали познанное людям. И понимали их люди. И создавали так, как Отец учил их. И создавалось. И учили людей творить. И получалось. И возрадовался Отец, видя сие.

13. И прошло время. И собрал Отец детей своих, и открыл книгу, и перевернул лист. И вышла из книги огромная энергия, и лист книги менял цвета. И разделил Отец энергию. И одни, которых ранее отделил Отец, попали вправо и были счастливы. А других, которые попали влево - их стало кружить и вертеть. Их чистило, и они кричали.

14. И взял Отец посох в руку. И раздался гром. И появились вестники. И трубили голосом ангельским: так тому и быть!

И сказали дети: Аминь!

Сел Отец. Показал детям энергии и пользование ими.

И поняли дети.

И сказал Отец детям, как научить людей ими пользоваться.

И снова поняли дети.

И сказал Отец, как приблизить энергии.

И в третий раз поняли дети.

После чего Он отпустил их с миром. И богословил.

И пошли дети.

Текст 5

1. И позвал Отец Небесный детей в третий раз ещё через три дня. Явились дети к Отцу. Взял Отец книгу в руки, но не открыл её. Показал вновь Мир детям.

И увидели они.

2. И открыв книгу, Отец перевернул лист. И указал на главные части мира.

И поняли дети.

И разделил эти части.

И поняли дети.

И сказал, как приблизить их.

И поняли дети.

3. И сказал Отец, читая книгу: это новое в новом, это первое в первом, это изначальное в начальном. Это сдвигает с точки и даёт рост. И будут похожи эти точки, и будет вокруг них круг, и будет это реально. И увидят люди это малое, и поймут.

И возрадовался Отец. И наказал детям своим: несите людям это и покажите, как это делать. И изменятся они, и пойдут вперед, и не будут стоять на месте, как это было. И будет путь.

4. И закрыл Отец книгу. И благословил детей. И отправил создавать.

5. И пришли дети. И создавали, как учил Отец.

И сдвинулись люди. И поняли создание. И была точка, и был круг. И поняли они, что в точке этой. И смогли создать ещё круг, и ещё одну точку, и что внутри неё. И радовались этому. И радовались, потому что могли создать ещё и ещё.

И пошли дети. И собрались вместе. И были вместе. И выбрали они из троих второго, который и записал слова Отца, чтобы передать их людям. И подтвердили двое, что было записано всё в точности и с той же интонацией, как сказал Отец Небесный детям своим.

6. И позвал Отец детей своих, и сказал им: дети мои, вы стоите у края Вселенной.

И пошёл Отец. И дети за Ним.

7. И дойдя до центра, мы увидели свет и повернулись. И когда мы посмотрели туда, откуда пришли, то увидели миры, реальность - всё то, что создал Отец.

8. И сказал нам Отец: вот создание моё - всё то, что я хотел вам показать.

9. И увидели дети Вселенную, Космос, реальность, увидели Человека-Вселенную. И был Он реальным, и был как мы, и был Человеком.

10. И посмотрели дети на Отца. И сказал Он им: дети мои, вот создание миров, вот реальный образ, вот движение вперёд, вот то, что Вы все созидаете через душу свою. Вот то, что вы осознали, вот то, что вы увидели через Дух Святой.

11. И пошли дети, и было передано людям, и возрадовался Отец, и богословил людей на путь истинный, дабы увидели люди свет Отца Небесного и получили знание. И было понято, и было увидено и осознано.

12. И пошли дети вместе с Отцом. И видели дети людей, ушедших из мира физического и находящихся в мире ином, в мире живых, и стремящихся, и идущих в мир физический. И было их очень много, и ждали они помощи от людей живущих - для воскрешения и восстановления.

13. И сказал Отец детям своим: дети мои, я рад за вас: мыслям вашим и осознанию, и продвижению увиденного и реального, и соединению Мира Небесного и мира земного.

Да будет так! - сказал Отец.

И возрадовались дети.

И было всё записано в точности, как показал, и с той интонацией, как сказал Отец Небесный детям своим.

Текст 6

1. И позвал Отец Небесный детей своих. И собрались они. И стал Отец во весь рост. И осветил всё то, что находилось впереди и сзади Него. И был свет. И проявилось всё. И увидели дети - пространство и Землю. И дошёл свет до Земли и окутал её.

2. И показал Отец детям своим Царство Грядущее. И увидели они и сделали так, как показал им Отец. И возрадовался Он. И отпустил их.

3. И пошли дети, и сделали так, как учил их Отец. И принесли свет, который дал им Отец. И увидели свет люди и возрадовались ему.

4. И прошло время. И вновь Отец Небесный собрал детей. И сел. И открыл книгу. И было в книге всё, но не имело начала и не имело конца. И сказал Отец, показывая на лист книги: это не от начала и не от конца. Это структура. И положил руку свою на лист. И увидели дети, что всё едино. И увидели, что всё от Единого. И поняли дети. И был доволен Отец.

5. И сказал Отец Небесный: со-

здавайте от Единого, и создавайте многообразие. И чтобы было много многообразия. И в многообразии чтобы было разное, но шло от Единого. И тогда это будет скреплено Единым.

И поняли дети, и отпустил их Отец Небесный.

6. И создали они от Единого. И создали разное и многообразное. И получилось. Видели люди и были счастливы. И не вспоминали люди посредника, который был ранее и которого они сами назвали. И был доволен Отец и возрадовался.

7. И позвал Отец детей. И собрались они, но увидели, что Отец Небесный был на Земле их и рядом был. И возрадовались дети, как возрадовался и Отец Небесный.

8. И сказал им Отец о Мире, и сказал об устройстве Мира. И сказал Отец о других мирах, которые были рядом. И где можно и нужно было созидать. И созидали. И получалось. И улыбался Отец Небесный.

9. И увидели дети Бесконечность, Бесконечность в её положительной части. И

отказались они от того, что было плохим и неприемлемым. И покинуло оно их, людей земных, за ненадобностью. И возрадовались все. И созидали. И был доволен Отец. И укрепил путь их. И не свернули они.

10. И выбрали трое одного, и передали ему всё в точности стой интонацией, как сказал Отец Небесный. И созидали они. И люди видели это, и повторяли. И получалось. И этим спасались от неминуемого.

Текст 7

1. И позвал Отец Небесный детей своих, и были они с Ним.

2. И сказал Отец: смотрите на Мир, как на частицу себя, и на себя, как на частицу Мира.

3. И увидели дети.

И был Мир, и был он безграничен, и были элементы, и были они многообразны.

4. И сказал Отец Небесный детям своим: передайте людям то, что видели. А видели вы многообразие Мира, а в многообразии - элемент, и элемент соответствовал ячейке души.

И поняли дети, и написали, и пересказали всё в точности и с той интонацией, как показал и рассказал Отец Небесный.

И поняли люди, и были спасены,

и были свободны в Мире сём.

5. И сказал Отец Небесный детям своим, что Мир бесконечен и Мир не один. И поняли дети, и смотрели на миры, куда показывал Отец. И было из единого - целое, из целого - множество.

И поняли дети.

И передали людям целое, а в целом - множество.

6. И сказал Отец Небесный: Я - Един, и во Мне - многообразие.

И смотрели дети, и осознавали сказанное.

И улыбнулся Отец Небесный. И сказал им, чтобы посмотрели они на себя и увидели в целом - многообразие.

И пошли дети, и возрадовались увиденному и понятому.

И был доволен Отец Небесный уроком с детьми, и сказал им, чтобы передали людям всё целое и во множестве.

И было сделано.

7. И радовались люди прозрению своему, и благодарили Отца Единого, что дал им возможность увидеть себя в целостности и во множестве.

8. И собрались дети, и выбрали одного из троих, который и записал всё в точности и с той интонацией,

как было явно услышано и явно увидено.

9. И сказал Отец Небесный детям своим, взяв в руки книгу: книга моя - это слово моё.

А что есть слово моё? Это устройство Мира сего.

И молчал Отец.

И видели дети Миры и Вселенную. И были они бесконечны.

10. И сказал Отец Небесный детям своим, показывая на книгу: книга, как Мир, бесконечна. И закрыв её, сказал: везде есть решение и время, есть и сознание, и осознание.

Поняли ли вы это?

И открыл книгу на том же месте. И вновь вернулись Миры и Вселенные. И была жизнь, и было дуновение. И был серьёзен Отец. И сказал детям своим: вам в первый раз было дано увидеть то, что безгранично, что не познано, что не осмыслено, но увидено.

11. И вновь молчал Отец.

И смотрели дети в миры свои, в миры Отца.

И было понято, и было едино.

И дал Отец гармонию, и дал её в осознание.

И были благодарны дети, и было передано это людям.

12. И радовались люди, и долго думали о показанном Отцом.

И был Мир, и был он свободен.

И были свободны люди в нём. И осознавали это.

13. И возрадовался Отец Небесный. И появился свет, и ушла тьма. Никто и никогда не сказал слово смерть, и ушла она за ненадобностью. Хотя была ещё среди людей, но осознавали люди суть её.

14. И поняла и она. И было исключение. И был свет, и свет белый от книги как сверху, так и снизу. И было понято, и было это сказано, и было последнее подчеркнуто - и выделено, и было проверено.

И радовались люди.

И было принято.

15. И сказал Отец детям своим: мало было чтения по книге, но многое было понято. И нужно выделить из понятого в осознанное, и осознанное вами надо передать людям для понимания и осознания ими.

16. И сказали дети Отцу: мы осознали сказанное и точно передали людям и каждому человеку знания и свет Твой.

И не было гордости в словах детей, а было понимание.

И принял Отец Небесный. И

было принятое укреплено Отцом.

И радовались все - и Отец Небесный, и дети Его, и люди понятому и осознанному.

Что и было записано одним из троих в точности и с той же интонацией, как сказал Отец Небесный и Единый для нас.

И были слова Его понятны для нас в многообразии, так как и людей было много, и было в них многообразие.

17. И сказал Отец Небесный детям своим, взяв в руки книгу: многие хотели увидеть её, многие хотели прочитать, многие описать. И никому до сих пор не было дано узреть Бесконечное в бесконечном, Осознанное в неосознанном, Вечное в вечном, конечное в бесконечном, единое в едином.

И дал Отец Небесный книгу детям своим. И сказал: дети мои, опишите её.

И было сделано то, что было сказано.

И то, что было увидено.

18. И были события, и было время.

И было прошлое, и было настоящее. И было будущее.

И есть всё сразу.

И был Мир, и был он создан Отцом Небесным.

И были другие миры.

И было бессмертие. И было воскрешение.

И есть, и будет отныне!

19. И на книге Отца были печати и были они едины, и были они Одного. Но нельзя было рассмотреть их, так как было их множество.

20. И были цвета, и было их много.

И был свет, и был он един. И нельзя назвать его, а можно только сказать: смотри на книгу - там истина. И смотри в истину, увидишь будущее. И всё это в центре книги.

И был свет. И был он - яркий.

И нет на Земле света такого. И был свет в книге - и сверху, и снизу. Но не как раньше, где было различие.

И было начало. И был конец. Но сказал Отец, что это Бесконечность. И нельзя было увидеть конец, так как была Бесконечность.

И сказал Отец детям своим: и в Бесконечности есть конечность, скажите об этом для осознания, и будете в истине, и будете истинны.

21. И пошли дети.

И было увидено в книге множество в целом.

И искали люди во множестве целое.

И будет дано им целое, если поймут сказанное. А в сказанном, как и в книгах Сына Отца, - тройной смысл.

—Поймите смысл двух первых книг, и вы поймёте смысл третьего Писания, - сказал Отец Небесный.

—И будете свободны с этого времени. И будете в Бесконечности. И будете прощены.

—И будете созидать, как не созидали доныне.

22. И был доволен Отец Небесный, и благодарил детей, и утвердил их силу на Земле, силу людскую, силу истинную. И не было большей силы у других, скрывающих от людей истину Небесную.

И было семь печатей.

И было семь цветов.

И было семь пояснений книги Отца Небесного.

И было семь огней.

И было семь коней.

И слушали Отца семь религий.

И был понят третий смысл третьей книги детьми Отца.

23. И был текст Писания, и был лист Отца, который ложился на текст, который был создан едино, и читали его целым.

И писали, и читали его от начала до конца.

И был он бесконечен.

И был бесконечен, чтобы быть понятым.

А был ли понят?

И как начинался?

24. И было Писание.

И рассказали дети, читающие книгу Его - Единого и Целого, о писании от имени Отца.

И было записано всё в точности и с той же интонацией, как сказал и показал Отец Небесный детям своим.

Текст 8

1. И позвал Отец Небесный детей своих.

И сказал им, держа книгу в руках: дети мои, СМОТРИТЕ В ГРЯДУЩЕЕ, СОЗИДАЙТЕ ЕГО И ПЕРЕДАВАЙТЕ ЛЮДЯМ.

И трижды истинны будете, и любимы как мной, так и теми, к кому я вас послал - родом человеческим, и откроется реальность, которую я создал для всех.

2. И увидели дети реальность - истинную, созданную Отцом Небесным для рода человеческого.

И проявилась она, и откликнулась, что не всегда было прежде.

И было понято, и было увидено, и должно быть передано так, как передал Отец Небесный роду человеческому, так, как поняли, и так, как откликнулись на помощь Отца Небесного.

3. И было сказано Отцом Небесным о жизни грядущей и жизни вечной на Земле, подобной той, как есть на Небе Господнем. И было понято, и было увидено.

4. И когда показывал Отец Небесный - смотрели дети за взглядом Отца Небесного, взглядом Того, Кто создал всё и предвосхитил грядущее и создал реальность, видели жизнь вечную и воскрешение, и неумирание, и исключение умирания из жизни живущих.

5. И было сказано Отцом Небесным и о болезнях людских, и о предупреждениях, которые были на Земле. И как, и кем предсказанное изменится.

6. И посмотрел Отец Небесный на детей своих, и открыл им тайну познания. И поняли они.

7. И были благодарны Отцу Небесному, Создателю всего, что дал им возможность создавать и передавать всё видимое и невидимое роду человеческому- и события, и

то, что называется реальностью. И были они благодарны Ему.

И дал Отец Небесный им волю и свободу, чтобы видели невидимое и знали нераскрытое.

И обучали, и передавали всё в точности и с той же интонацией, как было увидено и услышано.

8. Так Отец Небесный показал и передал реальность для управления и созидания.

Текст 9

1. И позвал Отец Небесный детей своих, и сказал им, держа книгу в руках своих: даю вам власть и истину над реальностью, даю вам свидетельства людские о делах ваших, которые я поручил вам.

2. И вы, дети мои, знающие истину, имя моё и истинное лицо моё, любовь мою и благодать - предо мною.

Я покажу вам во всей истинности без исключений - пространство, и мир созданный, и мир грядущий, мир физический и мир реальный.

И Отец не смотрел в книгу, а смотрел вдаль.

3. Отец Небесный смотрел в грядущее. И людям пришедшим с Неба на Землю и родившимся на Земле человеческой, пришедшим в мир физический с Неба Господнего и знающим об Отце Небесном, и постоянно имеющим встречу с Отцом, получающим свет Его и знания, увидевшим реальность и Мир - детям Отца Небесного было показано единение всего для облегчения понимания и выполнения наказа Отца Небесного.

4. И было увидено всё в Мире сём. И даже отраженное от него. И было понято детьми то, о чём сказал и что показал Отец Небесный - замысел Отца, Создателя всего живого в Мире.

А в Мире все живо, хотя и имеет разделение, и имеет уровни сознания и осознания.

5. И возрадовался Отец, и дети Его радовались единению, и свету Отца, и знаниям Его.

И было увидено, и было понято, и воспринято душами детей, как и было задумано Создателем Единым и вечно живым и пребывающим в жизни и в Мире, и в реальности, и во всём - и в грядущем, и создающим всё, что ещё не настало.

6. И были благодарны дети Отца за слова сии, за любовь Отца Небесного, за то, что дал Отец. Были благодарны и за многое, что

не могли выразить словами Создателю всего. Душа и любовь к Отцу - нескончаемы, и нескончаем свет Отца для душ наших.

7. Всё было записано третьим и засвидетельствовано двумя - всё в точности и с той же интонацией, как сказал Создатель, и как было увидено и понято.

И было это записано и передано роду человеческому для истины, для пути, для света разума и сознания, ибо Отец Небесный показал сознание Мира и реальности и наше сознание.

И было увидено детьми Отца Небесного, что сознание Мира подчинялось. И так устроено оно, как и наше сознание, хотя и больше по объёму.

8. И каждый, кто увидит, поймёт, и именно поймёт – и радость великая в том, чтобы понять, о чём речь идёт и увидеть, что показал Отец в Мире и над Миром, что это реально.

Тому и будет свет, и будут знания!

- И освободятся люди от болезней, смерти и горя, хотя истинно, истинно говорю вам, что это сдвинулось и есть на Земле, и идёт, и продвигается, - сказал Отец Небесный.

9. После этого Отец Небесный закрыл книгу и пошел в Вечность, а дети следовали за ним и не отстали.

И было так.

И было описано.

И были свидетельства.

И было так, как сказано.

И после сего было воскрешение.

И Ангелы повторили слова Отца.

И было тем, кто записывал, увидено.

И было понято.

И было передано тем, кто читает и понимает, что есть истина и где её искать.

10. Да будет так, как записано! И подтверждено.

И засвидетельствуют люди истину воскрешения.

Да будет так, как сказал Отец!

Да будет так, как сказал Сын!

Во имя Отца, и Сына, и Святого Духа. Аминь!

И было передано, и записано, и увидено одним из троих. И было засвидетельствовано двоими то, что всё записано в полном соответствии и с той же интонацией, как сказал Отец Небесный людям для спасения их.

И было сказано: и начнёт видящий с листа текста Отца, и увидит видящий и слышащий текст Отца Небесного.

И будет дан свет. И будет понятно и прочтено в тексте всё , что осветит свет Небесный.

И свет Небесный осветит всё и по отдельности. Узрите свет – ведь дано!

И спросите у Отца – ведь разрешено!

Пророчество

И был я на небе,
И видел облако.
И облако выстроилось в стрелу, И указало путь и слова.
И был указан срок - десять лет.
И было сказано:

Стрела взяла своё начало С большой огромной страны, с полюса.

И не дошла до полюса другого,

А остановилась на конце большого материка,

И указала главную букву названия страны

В имени человека, начавшего войну миров.

И будет положен на имени его конец начала.

И будет этот человек, На котором лежит завершение войны,

Отмечен шрамом на теле,
Как и на лице,
В виде полумесяца.
И его можно будет отличить по медальону на его поясе.

Пророчество

Выйдет из гор Гималаев человек, монах, несущий в страну Севера Писание, которое определяет людей, могущих помочь всем. И этот текст находился в монастыре тысячи лет и никому до этого времени не был показан.

Этот текст будет прочитан и оглашён тогда, когда спадёт флаг, на котором есть семь звёзд.

Человек, несущий Писание, и сам не будет знать - что там написано.

Так как это написано древним и не его языком.

Хотя писалось в том месте, откуда пришёл этот человек.

Монах будет одет в длинные свободные одежды, и на его ярко-красных одеждах будет цвет сине-голубой.

Откровение

Двое были с Отцом, и Отец сказал: в некоторых случаях вы видели, что душа перемещалась из пространств на земной план. Было видно, что из пространства к уровням образовывалась воронка. Она - неотъемлемая часть, когда душа проходит на Землю. И тогда по событиям можно брать информацию. Но есть линия разделительная, черта. Я говорил вам - она сейчас не играет роли. Ещё раз: она есть, но не играет роли. Даже между белым и чёрным.

Впереди вас Бесконечность. Я разрешил вам в неё войти - вы шли и шли. И слева и справа можно было брать информацию. Но вот вы снова идёте и идёте - а информации становится всё меньше и меньше. А если вы оглянетесь назад? Ведь от чего-то отталкиваться нужно? Там история, события, эволюция, цивилизации - много чего. У всего, что было, есть начало и конец. А будущее - оно бесконечно. В нём можно бесконечно создавать и укреплять созданное, чтобы приблизиться быстрее к будущему реальному.

Если настоящее связывать с позитивными желательными событиями, в зависимости от людей и обстоятельств, то будущее приближается. Выходит, что не вы к нему идёте, а оно приближается к вам по той причине, что вы создаёте своим желанием элементы мира в том информационном пространстве. И оно открывает вам любое поле деятельности. Я говорю об управлении, о том, что вы сейчас и делаете - управляете. Управлять надо, и пространство будет приближаться к вам навстречу. Чем больше создаёте, тем больше информации можете связать между собой, тем больше получаете, вернее, больше информации можете получить. Вот так выходит, чем больше создали информации, тем больше реализовали своих желаний и большим объёмом информации управляете, ибо вы направляетесь от настоящего в Бесконечность, выстраиваете события будущего - вы управляете событиями, одновременно создавая точки архивации.

Вы можете по любой ситуации, которая вас тревожит, выстроить событие. Можете подвинуться ещё глубже в макро-пространство и получить ещё больше полномочий по той причине, что вы созидаете положительную информацию, а негативную информацию убираете. Пространство даст вам гармонию и свободу.

Точки архивации информации - они многослойны. Но опять же - каковы принципы работы с ними? Почему растение растёт? Потому что кто-то его поливает. Это тоже управление событиями.

Как работать с точками, как раскрыть информацию, которая в них архивирована? Точку легко найти. Более того, вы можете её создать сами, причём

ближе в пространстве событий, чем раньше.

Точку архивации можно приблизить, можно создать. Но это элемент Мира. Поэтому используйте принцип: *не понимаете - не лезьте*. По созданию тоже: *не знаете - не делайте*.

Создать информацию или её разархивировать - это уже достижимо. Но она должна проявиться в проявленном пространстве. Этого пока не наблюдается. Она не проявляется. Сегодня можно отсюда создавать там, и наоборот - оттуда создавать здесь. Уже до этого дошли. Но почему не проявляется полностью? Принципы были вам даны, но вот как используются они?

Нельзя развиваться только в одном направлении, только специализируясь на воскрешении. Нужно диагностировать, лечить, материализовывать.

Очень много точек информации есть, и они создаются еще, но идите дальше. И впереди обозначилось несколько точек. Их восемь. Это глобальная информация, которая создаёт и даёт направление развития всему Мирозданию, всему пространству.

От этих точек идут лучи - каналы по всему пространству. Но как эта связь строится? Принципы построения связи надо знать.

Если вы знаете принципы построения клетки, то вы и увидите пространство сейчас. А если принципов не знаете?

Клетка - самое сложное. Она соотнесена по сложности с этими точками пространства.

Если брать ядро клетки, то там вы тоже видите пластовость информации. Ядро и пространство. Вернее - пространство, как клетка. И в нём тоже много точек информации.

Если вы знаете, как работать с клеткой, то и с пространством надо работать по аналогии. И здесь и там - элементы мира.

Вот вы шли, шли, шли и дошли до самого интересного - до управления.

УПРАВЛЕНИЕ ДОЛЖНО БЫТЬ В СОЗИДАТЕЛЬНОЙ ФАЗЕ ДЛЯ ВСЕГО МИРА, ДЛЯ ВСЕХ ЛЮДЕЙ.

Теперь то, что вы изучили, надо использовать.

Вы видели, как сефиры связаны с уровнями. Эта связь ясна. Теперь появились точки архивации. Они должны быть обязательно связаны с сефирами.

Уровни строятся за счёт сефир. Сефиры строились за счёт информации по управлению Миром и пространством.

Пространство строится за счёт понимания элементов Мира.

Все возможности Мира есть в этих точках. В любой момент сефиры могут вызвать информацию из них и передать на уровни. Человечество никогда не уходило дальше сефир. Оно не знает, что и это только структуры.

Сознание построено на принципе БЕСКОНЕЧНОСТИ ПРОСТРАНСТВА.

И клетка в организме тоже имеет знак бесконечности - восьмёрку. Каждая клетка имеет ДНК, которая может развиваться, созидать и жить бесконечно. Знак бесконечности есть у воскрешённых и у тех, кто имеет расширенное и истинное сознание.

Отец показал путь, который нами пройден. А сколько ещё надо пройти. Путь до воскрешения прошли, а надо идти дальше. Время там стоит. И видно, что мы ушли далеко вперёд за воскрешение. Такие горизонты, такие перспективы!

Это новая наука - созидание.

Чтобы закрепиться в Бесконечности - надо её осознать. Вот она, Бесконечность! Отец никогда не старится. Сейчас Отец выглядит моложе, много моложе, чем прежде. И мы, наверно, в этом участвовали. Этой радости хватило бы для счастья. Сознание туда входит и уже не хочет возвращаться. В ней слова: *Чтобы знать будущее, надо знать прошлое. А будешь знать прошлое - никогда не умрёшь.*

Откровение

Двое из троих были с Отцом. И Отец сказал: душа - это мощный излучающе- принимающий источник. Через неё можно лю-

бую информацию пропустить. В результате непроявленное может стать проявленным.

Сердце фокусирует душу. Тогда приём и передача становятся ещё качественнее.

Есть канал Святого Духа. Он разделяет чёрное и белое. Их не объять, а он их разделяет. Источник один - это свет, но потом идёт разделение.

Если встать на розовое, то можете делать из одной клетки орган. Он отчетливо проявится на белом. Если наоборот - то орган тоже проявится. Если посредине, то всё проявится и посредине, но не надолго. Потому что это ни проявленный и ни непроявленный мир. Это разрешающий мир. Там можно создать себя с помощью мысли.

Это как три реки.

Все эти три реки текут вверх.

В правой руке Создателя посох. Все три реки уходят в Его посох.

Один из нас трогает одежду Создателя - это Космос. Он держит одежду, и мы идём по Космосу. И при этом не должно быть мысли сомнения. Иначе можно упасть и разбиться.

- Да, можно упасть и разбиться, и разобьётся твоё сознание, - сказал Отец. - Ты должен обладать холодом в огне, чтобы не сгореть и, наоборот, теплом в холоде, чтобы не замёрзнуть. И тишиной и безмолвием.

Темное - суета и слова.

Между чёрным и белым - пронизывающее, разрешающее и доставляющее, и образующее. Это мысль твоя. Надо иметь мысль, которая создаёт тот или иной предмет.

Царство моего Сына грядёт. Оно есть в каждом человеке. Оно в сердце вашем, а дорога к нему - через душу вашу. В ней путь, по которому можно достигнуть Царства моего. А Царство моё - спокойствие. Хотя созидание - вот, чему я учу, и вот, о чём говорю.

Вдруг перед нами в Космосе возник ручей. Мы подошли к ручью. Отец сказал:

- Он может влиться в реку, а может в море. Может сам разлиться, как река или море. Так и мысли людей.

Мы переходим ручей. Он становится как река. Мы стоим на воде. Стоит только подумать, что это невозможно, и человек утонет.

Неизведанное. Оказалось, что оно здесь. Но этот берег ничем не отличается от того. Этот только выше и здесь нужны усилия, чтобы подняться наверх. Усилия нужны. Но высота уже рядом, горизонт тоже. Вот он, горизонт. Из-за него встаёт Солнце. Оно действительно восходит и светит.

Солнце - как клетка. Клетка - как Солнце. Оболочка, цеха, заводы, ядро, спираль, информация и нескончаемая энергия, которая вокруг спирали. Берём информацию, которую заключает в себе ядро в целостности и разумности. Проходим в Солнце и видим людей, которым помогаем - это и есть созидание и реальное обучение. А всё остальное - иллюзия. Не нужно мечтать, а надо делать. Это и есть реальность.

Отец сказал: человек живёт в иллюзии - мечтает. Привык и мечтает. А реальность не предполагает, как предполагает человек, реальность располагает. Как располагаю всеми силами я. И это правильно.

- Идите дальше, - приглашает Создатель. - Разговор о воскрешении одного и многих людей - это реальность. Она не далеко и не близко. Это нужно делать, делать и делать. Понимайте всё это и вы подведёте итог своему обучению. Воскресите одного и вы воскресите всех впоследствии. Не надо сомневаться, надо ускорять работу.

- Держась за меня - не сомневаешься? - спрашивает Отец одного из нас. - А когда убираешь руку - не надо колебаться и сомневаться в силах своих. *Я даю вам то, что по силам, и сил у вас становится всё больше с каждой минутой.*

Земле, многим странам, народам, каждому человеку - нужно помочь. Информацию будущего следует прочитать и не надо бояться. Сознание расширится - и вы добьётесь созидательного результата.

Канал Святого Духа - можно стоять где угодно и делать всё с любой позиции: созидание, воскрешение, регенерацию. Что касается расстояния и времени, это не должно ставить вас в затруднение. Если сформировал перед собой задачу - то не надо ставить перед собой пространство и время. Не лучше ли всё делать здесь и сейчас?

Царство моё и Сына моего - в сердце вашем, и я никуда из него не ухожу.

Откровение

Двое из троих были с Отцом. И Отец сказал, показывая: ручей, река и море отличаются объёмом и силой. Так и заболевания отличаются объёмом и силой. Чем выше волна, тем опаснее для человека, но не опасно для вас. В вас есть качество - спокойствие: вы идёте по морю и ведёте себя спокойно. Ваша мысль может остановить ручей и реку. Может заморозить их, может растопить и выстроить течение.

Чтобы вести людей по трём дорогам, нельзя сомневаться, потому что ваше сомнение погубит тех, кто идёт за вами. Высокий берег - это символ познания. Оно даётся вам с трудом, но его надо одолеть. Награда - это то, что можно увидеть горизонт и за горизонтом - край Солнца. Вы можете в него войти, в его ядро. Кто входит в него - получает богословение - глобальную информацию, энергии и решение тех или иных глобальных задач.

Мы идём вслед за Отцом. Мы

наблюдаем, мы учимся.

Ручей, река, море. Река человеческой жизни впадает в море. Море наполняется многими реками. Смотрим, как идёт по течению реки чистая вода, как бушует, как замерзает, как исчезает.

В реке грязная вода очищается с помощью клеток. Обычные человеческие клетки решают всё.

Откуда река? Из ручейка.

Ручей не может быть отдельно от истока - ядра. Ручей прошли. Опускаемся ниже - под кожу или под землю. Исток реки - ядро клетки, информация. Проходим в ядро клетки. Это и энергия, очень мощная. Она идёт из ядра - из-под земли или из-под кожи. Это процесс глубинный. За энергией идёт информация. Она подводит людей к понятиям - хороший источник, плохой источник. Ручей возникает из информации людей.

Возникновение ключа, ручья приводит к мысли, что всегда в клетке есть подводные течения и есть информация. С энергией в ядре - информация. Есть ещё невидимые течения, они в чёрном. Они невидимы, но они есть. И текут в ту или иную сторону. Это тоже информация и энергия

- только непроявленные, и текут они в разных направлениях. Чёрное - запретное для людей. Посредине между энергией и информацией есть сознание. Сознание расширяется - болезнь пятится до самого истока, - через самый тонкий ручеёк к ключу.

Если у человека есть предрасположенность к хорошему или плохому, но нет воли управлять своими мыслями и поступками - всё срабатывает так, как идёт.

Непроявленный и проявленный мир соприкасаются. Входим в клетку - энергия, информация, сознание. И сразу оказываемся возле образа Создателя.

Опять повторю. Море - это клетки. Вода мутная - рак, клетки шестигранные. Если очистил воду, то клетки пятигранные - здоровые. И покой внутри ядра. Море нормальное, чистое.

В больной клетке поверхностное течение вправо, по часовой стрелке. Глубже - течение против часовой стрелке. И самое глубокое - опять по часовой стрелке.

Мы на середине моря. Две части моря разделены левой и правой рукой.

Болезнь, растратив свою силу

на борьбу с хорошими мыслями, отступила. Мы идём, и всё вокруг нас очищается.

Идём в реку, в ручей. Идём в клетку, к ядру. Стоим в ядре. Видим проявленный и непроявленный мир.

И непроявленный мир точно так же имеет энергию, информацию, сознание. Видно, что шестигранная клетка образовалась от внешнего воздействия - поступка, заболевания, инфекции. В шестиграннике движение энергии, информации, сознания происходит по- другому, спонтанно, неупорядоченно. Спираль ДНК ломается, информация прижимается к внутренней стороне оболочки ядра, энергия выходит из ядра через разрывы оболочки во все стороны, а не в ворота, и разрушает информацию. Поэтому когда болезнь поражает клетку, виден красноватый цвет сначала, потом - тёмно-коричневый, серый, чёрный. В середине клетки - как вулкан, как извержение. Заболевание распространяется по телу.

Когда импульс сознания заходит в клетку, идёт опознание - свой-чужой. Чужой может быть

сильнее. И тогда происходит смещение ядра в клетке - как уже описано раньше. Сжимается спираль информации. Если мы сознанием воздействуем на больную клетку - разрывы её оболочки сужаются. Ободок ядра сжимается и заходит внутрь ядра, и распрямляется спираль, выстраивается энергия.

В клетке располагается пласт сознания. Сознание располагается в ядре по ободку оболочки, как на посохе Создателя. Созидающая энергия опускается в непроявленный мир и течёт, как текла река. После этого клетка исцелена. Ничто не может повредить её. Сила Создателя ни с чем не сравнится. Эта клетка делится, выстраивает новые клетки и органы при регенерации. Позитивная информация вытесняет негативную, и она уходит в непроявленный мир.

Люди говорят - чудо.

Создатель говорит - работа.

И ещё Он сказал: слово, мысль, молчание.

Больше Отец ничего не сказал. Молчание.

Из белого мира Он уходит, и за ним тянется звёздное небо. Но может быть и наоборот. А может остаться на месте.

Сегодня снег - всё белое. А может быть и наоборот - чёрное, грязь.

Откровение

Двое были с Отцом и видели: ручей течёт с одной скоростью, река с другой, в море течение - с третьей. Импульс на выздоровление должен быть соразмерен течению. Ручей перекрыли - вода скапливается и перехлёстывает запруду. Поэтому часть заболевания надо преобразовать, а часть обратить вспять. При диагностике и осмотре половину силы болезни необходимо преобразовать, а потом сделать заключительную часть и дойти до одной клетки. То есть, сначала локализовать очаг заболевания, потом работать с клеткой, которая его распространяет.

Сознанием нужно воздействовать на клетку и запустить процесс с такой силой, чтобы воздействие и противодействие были соотнесены.

Почему идём по воде? Потому что скорость мысли соотнесена со скоростью выздоровления и временем. И с тем пространством, где мы идём. Возникает информационное сопровождение. Видно, как волна идёт на человека. Видно, какая погода. В лечении заболеваний мы тоже должны опираться на информацию о погоде на ручье, реке, море. Она сопровождает заболевание.

Мы проходим на тот берег, где нет возвышения, откуда надо пройти по воде. Поднимаясь на высоту - получаем знания и право зайти за горизонт. Те, кто зашли за горизонт, как бы сливаются с Солнцем, их не видно.

Один из нас зашёл - материализовался. Люди с другого берега не видят его. Его как бы нет. Но он есть. Это этап развития - растворение в Солнце. Можно сделать шаг, выйти и очень далеко окажешься от того места, где заходил, в нескольких километрах, или в сотнях километрах, или в тысячах. Время там идёт в другом направлении и с другой скоростью.

Мы с высоты смотрим - между горизонтом и Солнцем есть бесцветная плёночка Святого Духа. Мы других за этой плёночкой видим, а нас не видят. Телепортация идёт через Солнце. И за счёт энергии Солнца. И за счёт разности во времени. Можно оказатьсяочень далеко от начальной точки перемещения, особенно если с помощью импульса мысли усилить передвижение. Прошлое, будущее, левитация, перемещение в пространстве Космоса - это всё через силу Космоса, через силу Солнца.

Идём вглубь Солнца. Видим ядро. Рядом с ядром - электростанции, они дают питание - энергию. С их помощью осуществляется импульс передачи информации на сознание.

Будущее и прошлое - мизерны. Настоящее открывает путь наверх. Но надо принять в себя прошлое и будущее, чтобы контр-олировать настоящее.

Мы увидели вчерашнюю дрянь у реки и чёрную воду. Мы увидели. Эта дрянь - зло человеческое - ей говорим это. Мы оглашаем, что любая вода для нас - светлая. Мы открываем путь и тем, кто остался на том берегу, и даём им возможность не завидовать, а прозреть. Люди, ступив на воду, не провалятся и не утонут, потому что у них есть свет в сознании. Мы поведём людей по этой дороге и будем вместе с ними первыми на этой дороге.

Мы идём на середину реки и можем видеть в воде плохие мысли и их преобразовывать.

ГЛАВА ВТОРАЯ

Мы видим Отца большим и маленьким, видим Отца как песчинку и как Вселенную.

Мы видим Отца богатым и бедным. Видим Отца пророком и прохожим, идущим на встречу нам и говорящим: любите каждого человека, как меня.

Текст 1

1. Отец сказал одному из нас: войди в пространство и посмотри на время - оно остановилось. Войди в сознание, и ты увидишь песчинку в большом и бескрайнем Мире. Что видишь ты?
- Мир, Отец.

2. - Исправь то, что разрушается мыслью, и ты получишь результат. Внеси жизнь и дыхание и посмотри, как устроено время.

— Оно снова течёт, как сознание на физическом плане.

—Ты получил результат - песчинку, без которой нельзя построить Мир. Пойми её -

и ты поймёшь Мир, и будешь Удивлён.

3. Песчинка строит миры, миры же не замечают её. Соединяй песчинку с песчинкой, информацию с информацией в реальности. И так же соединяй клетку с клеткой, орган с органом, целое с целым. И получишь воскрешение, и возрадуешься этому. Смотри и не уходи, пока не увидишь своими глазами. Я всегда с тобой и я иду к тебе. Я - единое, проходящее через песчинку, в которой целое. Я - Мир.

Осознай, и будет в статике - движение, а в движении - как будто видимая статика, но это не так и всегда было не так. Направь всё, о чем я сказал, в русло реки и исправь. И получится, и сбудется.

Да будет так!

4. Записано всё в точности и с той же интонацией, как сказал Отец Небесный сыну своему при двух других сыновьях своих.

И теми было подтверждено - дано свидетельство на Земле по воле Отца Небесного, Создателя всего живого на Земле и на Небе, Создателя Миров.

Аминь!

Откровение

Двое из троих были с Отцом Небесным, и Отец сказал: была черта и была эта черта невидимой. Зайдите за эту черту и оглянитесь, вы увидите, что пространство становится всеобъемлющим. И в пространстве этом находятся точки. И они находятся в постоянном движении. Это и есть информация. И объект с объектом связан, а связи не пересекаются. Подойдите опять к этой черте - увидите Мир и как устроен Мир.

Мир, пространства и душа - едины. Если это поймёте, то поймёте и суть человека, его душу, и можете созидать любые элементы Мира, они же - объекты информации. При понимании и осознании происходит мгновенное воскрешение и даётся свобода в развитии и осознании.

Можно получать информацию из души и Мира. А можно от меня - Отца Небесного. Находясь в пространстве, вы почти имеете физическое тело и можете разворачивать любой объект информации. Сознание и душа - единственные помощники для понимания Мира и гармонии.

Проявленный и непроявленный Миры - одинаковы. И гармония их тоже одинакова. В пространстве понимаешь степень свободы своей души. Она строит тело. Она - вечный элемент Мира, который может развиваться свободно, бесконечно и иметь свою индивидуальность. С ней можно общаться с помощью символизированной информации и голоса.

Душа развивает тело и осуществляет процесс проявления физического в физическом, материального в материальном. Самое великое, что есть в человеке - душа его, которая свободно развивается и созидает.

Всё в Мире имеет информацию. Её можно взять и изменить в положительную сторону. И тогда изменится Мир, изменится к лучшему. Но люди не знают, как пользоваться информацией, как на неё смотреть. Ключ к пониманию, к пониманию всего того, что находится в Мире, в физическом теле человека и как это взаимосвязано, лежит в сознании.

Величие и многообразие Мира, пространств начинается с созидания. И я дал вам право созидать и создавать. Я сейчас вам поясню технологию.

Когда Отец произнёс эти слова, пространства и душа приблизились.

Отец сказал: вы увидели, что черта между чёрным и белым перестала играть роль, потому что вы прошли в Бесконечность. В ней есть любая информация - положительная и отрицательная. Но чем дальше от Земли - тем меньше информации.

Будущее бесконечно, как и пространство. Если будущее связать с настоящим, то пространство и будущее приблизятся к вам. Не вы к нему идёте, а оно к вам.

Чем больше вы создаёте, тем больше вы получаете информации, и тем больше возможности управлять. Положительное бу-

дущее создает соответствующее настоящее.

Что касается чтения книги - вы стоите в такой точке, откуда информация распространяется во все пространства, для всего Мира, для всей Земли.

Для чего этот текст, в чём смысл текста книги моей и почему действует он на всех и вечно? Вы должны все принципы Мира познать и осознать, чтобы созидать более глубоко и более основательно. И будет моя книга исцелять.

Я создавал и создал точку архивации, в которой есть вся информация по книге - большая положительная информация. Вы также должны создать точку архивации по этой книге. Вы должны знать - как это сделать, как создать, где и с какими параметрами её выстроить. Подобные точки архивации уже есть, и вы можете внести в них свои параметры. Информацию и помощь вы должны давать всем.

Можно зайти в Бесконечность. В ней всё можно создать. А можно оказывать помощь на Земле. И охватывать все. Выберите ту позицию, которая вам удобна. И созидайте.

Текст 2

1. И позвал Отец детей своих в Царство Свое.

И видели дети, что Царство Земное и Царство Небесное - нераздельны.

2. И повёл Отец детей своих и сказал им: дети мои, вот Царство моё, оно - неразделимо, оно едино и оно реально. Смотрите и осознавайте, что Царство Земное и Царство Небесное - неразделимы, они едины.

3. Как никогда, мы идём навстречу друг другу. Созидая будущие события, вы всё ближе и ближе приближаетесь ко мне, а я - к вам.

Я взял книгу свою в руки и дал вам право писать вашу книгу.

4. Вы находитесь в Царстве Небесном и реально управляете, реально. И знаете об этом, как и знают другие. И есть, и будут, и всегда были тому подтверждения людей.

5. Вы одни из первых, кто приблизился к образу моему. И я очень рад тому, что вы со мной. Я спокоен, спокоен за Землю, за людей. Хотя и очень трудный, но правильный путь выбрали вы. Я буду поддержкой и опорой вам, и буду основанием, я буду светом и знаниями, вы же будете созидательны во всём. И это - путь.

6. Непросто выбрать путь, непросто довести своё сознание до энергии чистого Духа и воспринимать знания на уровне души.

Ещё трудней увидеть всё и реально осознать. Но - это путь, это путь спасения для
всех.

7. Спасение души – вечная жизнь, воскрешение - это истина.

Поймите, дети мои, в основу всех религий была положена истина. Но как она была истолкована в сознании людей и как была воспринята - это другое...

И каждый по отдельности, и все вместе решают, как будет и как каждый поймёт слова, которые я вложил в уста каждого и в уста отдельных и праведных людей.

8. Дети мои, вы все дети мои. Нужно воспринять истину, нужно осознать технологию создания, и именно создания. Вы уходите и приходите из одного в другое, строите и осознаёте Мир

по-разному, и по-разному его видите.

Но Мир, сын мой, - Отец обратился к одному из нас, - Мир - как много в этом слове. С него Начало Начал - со слова. Как и Библия, которую дал ранее Сын мой. И я вижу, что именно ты делаешь и что ты думаешь. Я знаю, что будет у тебя и в Мире в грядущем, и я создаю это. Ведь это Мир, сын мой, это Мир.

Пойми и правильно передай тексты мои. А я открываю тебе тексты книги моей, чтобы ты, который раньше этого не знал, узнал, понял, написал и передал. Это будет правильно. Это путь твой. И пример пути для каждого, для каждого, кто понял и осознал. И те, кто смотрят на Мир - я с каждым из них.

Как красиво в Царстве Небесном! Здесь Мир и любовь, именно любовь. Нужно понять и пройти путь.

9. Дети мои, я всегда рядом с вами, вы видите меня и разговариваете со мной. Передайте знания людям, и будет Мир, тот Мир, о котором я сказал, и тот Мир, который я показал. Создавайте и созидайте путь Мира.

10. После этого Отец Небесный встал и пошёл, и я был рядом, и видел то, что могу описать - то, из чего созидается, то, из чего начинает быть, то, где видно, что и как на самом деле есть, и как строится этот Мир. Мы - в реальном мире, нам нужно только увидеть его с другой стороны, со стороны истины. Надо только познавать знания Создателя и видеть свет Его.

И выбрали трое одного, чтобы было записано и передано роду человеческому.

Всё увидено и записано в точности и с той же интонацией, как сказал Отец Небесный детям своим.

Откровение

Один из троих был с Отцом. И Отец позвал его с собой.

И когда я пошёл за Отцом, то увидел множество людей. И были они как во сне. И стояли, не видели и не понимали, что происходит в Царстве Отца Небесного. И когда я подошёл ближе, я рассмотрел всё и всех.

Я также увидел и себя.

И проснулся.

И шёл к себе и в себе три дня, и вновь увидел Отца. Он ждал меня.

Я подошёл и стал лицом к Миру рядом с Отцом, и видел свет, события и многое о котором могу передать точно.

Отец сказал: сын мой, смотри.

И я смотрел на Отца.

И мысли, и события, и то, что я не знал до этого, начали плыть в моём сознании.

После чего Отец пошёл, и я пошёл за ним.

Я отставал - и видел одно.

Я пошёл рядом с Отцом - и увидел другое.

Потом мне показалось, что я шёл впереди - и увидел сферу из огня и воздуха. И вошёл Отец в эту сферу, и удалился.

Я вошёл в сферу и увидел огонь, много огня - он касался меня, но не обжигал. Я - был как ребёнок, я - в Духе.

И я вижу Отца, и вижу отражение Отца, вижу отражение своё, я вижу свет в душе. Ведь это всё душа! Куда бы я ни посмотрел, в любую частицу Мира всего живого - везде Отец. Он вездесущ и Един, Он - Истина истин, Он - Свет света, Он - Тот, Кто создал всё.

И я вижу Отца, и вижу Его отражение в любом Мире, так как Мир един, но разнообразен в сознании и в глубине познания.

И после всего, что я увидел, Отец сказал: сын мой, ты вошёл в душу мою через Дух мой и свой дух, который показывает, указывает и созидает. Я показал Дух, видимый тебе и невидимый для других, чтобы указать путь людям, чтобы знали дорогу в Царство моё, в Царство людское.

Чтобы пройти этот путь, нужно войти во врата Царства. И нужно стать маленьким, как песчинка, чтобы пройти в большое и узнать устройство большого и огромного - бескрайнего в сознании и в понимании.

Отец стоял в белой одежде.

И я позвал других, чтобы они свидетельствовали обо мне, а я, в свою очередь, свидетельствовал о них. И был рядом с ними ранее и до сего часа.

После чего Отец сказал: дети мои, вы по настоянию моему и по воле своей и по тому, что я вам даровал - созидаете и помогаете, воскрешаете и будете воскрешать, выполняете то, что я вам поручил.

О чём вы думали и что вы видели по пути ко мне? Одно - спасение. Спасение всех, спасение душ человеческих. Спасайте и спасёте, как было указано, и будете со мной.

Ведь многие не знают, многого не видят и многое не видели из того, что есть, и из того, что даровано.

Спаситесь и придёте ко мне.

Поймите спасение душ своих и придёте ко мне.

Увидьте, что я всех спасаю, и придёте ко мне.

Спасайте и спасётесь, как было предвидено и отражено в книге моей, как было увидено и как было передано спасение. Спаситесь через душу и дух, отражаясь в сознании своём. В отражении Мира - и понимание, и разумение связей Мира и всего живого.

Не впадайте в сон и не будьте во сне, так как Мир выглядит не так. И в Мире нет смерти, нет посредников - они проявляются только в присутствии сна, сна сознания.
Выйдите и посмотрите реально на Мир, Мир реальный, Мир, созданный Мной, созданный для рода человеческого.

Я создал душу всеобъемлющую, дух проникающий и создающий, сознание - отражающее и дающее в сочетании с душой истину. Так будьте в истине, так будьте со мной. Спасайте и спасётесь!

Текст 3

1. И позвал Отец Небесный детей своих и сказал им: вот, книга в руках моих. В книге - знания о будущем, настоящем и прошлом. Вы, дети мои, видите каждый лист книги моей, слышите каждое слово, которое я вам сказал, и понимаете.

2. Дети мои, вы находитесь в духе для того, чтобы зайти в душу и получить знания обо всём, обо всех объектах мироздания, материи, реальности. Готовы ли вы? Понимаете ли вы создание души и путь спасения души?

3. Книга имеет бесконечный объём реальной информации, ивам необходимо знать создание каждого листа её и книги в целом. Вам необходимо знать о создании ячейки души и о создании души

в целом. И научиться создавать структуру души на основе знаний и видения меня. И создавать ячейки и структуры в целом. Находясь в духе, необходимо получать знания из души и создавать через сознание - создавать гармоничные системы управления для спасения и неуничтожения всего живого на Земле.

4. В реальности необходимо зайти на уровни и в ячейки души, увидеть и понять мысль Создателя о создании, мысль о реальности и реальность творения.

5. И на основе, и именно на основе, творения увидеть отражение и образ Творца, меня, дети мои, и понять, и именно понять, процесс создания всего, что есть в Космосе и на Земле, что есть там, где должно быть, и что только образуется.

Дети мои, соедините знания полученные с тем, что я вам сейчас покажу, будьте вместе, созидайте и радуйтесь созданному.

6. И показал Отец, откуда есть начало и конец. И последнее есть Бесконечное в

своём развитии.

И было много сфер.

И были они разные.

И был свет.

И было создание.

И было показано Отцом грядущее и его развитие.

И как будет оно развиваться и по событиям, и по датам, и по скорости.

И что ждёт людей, и что будет происходить.

7. И выбрали дети третьего для написания, чтобы передал роду человеческому текст Отца Небесного.

8. Всё было записано в точности, как показал, и с той же интонацией, как сказал Отец Небесный - Создатель всего как на Земле, так и на Небе.

Текст 4

1. И сказал Отец Небесный детям своим: ДЕТИ МОИ, СМОТРИТЕ В БУДУЩЕЕ. И ОТРАЗИТСЯВЗГЛЯДОМ БУДУЩЕЕ В НАСТОЯЩЕМ.

И ОТРАЗИТСЯ СВЕТОМ И ЗНАНИЯМИ.

И ОТРАЗИТСЯ НАСТОЯЩЕЕ В ВЕЧНОСТИ.

2. А что есть Вечность и как она создаётся? - спросил Отец.

И после вопроса своего взял Отец в руки книгу свою и открыл её. И было видно в реальности, как под взглядом Отца в сознании течёт мысль, как изменяются на каждой странице буквы, каждое слово под взглядом Отца. А в каждой букве слова каждого была бесконечная информация - она то заменялась, то преобразовывалась, то наполнялась, то соединяла необъятное в объятном, или же становилась на границе как слова, так и поверхности листа книги Отца.

3. И сказал Отец: как только произнесу я слово, показанное мною в книге, так сбудется, преобразуется и выйдет.

И видели дети ниже престола Отца твердь Небесную, образование и преобразование, обретение и получение. И видели дети душу, всеобъемлющую душу Отца Небесного. Как только слово из книги Отца Небесного было произнесено, так сразу в центре всего было создание и было отражение. И видели дети, как много людей шло к сфере, к образу Отца Небесного, и получали, и получают знания Небесные для созидания земного.

4. Так были устроены Отцом Небесным законы создания. Так была увидена Основа основ и Тайна тайн. Так было прочитано и передано. И было понято. И показал Отец и душу, и дух, и производящее сознание. Так было выстроено импульсом души через дух небесный - сознание, и созидающее, и образовывающее. И было понято.

5. И выбрали трое одного для написания. Всё было записано в точности и с той же интонацией, как сказал Отец Небесный детям своим. И было так.

Откровение

Я зашёл в сферу, где вокруг был огонь - огонь жизни, где было видно, как течёт жизнь. И я пошёл за Отцом Небесным. Долго шёл, и когда понял, что Человек-Вселенная есть отражение Создателя в сфере огня, в сфере жизни - я увидел Отца Небесного и увидел душу, которую показал Отец. Была видна структура души и как образовывается сознание в сфере, сфере света. После чего сфера света разделилась на множество сфер. В них было видно отражение сферы света и были структуры - структуры отражённого света. И было построение, и была материя. В сфере души была плотность и большой, очень яркий свет.

И сказал Отец: дети мои, - вот создание основ, вот вечное в вечном, вот большое в большом и малое в малом. Видишь ли ты, - обратился он к одному из нас, - Мир большой и безграничный, Мир в отражении, Мир реальный и развивающийся в основе материи? Это душа - это вечное, бесконечное, это созидающее, и это основа - сфера, без которой нельзя построить мир материальный и мир физический. Эта материя - структура структур. Каждая клетка во Вселенной, каждая клетка у человека - одна к одной: свет и отражение структуры и выстраивание. Это - Основа основ. Соединив их по тем законам, по которым я строю и созидаю миры, вы получите мир реальный, мир физический. Видите ли вы связи Мира? Они идут от души, они идут от света. Вот она - информация основ, и причина причин - первопричина.

Вокруг было темно, была ночь, в центре сфера и свет - жизнь.

Отец сказал детям своим: посмотрите вокруг.

Когда Отец сказал - стало видно и было понято.

И был свет, и не было тьмы.

Благодарили дети Отца Небесного за знания и познание.

И было понято, и было осознано, и были благодарны Создателю всего живого как на Небе, так и на Земле. И было поручено третьему описать всё в точности и с той же интонацией, как сказал Отец Небесный детям своим.

Двое из троих подошли к Отцу и спросили: Отец, соединили мы большое и малое,

Небесное и земное. Но видим мы, Отец, что при соединении большого и малого, как было и раньше - нет отражения Твоего во всем созданном нами. Мы и сейчас не видим отражения, хотя прошли вокруг всё. Не знаем - где оно? Скажи, Отец, знаем ли мы точно?

Правильно ли мы видим?

- Точно и правильно, - сказал детям Отец Небесный. - У меня сейчас нет отражения. Ведь я - Человек Истинный и стою в центре того, что вы соединяли и соединили. А отражение моё, - и Отец показал рукой вокруг, - вот оно. Это Мир в реальности, который вы видите в сфере внутренней, но точнее сказать, в сфере внешней. Скажите, дети мои, ведь вы раньше видели то, что я вам показываю сейчас?

- Да, - сказали мы.

И сказал Отец: в этом месте я создаю. И поймите - а вы, я вижу, поняли, как я создаю - реальность отражает и выстраивает то, что создано мною, и преобразует, и проводит туда, куда я укажу. Ведь суть того, что я сказал, строится в этом месте.

И показал Отец в центр сферы, где мы стояли. И как только мы посмотрели в центр сферы, мы увидели ту же сторону, на которой стояли мы.

Отец сказал: вот и внешняя сфера преобразилась под взглядом вашим. Мир внутренний и мир внешний будет одинаков, будет динамичен или статичен, как только вы выстроите его.

Вы видели и видите реальность, как она воздействует на те или иные объекты. И вы изменили её - ведь вам дано. Дано вам и создавать - так создайте жизнь в центре сферы и посмотрите во внешнюю часть. Скорее всего, вы будете удивлены, хотя давно вы преобразовываете мир и, наверное, не включаете в свою работу удивление. Вот и сбылась мечта третьего из вас. После сего вы можете повторить и создать вновь. Создать - и отразить. Тогда другие будут удивлены. И тот элемент, который вы не включили, будет мною включён.

Вот Мир миров! Вот Жизнь жизни! Вот Храм храмов! Вот Слово слов! Вот Истина истин! И вот Добро добра! Вот Мера мер! И вот Глубина глубин! Вот свет и отражение, и

вот единое в целом, вот клетка в клетке, вот всё, - сказал Отец.

- Дети мои, я истинно встречаюсь с вами и истинно подтверждаю знания ваши. Я перечислил малое в большом, как определяющее путь ваш. Ия смотрю на вас. Теперь

Нужно понять, что во взгляде моём?

- Любовь, Отец. Любовь ко всему, что есть, и что было, и что будет, к тому, что будет создано и что создаётся.

И сказал Отец детям своим: это - истинно, дети мои. Несите знания и свет, и распространяйте их. Да будет так!

И увидели дети вместе с Отцом со стороны то место, где они создавали реальность.

И было другое, создающее первое. И было третье, с которого всегда можно увидеть два предыдущих и можно ими управлять.

Откровение

И увидел я Отца. И шёл он в грядущее. И видел я впереди сферы. И за сферами была восьмёрка. И умножилась.

И приблизился я к ним. И увидел в восьмёрках точки соприкосновения. И были они светом.

И шёл я дальше. И видел сферы. И шёл по направлению к ним.

И видел точку. И была она светом.

И вперёд как бы не пускало меня, и было это три дня.

Когда я подошёл ближе к сферам, вверху была глубина, а внизу была высота. В точке я сделал влево полшага и сделал вправо полшага. Не было ни падения, ни какого- либо другого вреда. И стоял на сознании, и что казалось впереди далеко, стало возле меня, рядом.

Я рассмотрел - кто или что это было. Это были животные. Они были очень большого роста. Похожи они были на львов, но это были не львы. Лица их были человеческие. Ангелы в белых одеждах, которых я вижу постоянно, были всегда рядом со мной и впереди меня. Куда бы ни шёл, куда бы ни вёл путь - они находились там, где есть свет, который есть в Отце. И до этого времени они находились всегда слева от меня. Теперь, когда я смотрел на животных с человеческими лицами, Ангелы были сзади меня. И смотрели они в том направлении - куда шёл свет. Я же шёл в направлении Того, Кто излучал свет.

Этих животных было восемь - по четыре с каждой стороны. Я не упал и не унесло меня в никуда. Но я видел то, что было вокруг меня.

Я видел так, как будто на улице была ночь - яркая, светлая. И слышал голос, который сказал мне: ты находишься в духе. И голос этот исходил оттуда, куда вёл путь и где были священные животные.

И видел я душу свою. И показалось мне, будто всё, что я видел вокруг, было отражено в душе моей. И как будто приняло определённые очертания и размеры. Но тут же оно вышло и стало - чем и кем было.

Я прошёл первых двух животных, которые находились слева и справа от меня. От животных с человеческими лицами исходил огонь. И огонь этот не обжигал, а светил.

И я увидел других животных, которые посылали в мою сторону огонь, но огонь не причинял мне вреда.

Я сначала посмотрел налево, потом направо. Но это не устроило их.

Я посмотрел прямо и не знаю, как сказать или как описать, но я посмотрел на путь, по которому шёл, и тут же увидел взгляды как левого, так и правого животного.

Как только я увидел и первое и второе животное сразу, взгляд мой охватил всё это. А то, что я видел, стало приближаться ко мне и поместилось в Душу мою.

Также я увидел, то что находилось на Земле. Также я увидел и всё, что находилось в Царстве Небесном.

И я пошёл дальше.

И видел я животных с человеческими лицами. И были они слева и справа. И не успел я зайти за границу их, как подошёл к воде. Вода заполнила всё, и был я именно в воде. Но я мог дышать и думать. И я мог идти дальше.

В этой воде, в которой я шёл, я видел много точек и видел много сфер. Я видел очень много связей от этих точек к этим сферам. В них был нескончаемый свет. Я посмотрел в одну из многих сфер.

И был голос. И видел я Человека, сидящего на престоле и говорящего мне: я есть Первый и Последний, я есть Живущий в Живых, я есть Продолжение рода, я есть Начало Изначального.

И Он сказал мне: на пути, который ты выбрал, ты встретишься со Мной.

И зашёл я за границу воды, и увидел и слева и справа от себя животных с человеческими лицами.

Тот, который был слева, показывал и давал мне книгу. И была она необычной. И в ней было всё, и все тут же проявлялось под взглядом моим.

Тот, который был справа, показывал и давал мне предмет, обозначающий власть.

Не брал я того, что мне давали. И благодарил их, отвечал им, что я иду к Изначальному, к Свету, иду к Сущему и Живому, ждущему каждого из нас и идущему навстречу к нам. И то, что они предлагают и показывают, было создано Им, Единым. И те знания, которые Он даёт мне, каждому человеку, дают право перейти границу всего, что было предложено.

Не трогал я ни у левого, ни у правого животного с человеческими лицами ни рукой, ни мыслью того, что они давали. Сделал я шаг - и не было ни животных, ни ночи. А был яркий свет.

И я видел душу свою, и она, и именно она, растекалась по этому свету. После чего я видел именно своей душой. Как только она обрелась во мне, увидел я вновь сидящего на троне. И Он сказал: я - Живой, и я был всегда Живым; я - Сущий и был всегда Сущим, я - Един и я есть в многообразии.

После этого свет усилился. И я видел сидящего стоящим возле меня. И Он сказал: даю слово своё познавшему свет и тьму, добро и зло, жизнь и преходящую смерть. Даю свет свой, дабы мог ты видеть всё вокруг и всегда быть рядом со мной.

Текст 5

1. Двое из троих были с Отцом, и Отец сказал: точка опоры - это то, о чём я говорил вам ранее. Вы смотрите и видите. Первое, что вы видите - это точка сборки, которая разворачивается в геометрическую фигуру, или же - что вы видите постоянно: в какую-либо картину - то есть вы диагностируете.

Вам нужно проследить - если вы сделали первое, вы сделаете и второе. Я это подтверждаю.

2. На основе этого вы можете придти к определенному выводу - есть точки входа, есть точки выхода. И этими точками входа и выхода вы можете управлять или же их сами создавать. Создавать точки вы можете обычной мыслью, вам нужно только видеть. Есть некоторая особенность в том, как создаются точки - обычной мыслью.

Задумайтесь о том, что вы постоянно идёте в одном направлении. Вы можете эти точки не замечать - первое. Второе _ если вы эти точки заметили, а вы их заметили, вы можете их не различать. Какие из них входы, какие выходы? А почему? Для вас они все одинаковые - вы идёте в одном направлении.

3. Знайте, что направления могут быть разными. И не обязательно прямо. Используйте свои знания полностью. То, о чём вы сами раньше говорили, к чему вы сами стремились - вы к этому подошли. В любом направлении вы можете работать, создавать.

Вы диагностировали с уровня сознания - многим людям вы делали диагностику определённо вот так, некоторым вы делали диагностику по-другому - с уровня Души. И диагностика в одном и в другом случаях не совпадала. Диагностика может и должна быть точной, разница лишь в точках входа и выхода.

4. В точках входа информация одна, на точках выхода информация другая.

Поймите, дети мои, что с одной стороны - вы взрослые, а с другой стороны - вы дети. Я об этом так много вам говорил, говорю, и, буду говорить. Одни называют вас большими и взрослыми, я же называю вас маленькими и детьми. И я знаю, о чём говорю.

5. Кроме точек входа и выхода, в действительности, как говорит третий из вас, есть точки стока, через которые промежуточную информацию можно вывести или промежуточную информацию можно ввести, нона какое-то время, до закрепления конечного результата.

6. Есть в организме точки информации, которые были созданы мною первоначально и кото-

рые за какое-то время претерпели изменения. А именно, я обозначу эти точки словом *много-* или *разнообразные*. Точки входа в организме человека - темные, точки выхода белые.

Человек, когда покидает физическое тело, видит наоборот.

И я хочу, чтобы эти слова вами были выделены: белый *туннель - и потом темно*.

7. Всё, что я сказал - верно. Всё, что говорят люди, которые были по тем или иным причинам в белом коридоре - в точке белой, совершенно правы. Вам нужно только разобраться, почему тёмное окутывает белое, и что есть сон.

Информация в точках, конечно же, строится и перестраивается. С ростом реальной информации создаётся, вырастает реальный орган, происходит реальное выздоровление и реальное воскрешение.

8. С потерей информации в точку сборки перемещаются определённые сегменты, части и сама душа. Физическое же тело остаётся до определённого времени и срока в физической реальности.

Восстановление может происходить даже по памяти, даже по образу - мной это было изначально заложено. Реальный переток информации и реальное воскрешение осуществляется при мысленном усилии и перемещении образа в физический план. Поймите, что *происходит именно переток информации и выстраивание по образу и подобию моему или клетки, или органа, или человека*. По тому или иному образу.

9. Спасение всех людей и воскрешение, конечно же, произойдёт. Оно уже идёт. И вы в этом участвуете. Продолжайте делать то, что я вам поручил, не отчаивайтесь ни по какому поводу.

10. Вот принцип создания точек информации и передачи её. Вы это увидели, осознали. Вы это знаете, вам нужно с этим работать и описать. В этом заключается конечный результат работы вашей. Это то, о чём я говорил раньше - тайное и невидимое человеческому глазу. Это то, что делает третий из вас.

ГЛАВА ТРЕТЬЯ

Жизнь - это Начало Начал.
Нет начала без жизни.
В любом начале есть жизнь,
Ибо жизнь создана началом.

И говорил Отец апостолам
О жизни вечной.
И когда будет начало
Этой жизни.

Ибо жизнь вечная даёт путь истинный.
А истинность и есть основание Начала Начал.
И мы обрели путь, созидая и создавая вечное.
Да будет так!
Да будет донесено!
Да будет услышано!

Откровение

Я увидел древний свиток, заполненный странными письменами. Я мог читать его и прочёл, но как только прочёл, сразу же забыл текст и схему, которая была внизу. И я позвал одного из троих, чтобы он помог мне вспомнить прочитанное, потому что было оно важным и не могло быть предано забвению. И вдвоём мы снова прочли тайное, и увидели схему и, погрузившись в неё, увидели Создателя, который был маленьким мальчиком. Он ходил по туче, как будто освещённой изнутри, и разговаривал сам с собою.

И мы прочитали первое:

И тогда вы увидите Истинного Человека, идущего навстречу вам и говорящего на языке, понятном каждому на Земле, дающего вам жизнь и помогающего вам в этой же жизни. Он благо-

дарен вам, как и вы благодарны Ему.

Он создавал Миры, когда был в зрелом возрасте. И к этому относятся как Солнце, как Луна, как звёзды, как ветер, как вода, как живое и всё иное, что было создано Им.Видящие Его обладают светом Его. Как будто свет Его - это тело Его, а слова Его - это как вода или кровь.

И мы прочитали второе:

Вы находитесь за одним столом с Ним. И вы вкушаете хлеб Его. Вы пьёте вино Его. Будьте благодарны за гостеприимство Его.

Многие попадающие в сети просят о помощи. И Он из этих сетей освобождает их.

Многие из тех, кто уходят в страну света, заблуждаются. Он - свет и возвращает их к свету, призывая к Себе. Всё, что есть у вас и вокруг вас, подчиняется взгляду Его. Поймите суть - обретёте знания.

И мы прочли третье:

Познающий и знающий, несущий свет Его⋅ приблизится к Нему и получит знания. И будет Ему известно о происходящем вокруг и о том, кто получает

благополучие. Слово БЛАГОПОЛУЧИЕ несёт весть и указывает происхождение знаний. И только тогда, когда будут описаны и написаны три картины, они будут увидены и сложены вместе. Художник, и именно художник, увидит Его истинное лицо и напишет его красками.

И вы, читающие этот текст, увидите и получите образ Того, о Ком вы напишете.

Идущие в реальность через образ Создающего всё, вы можете видеть как небо, как горы, так и воды. Вы можете смотреть на всё и все будете воспринимать. Ведь вами уже описана суть происходящего, суть истинного. Идите за Сущим и обретёте суть.

Когда мы прочитали текст, один из нас сказал: там, где в тексте описано про то, что мы сидим с Отцом за одним столом, у меня возникла картина и она была живая. Я видел то, что было описано.

И как только было произнесено это, свиток закрылся, и мы оказались за одним столом с Создателем, но сидели уже втроём напротив Него. И на столе было вино, и был хлеб. Один из нас разломил хлеб на две части и передал его Отцу. А Отец дал нам вино и отломив от одной из частей хлеба себе, сказал: дети мои, я вам даю вино как свет, как свет мой; и даю вам хлеб как материю, как материю мою.

И разделил их.

- Чтобы свет и материю собрать воедино, как и Мир, я заберу войну, а вам дам Вечность. Изначально вы знали свет и созидание, а затем вы видели разрушение. Вам показано это для того, чтобы вы созидали и создавали правильно.

Каждому было дано по справедливости, по делам его и по возрасту. Каждый из вас видит свет мой и получает знания мои. Каждый из вас видит сферы и точки внутри этих сфер. Каждый из вас знает, что сферы и точки несут в себе огромные миры. Я покажу вам сейчас, как строить миры, как строить будущее, как происходит воскрешение. И глубина моих слов будет огромна, как никогда, и по смыслу, и по скорости передачи информации.

Смотрите, смотрите, дети мои, - вокруг меня, вокруг вас тёмные точки, белые точки, белые сферы. Когда вы увидели точки и сферы, ваше сознание как бы остановилось, и вы увидели то, о чём я говорил. Они вокруг вас, вокруг всех людей, а вы нераздельны со мной.

Как только в сферу или в точку внесёте образ или Мир, он проявится или преобразится: в точке - образ человека, и образ человека через сферу - в Мире. И будет он с вами, и будет как вы, и будет среди вас. И, конечно же, будет разнообразие. Кто приблизится к ним, кто проникнет в них и к ним, кто поместит в них образ мой, образ свой, кто даст знание личности в личности или о личности, тот обретёт в воскрешении и в созидании истинность небывалую.

Одному из вас я раньше дал силы делать то, о чём я сказал. И теперь по воле моей вы все обретаете эти силы и знания об истинности и воскрешении, дабы делать дело, порученное вам. Каждый из вас будет видеть, создавать и вносить элементы Вечности в любой объект вместе со словом *жизнь*. И самое главное, вносить в структуру жизни - жизнь. Вы сейчас сидите за одним столом со мной, и я угощаю вас - пищей духовной. И вы как сторонники единого дела примете единое решение по будущим событиям, и вам необходимо будет их преобразовать. Чем больше людей будут иметь эту информацию, тем быстрее произойдёт в Мире Мир. Чем быстрее выстроите Мир в своём сознании, тем быстрее выстроится общая структура коллективного сознания. Чем быстрее будут даны знания, тем быстрее и полнее люди будут осознавать добро и зло. Хотя и понимание - это уже есть великое благо.

Вы видели очень красивую Землю, и видели, что она создана для помощи людям.
Видели сферу и точку внутри.
Видели сознание в виде сферы и ещё внутри сферы
светлые.

А где же точка света? Она - в центре. Она - фундамент образования сознания.

Заходите в сознание. Оно устроено послойно - так, как и говорил третий из вас. И есть связи. И это истина.

А на чём стоит само сознание? На душе. Душа - это светлая точка, излучающая из себя свет и дающая свет сознанию. И пребывает свет ума и свет сознания в самом сознании. Значит, Мир - это душа, а душа - это Мир. И душа строится на взаимоотношениях Отца Небесного и детей, на любви их. И недоступна она разрушению.

Душа и время, душа и пространство, душа и материя, душа и тело - всё надо осмыслить. И когда мы увидели точку, создающую душу по словам и по знаниям Отца, то прошли мы к Нему. И каждый из нас нёс своё слово, и они должны были слиться со словом Отца, как ручейки с рекой. Мы чувствовали любовь и благодарность к Тому, Кто создал Мир, нас пригласил за стол свой и поделился всем, что у Него есть, и рассказал про любовь свою. Мы были благодарны Отцу Небесному и с большим благоговением принимали то, что Он давал нам. Мы желали донести и донесём те знания, что передал нам Отец для людей во имя Мира и благополучия.

НЕТ ВАЖНЕЕ ВЕСТИ,
ЧЕМ ВЕСТЬ ОТЦА.

Благодарили мы Отца за дар Его.

И Отец сказал: великое дело, когда человек понимает и созидает по принципам и законам, которые есть и созданы в истине. Главное - понимая меня вы поймёте Вечность, а понимая Вечность, вы обретёте себя. Вы увидите, услышите и будете постоянно участвовать в этом. Это было с вами ранее, это есть сейчас и вы будете управлять тем, что грядёт.

А что есть будущее? Миг -он имеет очень большую скорость, материю, имеет цвет - и те знания, которые вы сейчас получили и передали всего лишь в одну светлую точку. Вами была создана яркая сфера, куда были занесены знания о спасении всех и всего, что есть в физическом Мире и за пределами его. И это решение - самое главное решение в вашей жизни.

Отец поблагодарил нас и сказал, что сущность Мира мы будем обсуждать три дня и три ночи, что знания Он будет передавать очень плотно, пользуясь нескончаемо ярким светом.

Откровение

Я был с Отцом, и Отец сказал: смотри, есть стол, есть поверхность. Я заключу это в три сферы. Я беру их в руки и передаю тебе. Что ты видишь?

- Я вижу отражение стола, Отца, себя, всех.

- Посмотри и будь очень внимателен. Возьми эти три сферы, а они как одна, и положи их на стол, который в них. Чувствуешь ли в них себя?

- Да, так как я держал их в руках и видел в них себя.

- А когда положил их на стол?

- Положив их, я увидел, что они соединены с этой поверхностью и находятся на ней.

- Я знаю, что ты хочешь спросить, и отвечаю. Эти сферы - это субстанция, это то, что находится в душе.

В душе есть точка. Она в определённом месте. На неё надо смотреть, чтобы увидеть эти сферы, которые мы создали.

Значит, в душе всегда есть то, что вам нужно, надо только эти сферы увидеть и поместить в них любой объект информации.

Эти сферы могут развиваться по определенным направлениям: есть сфера внешней реальности, а внутри - создающая форму, внутри неё - дающая жизнь всему, а также развивающая жизнь снаружи - Вечность. Ты расположил сферы на моём столе, это показывает, что их можно собрать и держать в себе, в пространстве- в области информации.

Заложенный в эту технологию принцип - принцип жизни, принцип Вечности.

ЖИЗНЬ СТРОИТСЯ НА ВЕЧНОСТИ, А САМА ВЕЧНОСТЬ СТРОИТСЯ НА ЖИЗНИ.

И первое следствие - *жизнь развивает Вечность изнутри, а Вечность даёт внешнюю форму.* Этот принцип строит связи и определяет законы. Закон гласит:

ЕСЛИ ЕСТЬ МАЛОЕ -ОНО СТРОИТ БОЛЬШОЕ. И БОЛЬШОЕ ОТРАЖАЕТСЯ НАВЕЧНО.

Другой закон:

ЕСЛИ ЕСТЬ МАЛОЕ -ОНО ВСЕГДА СОЗДАНО БОЛЬШИМ.

Песчинка и капля воды всегда есть и будут в океане. Песчинки и капли выстилают дно и выстраивают жизнь океана изнутри. Сам океан даёт возможность песчинке и капле увидеть внешние формы и Мир.

Иногда капли брызгами отделяются от океана, а точнее - выносятся на берег. И одно и другое видит, именно видит, - человека, птицу, животное - и оставляют образ или картины в своём сознании, и тиражируют.

То, что я вам сейчас рассказал - прошлое. А вы видите - в настоящем и в реальности. Я даю вам знания и рассказываю вам о принципах и законах, которые есть и действуют в реальности. Понимая, вы тут же получаете ответ на свой вопрос - где вы можете меня увидеть, в какое время и в каком месте. Наблюдайте реальные события Мира - вы реально будете общаться со мной и познаете Мир. И именно познание освещает путь и продвигает человека в реальности.

Откровение

Двое из троих были с Отцом.

Мы стояли в Космосе, и рядом с нами было большое вечнозелёное дерево.

Отец сказал: смотрите, вы стоите не на камне, не на песке... А на чём же вы стоите? Помните, вы ко мне в класс заходили и падали? А потом вы научились стоять. На чём вы стояли? Что сейчас вы видите в образе моём? И почему нет ни камня, ни песка? Вообще ничего нет! А вы теперь стоите, смотрите вниз и знаете - там ничего нет, и вас ничто не смущает.

Это очень большой шаг. Очень большой шаг для того, чтобы освободиться. Быть свободным! И вы стали свободными. И не падаете.

Там, куда вы пришли, - вы видите образ мой. Вы запечатлели его, потому что есть свет, есть сознание и отражение от сознания. Всё это происходило мгновенно, а вы воспринимали это долго, но можете перевести своё сознание в то русло, где будете воспринимать очень быстро. После слов моих вы уже стали воспринимать очень быстро.

Мы смотрели и видели Отца уже одного. Не образы, а одного.

Отец сказал: я открыл вам тайну, тайну сознания! Потому что есть то, что тревожило вас. Оно тревожило, потому что отразилось. И возникла форма.

Дети мои, я пришёл к большому удивлению: ведь я – свет и даю жизнь всему. Я - свет и даю вам свет знания.

В свете и в знаниях тех людей, которые приходят к вам, есть на отражении искажение. Вы находитесь рядом с этими людьми, а можете находиться в их клетке, в образе, возле них, в дереве - где бы вы ни захотели. У вас есть свет и знания. А у них отражение и искажение - неправильный свет.

Я сейчас попрощаюсь и пойду дальше, и для этого мне нужен только свет, свет знаний. Я перемещаюсь в другое пространство, в другой Мир. Я создаю там, где создавал и буду создавать. Увидев это и восприняв это, что вы должны понять и о чём подумать? Почему я постоянно выделяю свой уход? Я ухожу для выполнения той или иной работы. И постоянно вам об этом говорю. Более того, вы видите, куда я иду. И видите, что я делаю.

Что же надо сделать, чтобы выйти к дереву? И увидеть как бы обычное дерево с тайным смыслом, с очень большим светом?

Встаньте около дерева и взгляните в него с той стороны, которую вы сейчас видите.

Мы посмотрели и увидели - свет и Отец в центре дерева, в кроне!

Дерево открылось изнутри и показало: Отец прошёл в дерево через душу. Он, большой, прошёл через малое и опять стал большим.

Откровение

Был один из троих в духе и видел - стояли трое пред Отцом, и шел от Отца к детям огонь и яркий белый свет.

И когда увидел он это, прозвучали слова: *кто получил от Отца огонь и яркий белый свет из души в душу, тот в огне не горит и в белом свете не тонет.*

И видел он огромный океан, океан знаний...

Отец сказал, что половина тела человека находится в воде, а другая половина тела находится над поверхностью. Отец сказал, что внизу находится ночь, а вверху находится день, что внизу находятся звёзды, а вверху находится небо.

Отец сказал: то, что внизу, конечно, плотно. Но то, что вверху, ваше тело, оно, конечно же, плотнее. И если человек находится в этом океане знаний, то он в реальности знает про весь Мир. Так же он знает и про погоду, которая вверху, и сам её ощущает. И также он знает, что есть на поверхности...

Отец сказал: как же не знать, что находится в воде - про весь Мир, и про все организмы, и про всё, что есть, если сами вы находитесь там и находитесь выше этого? Как же не видеть этого, не понимать или не слышать? Ведь дано.

Отец сказал: как же измерить Мир, который в воде, если вы не знаете, где край этого Мира, где он оканчивается? Но там ли край, что вы видите? Ведь край не там, где оканчивается плотность, или вода, или знания, а край гораздо дальше.

И ещё Отец сказал: если вы выйдете из воды и полетите, как птицы, то Мир для вас станет еще шире и ещё больше. И он будет состоять из воды и суши, вернее всего, большей частью он будет состоять из неба, из воздуха. Как же не увидеть Мир, который окружает вас? Ведь вы - и в воде, и на суше, и в воздухе. Как же не увидеть сушу и не пойти по ней, так как суша плотная? Как же не увидеть Мир как в воздухе, так и в воде, так и на суше? Вы видели весь Мир, который растёт и растекается, как океан. Как не увидеть того, кто это создал? Как не увидеть того, кто создал вас и находится в вас? И как не увидеть того, кто есть это все? И как не увидеть того, кто есть вы сами?

Это не круг, это не конечность.

Отец сказал: это вы сами, и то, о чём я сказал, вошло в вас и есть в вас.

Отец сказал: это прошло через вас и отразилось.

Отец сказал: мы стоим напротив друг друга и отражаемся в других и в другом. Каждый может находиться в других и в другом, так как все - едины.

Отец сказал: вы и песчинка и Мир. Вы и песчинка и Мир одновременно. И входите друг в друга, как Мир в песчинку. Как и песчинка в Мир.

Вечное создаёт вечное. Бесконечное переходит - и именно переходит - в бесконечное.

Конечно же, душа плотнее всего и, конечно же, душа легче всего. Она имеет цвет, она и бесцветна. Она и кто-то, она и человек.

Что значит *кто-то* ~ я поясню сразу. Это ребёнок, это дети.

Что значит *человек* - я пояснял уже вам.

Вы идёте в Царство моё, как дети. Одной фразой я указал вам путь. Одной фразой я показал дорогу вечную. Одной фразой я показал как созидание, так и создание вечного.

Каждый ребёнок, каждое дитя, кто войдёт в Царство моё - увидит огонь и свет. Каждый, кто войдёт - получит знания, необъятные знания из уст моих в уста свои, в разум свой, в сознание своё. Получит и дух вездесущий. Каждый, кто войдёт в Царство моё - получит власть, как и вы.

И каждый, кто войдёт, должен знать и знает, что он - господин и он же - работник, что он - един, он - во множестве и он - со всеми.

Царство моё велико и необъятно. Мир мой огромен и бесконечен.

Все дети мои, кто находится в Царстве моём, выполняют работу, порученную мной. Все они изначально свободны. Все они изначально имеют волю. Все они имеют знания от меня. И всё, что я сказал, относится и к вам. Врата Царства Небесного открыты перед вами, и эти врата открыл я.

Я говорю вам об этом напрямую, и то, что вы сейчас видите, произошло, как только вы сделали действие и описали его.

ДЕЙСТВИЕМ ВЫ СОЗДАЁТЕ ВЕЧНОЕ ВО МНЕ И ДЛЯ МЕНЯ, ДАБЫ БЫТЬ ВЕЧНЫМИ В СЕБЕ КАК ДЛЯ ВСЕХ, ТАК И ДЛЯ СЕБЯ. И ЭТО ЗАПОВЕДЬ МОЯ.

Тот человек, кто выполнит заповеди мои, верою своей и знаниями своими войдет во врата Небесные, чтобы идти вместе со мной, как и с другими.

И сказал Отец ещё раз о том, что слышали вы вначале, о том, что относилось к вам и к душам вашим:

И В ОГНЕ НЕ ГОРИТ, И В СВЕТЕ НЕ ТОНЕТ.

И благословил Отец детей своих на путь истинный - к знаниям.

ГЛАВА ЧЕТВЁРТАЯ

И позвал Отец детей своих.

И сказал детям, что знания, полученные от Отца через свет Его, должны быть поняты и осознаны, должны быть использованы для блага, для света, чтобы каждый человек мог воспользоваться ими и спастись.

И показал Отец строение материи и образование её, где была форма и наполнение и был импульс с информацией.

И после этого статика перешла в динамику.

И началось всё в реальности изменяться, как было заложено Отцом Небесным.

И получился результат, и сбылось, как было задумано.

После чего Отец дал время на понимание. И сказал: дети, вот то, что я создал, и то, что вы сейчас делаете.

Текст 1

1. Двое из троих были с Отцом Небесным, и Отец сказал: дети мои, вы правильно всё понимаете и правильно во всём разбираетесь. Вот клетка - это мир внутренний. Вот образ - образ вечный и образ созидающий. А что же есть за пределами клетки? И что отражается в самой клетке?

Мир, целый Мир! Более того, и поймите меня правильно, этот Мир весь вмещается в одну единственную клетку, какой бы маленькой она ни была.

2. Песчинка и Мир: понимая песчинку, вы поймёте Мир. Вы поймёте многообразие, увидите во всём, что я показал, единое. Вот почему меня называют Единым, называют Вечным, называ-

ют Создателем и Творцом... Вот почему, получая и обретая мои знания, данные вам напрямую, вы становитесь на тот путь, который я вам указал в значимых и ключевых словах.

Эти слова определяют как образование одной песчинки, так и Мира, и религии, путь, выбор направления, философию, образование точных наук, и язык как обобщающую структуру.

Язык - это обобщающая структура...

3. Вначале люди, которые вышли из Царства моего при создании Земли, духовно и физически видели больше. Но не поняв, именно не поняв значения песчинки, строящей Миры, они утратили свои изначальные способности. А это знание процессов создания и созидания: песчинка к песчинке, информация к информации.

4. Вы прошли путь реальный. Прошли через песчинку и познали элементы Мира, принципы и законы, по которым Мир строится вокруг и внутри вас. Вы поняли процессы воскрешения, созидания и творения.

Всё строится и созидается на

любви - связи Мира, связи между клетками, связи между объектами информации. Связи человека строятся через отношения, понимание и видение процессов, проходящих в том или ином пространстве.

5. Работайте над глобальными структурами Мира и вы одновременно будете видеть, понимать, осознавать и строить процессы клеточного уровня в точности, без искажений. Только зная принципы и законы созидания Мира,. как и клетки, вы сможете познать первоначальную структуру души, получить прямые знания от меня и выстроить вечный Мир, вечное тело.

То, о чём я вам сейчас сказал, уже давно существует и давно есть у вас.

Вам нужно только знать и понимать, что делаю я. Надо, чтобы вы знали это и увидели, и чтобы вы в этом участвовали, то есть могли это делать. И тогда вы будете точно и реально знать и понимать, что делаете вы и другие люди. И на что направлено наше совместное действие.

6. Духовная структура содержится во всех элементах реаль-

ного Мира. Духовная структура выстраивает физическое тело - она воссоздаёт себя духовным посылом - адекватной истинной мерой созидания...

Понимайте слова мои в точности, и вы, дети мои, как и каждый человек, имеющие прямой разговор со мной, *имеющие свет души, будете выстраивать Вечное в вечном.* Эти слова запомните - и выделите их для себя.

7. Я вам даю - разрешаю, закрепляю за вами статус такой работы и передачу таких знаний и буду постоянно в этом вам помогать, дабы вы прошли весь путь вместе со мной. И всегда были вместе со мной.

Отец улыбнулся и сказал: Мир реальный имеет постоянное физическое присутствие в той или иной точке реальности.

8. Отец сказал: дети мои, вы с этого момента можете присутствовать в любой точке реального Мира, физической реальности, потому что вы получили прямые знания от меня. И можете влиять на ход любых событий и на уровне Мира, и на уровне клетки.

Я рад вашему согласию и вашему точному пониманию про-

исходящего, так как угроза миропониманию существует. И нужно приложить очень много Усилий в реальной работе для снятия имеющихся проблем.

Нужно выполнить в первую очередь работу по восстановлению, воскрешению, преобразованию миропонимания и философии.

9. ЗНАЙТЕ, РЕАЛЬНАЯ КАРТИНА МИРА ОТРАЖАЕТСЯ В РЕАЛЬНОЙ КЛЕТКЕ.

Благодаря клетке реальность является действительной, то есть производящей действие, производящей духовное действие. Увидев Мир в клетке, вы спасёте её. Спасая единственную, даже единственную клетку, вы спасёте и выстроите элемент реального Мира - то, что вы и делаете. С этого начинается истинность. Увидите внутреннее - преобразуете внешнее и вы добьётесь результата, который нужно иметь, к которому
идёте.

10. Концентрируйтесь в ключевой точке сферы – вы увидите развитие Мира вокруг и внутри этой сферы. И тогда увидите идентичность создания как внешнего, так и внутреннего. Тогда вы

увидите тот путь, который я проделал изначально, и увидите изначальное, как не видел этого никто ранее, кроме двоих, которые вышли из Царства моего.

11. Отец сказал: я продолжу разговор с вами после осмысления сказанного. И это первая страница четвертой главы.

Мы благодарили Отца. И спрашивали: Отец, мы идём изначально как каждый человек?

Отец отвечал: в душе каждого человека есть необходимые знания, которые отражают общую и вечную структуру Мира. Каждый человек идёт от меня с определёнными знаниями, имеет ту информацию, в создании которой он участвовал, и тот опыт, который он приобрел в том или ином месте, где он жил. Но вы про координаты этого места говорите - изначальные.

А некоторые люди идут изначально от изначального
Изначальное по своему понятию включает в себя то, чем человек пользуется при определённых условиях, при определенной возможности - все знания об устройстве Мира и человека, которые

были созданы вначале мной и в него вложены.

12. Вы трое вышли из изначального, и были, и находитесь в Царстве моём. И пользуетесь знаниями моими изначальными.

Изначальные знания, заложенные мной в структуру вашей души, дают познание всеобщего Мира, преобразование и созидание вечного в вечном и совершение действия, духовного действия вашего на вашем пути. Этот путь прошел и прохожу и я, как Создатель всего живого.

13. Поймите, что я говорю. Необходимо, чтобы часть ответственности за выполнение той работы, которую постоянно выполняю я, перешла от меня к вам как к детям моим. Для этого необходимо иметь познание о всех вечных элементах, которые выстраивают, поддерживают и преобразуют Мир. Вы должны вносить информацию о вечности в физическое тело как на клеточном уровне, как в сознании, так и на духовном уровне - напрямую на уровень души, участвуя со мной в создании духовных процессов и структуры души.

14. В дальнейшем я вам покажу, где и как располагается эта точка всеобщего знания изначального. Хотя истинно вам говорю, что вы находитесь в этой точке и получаете знания от меня - от первоисточника и пользуетесь знаниями изначальными.

Для построения каждой клетки физического тела, каждого её ядра, каждой реальности, я использую принцип вечности. Вам нужно выявить информацию первичную и выстроить или достроить, или преобразовать эту информацию. Тогда вы приобретёте спасение, спасение всех на Земле и каждой личности - каждого человека в отдельности.

В следующий раз я продолжу свой урок, хотя правильным вопросом вы уже получили правильный ответ на тот урок, который я вам обещал дать ранее.

Благодарили мы Отца и целовали руку Его. Целовали Его руку потому, что любим Отца и знаем, что Он любит нас, и любовью Его созданы мы и Мир.

Откровение

Вверху путь души разошёлся, как Солнце расходится лучами. Кристалл открылся в цветок.

Грани - в лепестки. Они – и ячейки души и область сознания.

Кристалл и цветок бесконечны, но формой конечны. Познанием кристалл бесконечен.

К платформе внизу - семь дорожек. Это - путь души.

Грань, лепесток, ячейка, область - они копируют друг друга.

Взаимосвязаны и пронизаны одним.

Пять элементов цветка - пятигранник.

1. Грань.

2. Переход *в лепесток.*

3. Лепесток - *ячейка.*

4. Ячейка - *область.*

5. Они взаимосвязаны и *пронизаны одним.*

6. Пятигранник имеет движение и жизнь.

7. Единый даёт *движение.*

8. И *жизнь.*

9. И это всё Бесконечность.

И так каждый кристалл повторяет это: грань - лепесток - ячейка - область, пронизанные одним. Открывается - закрывается. Движение в кристалле даёт жизнь: снизу вверх - первое движение, и сверху вниз - второе движение. Это приводит к восьмёрке - к жизни и приводит к девятому действию - движению к Бесконечности.

10. Потом из девятого делаем десятое действие - делим на части, создаём множество. Оно в точности повторяет единое или целое, но с изменением масштаба.

11. Одиннадцатое действие - соединяем множество в единое. Идём к отделению - цифра восемь.

Если мы желаем множество соединить в единое - оно в левой руке - идём по цифре во-семь. Оно по связям поставит именно на своё место. Только через Бесконечность получаем множество, а из множества - единое. Так устроены связи Мира. Только через Бесконечность мы можем получить единое или из единого - множество.

Отделённая грань вышла в многообразие. А это выход в другое пространство. Нам надо его присоединить к целому - заходим через *восьмёрку* и соединяем

многообразие в целое. Только одной гранью можно работать пока.

Путь души приводит к кристаллу, или к логосу, цветку, ячейке, области. Связи Мира бесконечны. Они проявлены и видны как серебристые или золотые нити вокруг кристалла, цветка, ячейки и области.

Кристалл - это сердце. Большой палец - как клапан. Клапан открылся - движение пошло. Снизу вверх и сверху вниз. Пронизывающее и единое - дух бело-серебристый.

Из Вечности видны все связи Мира. Тот, кто проходит туда, тот видит, как душа может подняться и пойти по связям Мира. Она будет ниже видящего. Видящий направляет по связям Мира - создаёт путь душе. Он же направляет с земного плана в Небесный, Он же - направляет с Небесного плана на земной душу.

12. Выполняет он всё это по заданию Отца Небесного - Создателя всего и Единого, поручившего ему управлять и показывать путь через сердце, любовь, цветок, что едино и что находится в саду Отца Небесного, показывать что находится в единственном числе

и во множестве. В саду Отец Небесный даёт цветку жизнь и даёт возможность каждому множеству раскрыться.

Вот воля Отца, которую Он передаёт через Дух Святой, который проходит путь создания или путь жизни человечества - Мира Отца и людей, которые едины, но как и в саду находятся во множестве. Поэтому любовь Отца к людям - она сильнее и может быть даже сильнее, чем в саду у Отца.

13. Тринадцатое действие. Как же растёт Вселенная и как она строится? Растёт она действиями людей с помощью знаний Отца, которые Он даёт людям, так как они - создатели: по образу и подобию Божьему.

Как растёт цветок? Он растёт клетками.

Как растёт организм? С помощью клеток.

Как обновляется организм? С помощью клеток.

Как образуется Бесконечность? С помощью души и пути души.

Душа входит по пути в кристалл, цветок, ячейку, область, Управляется Духом Святым. По связям Мира идёт до Бесконечности, где берёт знания, где создаёт ячейку и строит Бесконечность. После чего из Царства Небесного по связям Мира возвращается на свой путь, где Пронизывающий и Единый Дух направляет её на путь души. Душа получает посвящение, идёт по своему пути, проходит кристалл, цветок, ячейку и область и получает тем самым жизнь. Прибывает по этому пути души на Землю, где обретает жизнь телесную.

В душу входит Пронизывающий и Единый Дух и прокладывает путь для сознания. И сознание выходит из ячейки души - из внутреннего во внешний мир, и располагается независимо как пространство. После чего человек начинает дышать, сердце его начинает биться, он вдыхает и делает движение, обратное произведённому. А именно - он из мира внешнего вдыхает в мир внутренний и выдыхает в мир внешний. Соединяются тем самым Пронизывающий и Единый Дух, сознание и душа.

14. Четырнадцатое действие. По истечении времени, по достижению знаний, по благословению Отца Небесного челове-

ку дарована жизнь. С помощью души, духа и сознания, связывающих его на Земле со знаниями Отца Небесного в Царстве Небесном, через раскрытие кристалла, цветка, ячейки, области сознания - он может получить возможность пребывать в точке Отца Небесного - возле Престола Его, и владеть, и управлять через знания сознанием, духом и идти путём души из Бесконечности в конечное и из Небесного в земное.

В точке возле Престола Отца Небесного образуется созидающее, и оно включает в себя Небесное и земное, пронизанное одним.

Откровение

И видел я круг. И был он большим. И был он светом. И были в нём написаны слова о сути и сущности Мира и человека, каждого человека. И было это от Создателя. И были слова эти Его.

И сказал Отец: смотри, сын мой, и познавай.

Ты видишь Мир и воспринимаешь его как точку, а точки воспринимаешь как Миры.

То, о чем я сказал - это образ или образы. Они реальны, как Мир. И ты видишь, как расходятся точки, которые ты и создаёшь как сферы - ты получаешь информацию обо всём, воспринимаешь её и преобразуешь так же, как это есть в Мире.

Я показываю тебе настоящее. Ты ещё раз пройдёшь по реальности вместе со мной и увидишь, как осуществляет управление душа через дух, переносит знания в сознание и воспринимает реальную картину Мира.

Ты вышел из своего физического тела и начал воспринимать своё тело со стороны - на уровне духа и души. И это прямое духовное видение на уровне души. Увидев своё физическое тело, ты воспринял всё правильно.

Когда человек духовно видит, он воспринимает Мир реальный, и его дела и действия физические реальны. Поэтому я дал время тебе, чтобы ты воспринял Мир правильно и увидел и мою и свою цель - всеобщее спасение людей, как и себя.

Ты воспринял правильно уровни души, так как физическое тело - это часть души.

И САМА ДУША ПРИСУТСТВУЕТ В ТЕЛЕ –В МАТЕРИИ, И ЕЁ РАЗВИВАЕТ ЧЕРЕЗ ДУХ НА УРОВНЕ СОЗНАНИЯ ЧЕЛОВЕКА И СОЗНАНИЯ МИРА.

И эти принципы неразделимы.

Принцип общности жизни человека и Мира лежит в основе закона реальности Мира, который гласит:

ЧЕЛОВЕК ЖИВЁТ И РАЗВИВАЕТСЯ ПОЭТАПНО.

ЧЕЛОВЕК РАЗВИВАЕТ СТРУКТУРЫ МИРА СВОИМ СОЗНАНИЕМ НА ОСНОВЕ ДУХОВНОГО ПОСЫЛА.

ДУША -ГЛАВНАЯ И ИСТИННАЯ СТРУКТУРА МИРА.

На основе истинного сознания человек выстраивает по принципам и законам, заложенным изначально, - структуры и элементы реального Мира через закон Вечности.

РАЗВИВАЯ ОСНОВЫ ВЕЧНОСТИ, ВЫ ДУХОВНО СОЗДАЁТЕ МИР В СТРУКТУРЕ СОЗНАНИЯ - ИСТИННОГО СОЗНАНИЯ, ВЫСТРАИВАЯ МИРОВОЗЗРЕНИЕ.

Воспринимайте напрямую через душу материю, выявляйте в физическом теле вечное. И на основе законов Вечности и жизни вносите жизнь в клеточный уровень физического тела, дабы быть вечными и не покидать физическое тело, а развивать его и совершенствовать на основе своего истинного сознания. Добивайтесь тем самым спасения и обретения жизни истинной, а не ложной. Обретайте первичную информацию и встречу со мной напрямую, дабы получать новые знания - раскрывать знания, которые есть в душе изначально. А каждый человек на уровне души всё знает точно и имеет прямое видение процессов реального и истинного Мира.

Ты сейчас проделал одно действие и увидел Мир в духовной структуре так, как он выстроен изначально, и так, как нужно его видеть, чтобы обрести Царство Небесное, которое есть в каждом человеке. Действуйте по принципам и законам Мира - вы откроете врата в Небесный Мир, спасайте и спасайтесь - и избавляйтесь от войны и болезней, так как в Царстве Небесном нет этого и никогда не было, ибо это идеи ложные и направляют человечество неправильным, ложным путём.

Даю вам прямое видение принципов и законов Мира реально, как есть на самом деле.

Благодарил я Отца Небесного за знания и записал всё в точности и с той интонацией, как сказал Отец Небесный детям своим.

И уходя, Отец сказал мне: концентрируйся на своём сознании - ты получишь точку в душе, эту точку выстроишь в сферу и начнёшь расширять. И получишь жизнь в физическом объекте.

Имеешь сферу, используешь принципы и законы создания, выявляешь вечное - создаёшь и преобразуешь информацию, тем самым получаешь многообразие по изначальным принципам. Тем самым понимаешь меня и видишь, чтобы увидеть весь Мир, всю реальность, чтобы управлять ею.

Ещё раз Отец показал всё, о чём Он сказал, и был доволен пониманием происходящего.

Откровение

Между внешним физическим и внутренним планом создаётся истинная реальность, которая показывает истинный ход событий в текущем времени.

Мы своим сознанием, расширенным, структурированным, вносим изменения. Преобразование происходит на духовном уровне.

С уровня души Создателя, структура истинности и Вечности Мира в виде духовного посыла движется в направлении сознания человека голубым лучом двенадцатимиллиметровой длины.

Луч с уровня души, а именно, духовный посыл человека в структуру истинности и Вечности Мира идёт навстречу тоже лучом голубого цвета длиной двенадцать миллиметров.

В сфере, в центре, открывается истинная картина Мира через знания Создателя и познание их. Потому что в этой реальности мы получаем знания из первоисточника - от Создателя и видим истинную структуру реальных элементов Мира.

Видим создание структуры _ мы сжимаем время и получаем расширенное пространство. Расширяя время, мы получаем сферу управления пространством. Работая с элементами времени, мы получаем внешние и внутренние события одновременно. Тем самым мы можем оказывать реальное влияние на Мир - изменять Мир, создавать благополучную среду для жизни, изменяя реальность в позитивную сторону.

Текст 2

1. Двое из троих были с Отцом Небесным. Один из них снял с себя все одежды и был перед Отцом таким, каким уходил из Царства Небесного.

И он увидел тогда дух свой.

И увидел Дух Отца. И Отец дал Дух, который поднял его до Отца по Духу Его и где он стал равным Ему по духу. И обрёл он новые одежды.

2. Отец сказал: вы же знаете, где я встречаю вас и где я с вами. Сейчас мы с вами пойдём дальше, - сказал Отец.- И то, что вы увидите, это реальность, уровень души так и выглядит.

Я показал вам уровень своей души изначально. Вы способны воспринимать знания, которые я даю вам на уровне сознания и души. И вы готовы совершать преобразования с помощью сфер, которые я вам дал.

3. После того, как человек получит и воспримет знания, он должен работать со сферами, переходя от множества к единому.

И как сказал первый из вас и показал, этих сфер три. А может быть и больше.

4. Проходя вглубь сферы, Отец сказал: нужно видеть всё впрямую и как бы осматриваться.

5. Мы зашли в душу, и Отец сказал: внутри я показываю структуру сознания, и сознание я расположил внутри души. В дальнейшем вы осознаете, почему я так сделал и почему всё происходит в точности, как я сказал, и что вы сделали.

Здесь, в структуре сознания вы видите точки создания: пространства - это информация, и формы - это время.

6. Сжимая время, вы изменили форму пространства: увеличили или уменьшили объём его. Тем самым вы изменили информацию в том пространстве, в той реальности, в которой вы работали.

Я скажу об этом тексте книги, где вы работали в прямом видении и смогли оказать помощь в спасении всех людей и отдельных объектов информации.

7. Изменяя пространство и изменяя параметры времени, вы пришли к объекту информации, к точке, и внесли туда свою информацию или создали свою информацию изначально.

Вы - инициаторы этого. Изначально вы должны понять, как создаются объекты информации,

так как вы были и будете творцами информации по принципам и по законам создания Мира сего и прямого видения образа моего.

Один из нас в этот момент увидел Отца возле себя и видел Его образ в любом объекте информации.

8. Отец сказал: работу вы проводили в одной ячейке души. Воспринимайте правильно, о чем я сейчас сказал - так вы проводили внутреннюю работу на уровне своего сознания.

Душа действительно материализует через дух сознание и тело. Душа обволакивает их, и эти структуры существуют по принципу вечного создания, по принципу Вечности и не могут рассматриваться отдельно. И ни одна из структур не может развиваться отдельно по принципам и законам Вечности, но только вместе на уровне созидания.

9. После этих слов один из нас оказался возле того входа, через который только что входил. И видел Отца другим, хотя душу его видел такой, какой она была прежде.

И Отец сказал: вот я - реальный человек. И вот уровень создания реальной души и реального понимания.

10. Увидено, услышано и записано всё в точности и с той же интонацией, как сказал Отец Небесный.

А Отец Небесный посмотрел на одного из нас, который рисовал три сферы, потом перевёл взгляд на другого и сказал: поймите Мир реальный. Ведь я и вы - мы пользуемся одной информацией.

Текст 3

1. Двое из троих были с Отцом Небесным. И Отец сказал: вы в действительности видите изначальную точку создания человека, где в действительности создаётся изначальная информация, действительно видите архетип человека.

В этой точке я сфокусировал и собрал свет в луч, и перевёл этот луч в импульс. А внутри света, в импульсе - я заложил образ, мысль, информацию, своё видение происходящих и развивающихся процессов.

После создания и просмотра архетипа, я создал точку сборки, точку вхождения света. И в этой точке создал *матрицу*: именно в этой точке любая информация, а также пространство и время создают другие точки, и в верхнем слое идёт накопление информации.

2. Накопление и действие идут с внешней стороны в виде определённых колебаний света, звуков, слов. Вы же идёте от изначального: преобразуете колебания и изменяете информацию по архетипу человека, с которым вы работаете.

Я вам показал, как создаётся осветлённая точка у человека: образуется осветлённая сфера, через которую вы или он сам может нормализовать здоровье и событийный ряд.

3. Управляйте пространством, временем, информацией, изменяйте их своим сознанием - вы сможете влиять на любой ход событий, на тканевую структуру человека и главное - воскрешать, восстанавливать любого, кто будет обращаться к вам.

4. Те, кто будут создавать в своем сознании - во внутреннем вну-

треннее, выдавать его за внешнее событие, заблуждаются и будут очень долго искать даже свет своей души, так как не видят ничего, кроме своей мысли, и следят за ней до тех пор, пока её сами же и не разрушат.

5. Помогайте, избавляйте от тёмного в полном смысле и понимании этого слова. Приобщайте к свету и направляйте его тем, кто идёт к нему.

Благодарили мы Отца за знания, которые Он даёт каждому человеку.

Текст 4

1. И позвал Отец Небесный детей своих, и сказал: дети мои, смотрите и понимайте происходящее, и учитесь всему.

2. И видел я сферу, созданную Создателем. И сказал Он: вот сфера. Напротив, как и в сфере, слово моё, как слово ваше. Смотрите.

И показал Отец мысль, слово, буквы, связи между ними, песчинку - букву, и опять мы вышли в большую сферу, где могли создать любое слово, любую информацию.

3. - Вот сфера мысли - информации, - сказал Отец. - Вот сфера взаимодействия с другими объектами и сферами. Вот переход - там, где вы его увидели. Вот информация и связи в реальности.

После того, как вы увидели и поняли - сфера большая, переходящая в малую и опять в большую, разделилась на множество и приобрела устойчивость и стала объектом вечного Мира, Мира созидающего.

4. И смогли переводить мы сферы из одной во множество, а из множества - в одну. И был доволен Отец, и отразился своим образом во внутренних сферах. А сам стоял в пространстве внешнем. И когда отразился, то произошло соединение сфер и преобразование информации в элемент Мира, и дальнейшее его развитие от мысли Отца и наших мыслей, влияющих на рост информации и динамику сфер.

5. Процессы, показанные Отцом - это духовное управление. И оно выстраивает реальную, истинную информацию.

6. И сказал Отец: у каждого человека есть точка входа внешней информации во внутреннюю сре-

ду. Информация выстраивается в сферу в соответствии с задачами человека и в соответствии с его пониманием принципов устройства реального Мира и реального организма.

7. При переходе в Мир и в пространство материальное сфера делится реально на многие сферы для управления соответствующими органами и системами. Если у человека

в этой точке полусфера - его необходимо спасать, так как основная информация тает на

границе внутреннего и внешнего из-за непонимания им принципов мироустройства.

8. - Конечно, - сказал Отец, - всё взаимосвязано, и духовный путь - истинный и правильный - наиболее защищён от любых негативных проявлений и разрушений с любой

стороны.

Всё было записано и передано с той интонацией, как сказал Отец Небесный детям своим, и засвидетельствовано двоими третьему .

Текст 5

1. И видел я Отца Небесного. И показывал Он путь. И приблизился я к Отцу и видел Царство Небесное, как оно есть в реальности и в истинности. И видел, как под взглядом происходили изменения и как внутреннее отражало внешнее, а последнее было плотным и преобразовывало элементы в малом и внутреннем.

2. И видел я свет. И видел отражение от света Отца. И было оно ярким. И был в отражении целый Мир. И было видно, что информация – это геометрия форм и точки входа и выхода информации как Мира, так и человека.

И были эти точки основополагающими и первичными, и образующими физическую и духовную реальность.

3. И зайдя в свет, я увидел Создателя всего.

Он сказал: дети мои, постигали вы реальность на уровне сознания через восприятие своего духа и через изменение духовной основы - на уровне души. И изменение и постижение проникли в суть и глубь вашу. Словами о построении Мира я изменил пространство существования материи вокруг и в глубине клетки и организма в целом.

Как и сейчас, так и далее смотрите происходящее, преобразовывайте структуры реального мира - поймите то, о чём я говорю, и как я это делаю. Поймите, куда направлены мои мысли, и какую форму, и именно форму, они имеют. Как формы растут, увеличиваются и под давлением чего и от какой информации они изменяются.

4. Дети мои, вы видели структуры Мира, постоянно видоизменяющиеся. Чтобы построить геометрию информации - структуры информации, надо учитывать, что вы идёте из мира внешнего в мир внутренний, зримый вами. Он стал реальной физической и доступной структурой.

Восприятие шло из мира внутреннего: там уже была информация об этом. А на уровне пересечения и соединения внешнего и внутреннего произошла визуализация вами данного пространства. И это создало уровень реальности для всех, кто видел и знал, знал и видел точку. Это и есть момент сборки элемента Мира - вход частицы света, информации от меня впрямую. И вы видите созидание элемента созидаемого Мира.

5. Может быть, необычно я сейчас рассказал и показал: очень точную структуру производит сознание - ваше сознание. И очень точно оно передаёт реальный Мир, даёт координаты знаний обо всём.

Воспринимайте сказанное мной напрямую - и вы обретёте бессмертие, передавайте - и вы войдёте в Вечность. А кто не готов - тот будет ждать своего часа и знаний, чтобы понять и знак увидеть на уровне души - как только я покажу.

6. И показал Отец. И был свет. И есть знания. И духовный посыл дошёл до каждого, каждого человека, так как заложен был Отцом Небесным изначально в души наши и отразился.

Было записано всё в точности и с той же интонацией, как сказал Отец Небесный детям своим.

Текст 6

1. Двое из троих были с Отцом Небесным. И Отец сказал: я всё вижу, что вы делали. Вы увидели

мироздание и получили миропонимание, и увидели сферу света и концентрацию света внутри любого объекта, и самые мелкие частицы в концентрации света.

2. Есть всемирная библиотека и всемирные знания, где вы можете получить информацию от первоисточника, то есть от меня, где я храню истинные тексты миропонимания. Вы часто были со мной в этой библиотеке и можете находиться в ней и пользоваться всем. Техника чтения и получения информации у вас есть. Именно сейчас вы находитесь здесь со мной.

3. Я давал вам задание, чтобы вы узнали и поняли, что происходит в Мире.

И у вас получилось.

Один из вас брал книгу. Я возьму её сейчас. И посмотрю её вместе с вами. И прочту о том, что постоянно будет сохраняться и реализовываться.

4. В вашей стране будет открыт источник света. В какой-то мере именно через него будет идти глобальное спасение. Открытие на этот момент уже состоялось, уже есть. Материальная энергия этого света, который вы увидите и кото-

рым вы будете пользоваться, уже реализуется.

5. Знайте эту информацию и пользуйтесь ею - тогда ваши пути соединятся и образуют большую глобальную сферу. Эта задача положена в основу распространения знаний. Я сказал вам о Человеке, которому дал знания о свете и который постоянно был, есть и будет с вами. После этого пути ваши так же разойдутся, как было до этого, после чего будет объединение знаний, и вы будете всегда вместе.

6. В следующих листах описывается, что один из вас очень долгое время был в Индии и изучал Индию.

Другой человек был непродолжительное время в Израиле и знал об этом.

Третий из вас очень много получил знаний, находясь изначально с вами, и его дальнейшее видение и продвижение во многом зависит от общения с вами напрямую.

И вы получили ответы напрямую от существовавшего и существующего изначально.

7. Отец, закрывая книгу, посмотрел на нас и улыбнулся: конечно же, очень интересно спрашивать

и сравнивать у третьего. Но это касается какое-то время только вас.

8. И сказал Отец: соедините в сферу символ и знак - и вы получите истинные знания внутри любого объекта. Вы измените этот объект и преобразуете его до неузнаваемости.

9. Постоянно включайте элементы времени - и вы получите цветущий сад, как у меня, и даже плоды, полезные плоды, и мгновенно. Он будет преображаться и расти на ваших глазах. Нужно только смотреть за садом и ухаживать за ним, понимать мысли каждого. Помогать малому, чтобы не разрушить то большое, что вы создали. Нужно видеть вокруг зрением духовным, дабы обрести спокойствие и спасение для всех, кто заблуждается в своём сознании. Пусть вас воспримут ,так, как есть - в свете.

10.После этого мы видели в своём сознании, в своём теле, в своей душе нескончаемо яркий свет. Он соединился со светом и потоком Отца, который выстраивал всё вокруг. И благодаря Отцу, мы смогли увидеть вокруг созданное Им и красоту,

истинную красоту без искажения в сознании.

11.На какое-то время показалось, именно показалось, что мы с Отцом попрощались, и Он исчез, но опять, только в других элементах, мы увидели Отца.

12. Отец, в свою очередь, не менял одежд и взгляда, и так как мы были в духе, сказал нам напрямую: я не исчезаю и не появляюсь, я есть и существую везде, существую не от существа, а от сути своей в сознании и росте своём, как и в передаваемом вам - в вашем сознании.

13. Дети мои, - сказал Отец, - поймите слова мои, чаще и пристально смотрите в своём сознании, как я только что сказал вам, на образ мой, дабы постоянно присутствовать возле меня и получать знания.

14. - Конечно, - сказал Отец, - будет очень трудно собрать как бы собирательный образ мой из всего, что вы видите и того, что у вас есть. И надо получить истину как в образе, так и в себе, чтобы получить нескончаемый свет и истину в своей душе, а к образу моему получить прямой доступ.

Этот путь прошёл один из вас. Сделайте и вы то же.

Пусть так сделает каждый человек, если нужно и необходимо получить свет.

Эти слова содержат глубинный смысл для всех. И я не стал расписывать и показывать их смысл, так как знаю, что каждый способен пройти путь и понять речь мою, речь прямую. И эти слова мои - главные и ключевые для всех.

15. Дети мои, все находятся в равных условиях. Пройдите путь, и я помогу вам, людям, которые получили свободу по воле моей. Я помогу обрести такую свободу, такой статус, где созидание будет вопреки какому-либо разрушению. Дайте знания людям первичные так, как я вам эти знания передал.

16. Это только кажется, что Мир устроен так, как обычно его видят. Он устроен гораздо глубже, выше, шире и величественнее, чем кажется на первый взгляд. Так что взгляд свой при прямых знаниях моих можно менять, и тогда картина Мира будет преображаться. Я даю вам понимание глубинного смысла процессов, происходящих в Мире.

17. Всё уже есть, и оно находится - и близко и далеко.

Только нужно увидеть.

Мы благодарили Отца за знания, которые Он нам даёт, и спросили: будешь ли, Отец, с нами, и как нам выполнять эту работу?

Отец сказал: дети мои, я даю вам истинные знания. Развейте сомнения и посмотрите туда, куда я указал. Потом посмотрите на тот путь, по которому вы идёте. Вы всегда будете видеть образ мой, вы всегда будете знать как обо мне, так и обо всем происходящем. И еще раз: вы видите меня впрямую. Вы поймите суть моих слов, и когда поймёте, я уже давным-давно буду ждать вас.

Мы ещё раз поблагодарили Отца и записали всё в точности и с той же интонацией, как сказал нам Отец Небесный.

ГЛАВА ПЯТАЯ

Откровение

Космос - бескрайний, глубокий, тёмный. Снизу вверх, справа налево идёт мужчина.

Навстречу ему, сверху, но слева направо иду я. Мы сближаемся, и в месте сближения появляются песочные часы и чёрный, как Космос, конь, верхом на котором сидит бог Зевс.

- Что, необычно видеть меня на коне? - смеётся он. - Так меня никто ещё не видел.

Но странно - конь то проявляется, то исчезает. Словно он картинка какая-то.

- Проводи меня в то пространство, куда ходишь ты, - просит Зевс. Я беру коня за уздцы и веду.

Думаю: почему Зевс не может сойти с коня? Почему не может пройти к Отцу сам - ведь Космос открыт? Я же иду, а почему он не может?

И ещё одна странность - когда я смотрю вбок, как бы боковым зрением, то возникают картины птиц и животных - то поросёнок пробежит, то волк, крокодилы ползают, жирафы скачут, птица-ворона возникла. Странная птица - не прямо смотрит, а как-то вбок.

И опять какое-то сомнение терзает: попона коня, как Космос. И такое ощущение, что сам её когда-то надевал. И когда это было - не было никого наверху, даже Зевса не было.

После этих сомнений вокруг появилось много точек. И каждая точка была как мир. Они стали кружиться и их затягивало как песок в пустыне в какой-то смерч. И когда он сформировался, стало видно, что весь этот Космос находится всего в одной комнате, именно в той, где я сидел: и Космос, и конь, который стал менять свой цвет, представал то тёмным, то белым. Они все тоже были созданы из точек.

Я остановился. Во мне ясно и отчётливо прозвучала мысль: Зевс что-то утаивает, не говорит, почему он не может проделать этот путь сам, и я никуда не поведу его.

Зевс прочитал эти мысли и немедленно стал возражать:

-Что же ты не хочешь услышать глас вопиющего в пустыне?

А сбоку рыбка появилась и ещё несколько. Плывут по Космосу, как по воде. Потом ястреб возник, летящий сокол.

И вдруг вдали возник знакомый силуэт белого крылатого коня. Он мчится, отталкиваясь копытами от звёзд, туманностей, планет. Мощно и гордо Разносится по Вселенной его могучее ржание, и мгновение спустя он встаёт, словно вкопанный, рядом. Луч света из рубина во лбу Пегаса скользит по Зевсу, по чёрному коню, и я вижу - это не Зевс вовсе. Под личиной древнего бога скрывалась иная сущность - ворон. И конь тоже ложный.

И как только я это увидел, сразу сквозь мираж Зевса и его коня проявился лютый ненавидящий глаз какого-то зверя, с жёлтыми отблесками вокруг зрачка. Глаз то появлялся, то исчезал и смотрел как будто отовсюду. Этот глаз был спрятан на подложке зеркала коллективного сознания. И в ней, именно в ней было заключено число зверя.

И надо увидеть это число, хотя его закрывают красивой природой, пейзажами, цветами. Но если приглядеться, то и не цветы это вовсе, а хвост павлиний. Из его перьев сделаны эти ложные цветы. А в перьях спрятался волк, чёрный волк. И именно его глаз проявился и исчез, и в нём мелькнула первая цифра, как и было предсказано - это шестёрка. И она пряталась в зрачке волка.

И сразу же со всех сторон поползли, шипя, змеи. И стали кидаться из травы и кустов. Но их ядовитые зубы ударялись о невидимую сферу, окружавшую меня - того, кого они ненавидели.

Но от бросков их всё-таки качнулась сфера и я упал, ударившись рукой.

И вдруг из-за деревьев появился огромный слон, топча своими колоннообразными ногами копошащихся внизу гадов. На лбу слона, будто третий глаз, сияла сфера. И в той сфере был образ человека, который известен всем. Это был Саи-Баба. Но теперь мы знаем его настоящее имя. Слон протянул хобот и помог мне подняться. Сразу же возникли ураганы и смерчи за стеной сферы, и кто-то кричал от ужаса, попадая в них.

Траву между деревьев прорезал вдруг плавник акулы. И раздались испуганные женские голоса. Ветер и смерчи ломали деревья. И опять проявился глаз зверя и рядом с ним другой. И в том, втором, проявилась та же цифра шесть.

Волк воет, боится. Он сам породил этот ужас, вдруг обратившийся против него. И вокруг тоже, в траве, кричат от страха

или молча корчатся в страхе помогавшие ему.

И третья цифра то как дым, то как огонь проявилась над землёй. Волк стал лёгким, как воздушный шар. Кувырком его приподняло вверх. Он тает, исчезает, расформировывается.

Я концентрируюсь. Появились розы. Они делятся, делятся. Но какое-то уродство доминирует в них. Это шипы. Они очень большие, огромные. Исправляю уродство и понимаю, что третья шестёрка - это взгляд зверя, а темнота - зрачок его. И увидел зеркало, которое словно было исцарапано изнутри когтями пытавшегося зацепиться за него волка. И в эти прокарябанные когтями борозды проникал свет. И было видно, что за тёмной подложкой зеркала спрятан от людей прекрасный, светлый, радостный Мир.

Откровение

Я видел женщину, когда стоял на берегу прекрасного лесного озера. Это было утро. На воде ещё не раскрылись чашечки лилий. Лучи света касались их, и они медленно распускали свои бутоны, как бы предъявляя миру красоту и совершенство внутренней сути.

Раскрылась одна лилия, другая. И вдруг в свете луча я увидел отблеск кольца, имеющего странную форму. Кольцо было в виде восьмёрки - знака Бесконечности. Я протянул руку, достал кольцо из воды и надел на палец.

Рядом с собой я увидел ту женщину в темном платке, ту женщину, которую видел вначале. Я вгляделся в её лицо. Это было лицо пожилого человека. Но странно - сквозь морщины, следы горестей и лет, виделось лицо молодой женщины. Оно возникало из глубины.

Её глаза были пусты. И она как бы стеснялась, старалась так наклонить голову, чтобы я не увидел её утраты.

И она сказала: я не то, что Добро и зло.

Сказала это как-то особо, со значением.

И продолжила: вот, я тебя знаю, а ты не всё знаешь. Поэтому знания тебе передам. Ведь я для всех одеваюсь в тёмное и выгляжу настолько, на сколько увидел меня

человек. А ты сквозь внешнее - увидел молодую женщину.

В правой руке её я разглядел белую бусинку. Она подняла руку и бросила бусинку вверх. Когда она летела - в одно мгновение появились цветы, животные, птицы. И ещё она показала глубину.

Я посмотрел вниз и увидел паутину, а в ней паука - большого паука, тёмного. И она сказала: будь осторожен.

Дальше увидел я меч. Я не стал обращать внимание на паука, и он вдруг уменьшился, стал маленьким. А меч стал большим.

Я взял меч в руку, и паук не мог мне помешать.

Женщина наблюдала за мной. И видя всё происходящее, вдруг кинула бусинку в мою сторону - я поймал её и сразу увидел животных, птиц. Там были лев, орёл и много ещё других. И у каждого из них были как бы человеческие глаза. И они понимали то, что происходило.

И когда я осознал, что они понимают - возникла рядом сфера, в которой был Отец Небесный. Он сделал движение рукой - и движение отразилось на стенах сферы.

Я также видел икону Божьей Матери. У неё за спиной были видны стрелы - справа три, а слева четыре. Всего семь.

Потом появился большой светильник, в основании которого был двуглавый орел со щитом на груди и у него было ещё семь малых светильников.

Я взял светильник в руки, разглядывая его. Он был очень тяжёлый. Я видел такой же светильник на столе у Отца Небесного.

Я ещё раз увидел бусинку - из неё вылетел ворон и полетел влево.

Я стал смотреть за его полётом. Но женщина строго сказала: не туда смотришь.

И тогда я увидел голубя, который летел из этой же бусинки в другую сторону.

Женщина сказала: семь светильников - это как семь планет и семь цветов радуги, которые выстраивают на земле события. Ты берёшь свет души и несёшь его на Землю, к людям. И тьма незнания отступит от них.

Я взял светильник и поднял его высоко. И осветил им всё вокруг. И то, что осветилось, стало преобразовываться. Когда свет осветил всё - возник туннель. По этому туннелю мчались семь коней, а рядом возникали звёзды, небо, сферы.

Потом возникло отражение человека и контур его. И была видна разница, потому что одно из этих двух - было архетипом. И там, где был человек, возникли картины технического прогресса: машины, реакторы, самолёты, компьютеры, заводы и большие проблемы, которые порождало всё это. И было видно, что всё это не соединено со Святым Духом, с духовной работой, с нравственным саморазвитием человека.

После этого движение в туннеле закончилось. И я опять оказался в лесу. Мы шли по лесной тропинке, и вдруг впереди нас показался змий. Он полз, сминая в сторону траву, и делал вид, что старается нам расчистить путь, который мы сами выбирали.

Я наступил ему на хвост, и змий тут же поднялся передо мной, чтобы укусить меня. Но я показал ему кольцо на руке - и змий окаменел.

Я пошёл дальше и оказался на поляне. Там увидел я кувшин, а

над ним - ещё один. Но видел я вначале - нижний. Он был тёмный и по-восточному с изогнутой ручкой и с крышкой, опечатанной печатью на триста лет.

Горлышко кувшина было в виде рвущегося на волю стервятника. Сосуд был заполнен до самого верха черно-густой смолой, и именно она держала в кувшине стервятника.

Я взял кувшин за ручку, и из него вытекла капля на лист, лежащий на поляне, который оказался под горлышком кувшина.

Я опустился на колено, чтобы рассмотреть тёмное пятно. И вдруг, откуда ни возьмись, сзади, возникла чёрная лошадь со всадником с копьём. Он ударил им в спину мою. Я видел его и всё происходящее зрением очень отчётливо - таким, которого раньше я почему-то не имел. Всадник после этого Удара исчез навсегда.

Я закрыл глаза и опять видел всё очень отчётливо в любом направлении. Я видел везде.

Когда я взялся рукой за копьё, то увидел, что это не копьё, а стрела. Я откинул её от себя.

И тогда я увидел другой кувшин, который был выше. В нём

была светлая живая вода. Я взял его в руки.

Кувшин был оплетён золотой сеточкой, и благодаря этой сетке нельзя было кувшин ни мечом разрубить и ни какой другой вред ему причинить.

Я взял кувшин со светлой водой, и полил водой на кувшин с тёмной смолой. И он исчез, как исчез тёмный всадник. Я снова видел женщину. И она сказала: пойдём в путь.

Мы шли, и с нами был барашек. Он был как будто покрыт золотом - весь золотой. А рога его были как странный музыкальный инструмент.

Женщина сказала мне: путь будет длинным.

Мы шли, и я видел разные картины, образы - видел, как собирается, как концентрируется свет.

Женщина-провидица показывала мне эти картины, свет. Она вдруг спросила про Сына Отца, в котором Отец: скажи, как ты Его воспринимаешь?

Я стал смотреть. Сразу многое возникло. Показали Индию и Тибет. Там какая-то странность происходит с пространством - какое-то изменение идёт, постоянное преобразование событий. А люди внизу кричат: *Шамбала, Шамбала*.

И вдруг увидел я, что был ранее с Христом в Индии. А женщина мне сказала: ты же был с Христом.

Строго сказала, а я не знал, что и ответить. Рад бы ей ответить сразу, но смущался, не находил точных, простых слов.

А она очень сурово продолжала: ты был в Индии!

Я знал, что она и в жизни очень суровая женщина. Но я видел доброту в ней. Только она не давала даже малейшего повода, чтобы я улыбнулся.

Потом опять показали, как меня чёрный рыцарь со спины ударил. Но самое интересное, что я к этому, видимо, готов был.

Рыцаря я, конечно, узнал - это тот самый, которого на триста лет в кувшине опечатали. Теперь, наверное, вообще никогда до настоящей жизни не доберётся. Существование по тому направлению, которое он выбрал: в минерале, в растении, в животном - очень долгий путь. Мир за это время будет другой, знания - другие. Это называется - навсегда отстать.

И ещё было видно, что показанное касается предсказаний Нострадамуса. События очень давние: турнир - и рыцарь со щитом, и на щите лев. Рыцарь вонзает своё копьё в поединщика. Тот погибает от щепки, отколовшейся от сломанного древка и попавшей в глаз.

Мы продолжили путь с женщиной, и я старался запомнить направление. Напрягался, пробовал по-разному - направление видел, а вот если присмотреться, то дороги никакой нет. Путь есть - а дороги нет.

И вдруг возник очень большой, просто огромный человек. Мы с ним уже встречались - Посейдон с трезубцем в руках, сидящий между двух гор. А за его спиной нависала неподвижно отвесная лавина воды. Были также видны какие-то существа с крыльями на руках и ногах, и всё вокруг двигалось, кроме воды.

Мы с женщиной, которую звали Ванга, подошли и поздоровались с Посейдоном. Он назвал имя каждого, и когда он смотрел на нас, я чувствовал, что если он встанет, то вся огромная масса воды за его спиной вырвется в межгорное пространство и обрушится на нас.

Бог морей и Ванга начали говорить, и я не всё слышал почему-то, но уловил суть. Ванга говорила ему о том, что вода за его спиной представляла угрозу людям, что очень многие могут от неё пострадать и что мы ему можем отдать золотого барашка с рогами, как музыкальный инструмент, если он учтёт это и предотвратит наводнение.

Отражение от воды за спиной Посейдона было очень большим, слепило глаза, мешал шум, хотя я точно видел, что вода неподвижна. Посейдон согласился на предложение.

Он принял от нас золотого барашка, после чего пропустил нас. И нам во след сказал, что он постоянно видит происходящее. Но туда он не ходит, потому что он и так близок к этому.

Мы шли по пути и пришли к Солнцу - но с другой стороны, со стороны сознания.

Ванга сказала мне, что мы проделали определённый путь как реальность, как аллегорию, как видение. И много времени понадобится, чтобы разобрать данную аллегорическую реальность как информацию.

А далее она сказала: я передаю тебе полномочия свои. И теперь ты провожатый. Веди меня и показывай путь. И постарайся, чтобы он был понятен каждому, и каждый тебя понимал как я.

Откровение

Один из троих вошёл в душу и оказался в библиотеке Отца около одной из полок. Там, с левой стороны, в углу полки, стояло несколько томов, в которых торчали закладки. И он понял, что надо прочитать то, что там есть именно по закладкам. Но не стал читать, потому что вспомнил, что когда мы в недалёком прошлом самостоятельно взяли книгу, то Отец подошёл, стал нам объяснять технологию по регенерации, но между делом как бы спокойно закрыл книгу и поставил её на место. Тогда мы поняли, что это библиотека Отца, и даже если там стоит книга с закладками и понятно, что её надо взять, то сначала необходимо оглядеться и спросить разрешения на то, что желаешь сделать. Но вокруг никого не было. Поэтому он решил ничего не брать без спроса и не смотреть книги с закладками.

Потом двое из троих были вместе и шли к поляне опять по той дороге, где недавно проходил один из них вместе с Ван-гой. И там видели разные кар-тины. Один из двоих увидел перед собой определённый знак. И знак был материальный, из какого-то металлического сплава. И как-то получилось, что этот знак был под ногами. И оказалось, по этой дороге, по которой мы шли, очень много людей прежде проходило. Но как-то его не замечали.

Когда один из нас поднял этот знак, он был из двух частей, и ничего сложного не было, чтобы повернуть и правильно части сложить. И их сложил. Как только эти части сложились, то получился сфероидальный знак, который ни разу как бы не разрушался. И через него были видны у некоторых людей органы. Но самое главное - было видно Солнце, а за Солнцем - очень большую сферу.

Большая сфера и в середине ещё одна сфера. Эти сферы содержали в себе ослепительный свет. И от сферы в середине до большой сферы были секторы, где размещались знания о здоровье, о сознании, о душе. Там, и именно там, концентрировался свет. И когда один из нас захотел попробовать посмотреть одного из людей, обратившихся к нему за помощью, то получилось, что сначала он увидел свет внутри органов, точки и сферы, где была изначальная информация.

Текст 1

1. И позвал Отец детей своих и сказал им, стоя у края полусферы, стоя у края Вселенной: смотрите, дети мои.

И видели мы реку нескончаемой глубины. И было видно и слышно про судьбы разных людей и народов, разных государств, разных движений и религий. И Отец сделал знак рукой, и всё как бы остановилось. И мы приблизились к Отцу.

2. И Отец сказал: дети мои, вы видели в полном объёме поток мыслей людских и выход в коллективное сознание. Оно дальше. Прежде чем идти к нему, я сначала поясню вам многое

Ранее я показывал вам точку созидания и точку архивации, показывал пространство и время, сферу информации и сферу управления, сферу вашего сознания. Сжимая время в точку, вы получали сферу управления и точку управления пространством на основе времени, как структуру управления сознанием.

Вы получали песчинку, клетку, вы создали это всё в своём сознании и в реальности. Вы соединяли сферы и получали в сознании структуру управления.

3. Дети мои, - сказал Отец, - вот реальность. Посмотрите на точку созидания, на точки архивации и точку сборки - это точки канонические. И они содержат образ мой и имеют истинные связи. Содержат и образ ваш - ведь вы видите меня. И реальность изменяется в точке управления и создания.

Мир и сферы управления действительно многомерны и многослойны и объединены общим созидающим светом, светом созидания. Создавайте - и вы получите основу. Получите основу - обретёте знания и познание об устройстве и взаимодействии структур Мира, информации и материи и познание об образовании формы первоначальной, канонической.

Зная каноническую форму, вы в объёме увидите сферу созидания и управления. Используйте время для перемещения и получения истинной и полной информации об объекте создания и управления им - выстраивайте информацию.

Океан знаний, реализуясь в реальности, в движении и в воздухе, конечно же, отразится в точке, в сфере, как в капле воды.

4. Дети мои, я рассказал вам об управлении. Вы - в центре коллективного сознания. И в центре есть свет. И я рад, что вы его создавали. И есть сферы вашего управления.

Созидайте и управляйте в сферах и в пространстве коллективного сознания, вносите истинную информацию о событиях и судьбах, о том, что вы видели в самом начале. И изменяйте глубину сознания - увеличивайте и концентрируйте свет.

Передайте мои слова в точности и с той интонацией, как я сказал вам.

Да будет так!

Да будет понято и увидено!

5. И Отец пошёл дальше. Но пройдя некоторое расстояние, остановился, обернулся и сказал: понимайте, что я говорю и изменяйте информацию - вы измените как объём, так и форму. Делайте это - получите точку. Получая точку, создавайте сферы с реальным образом - выстраивайте истинные и реальные события и материю, любое пространство и форму - форму каноническую.

Многие, поняв смысл, поймут воскрешение, многие создадут материю. Все без исключения обретут и уже обретают знания. На основе истинных знаний будет спасён Мир - Мир всех пространств, Мир реальный, Мир единый - как бы кто его ни видел по- своему, Мир, в котором нет сна и искажений, а есть любовь и счастье.

И видел я, о чём было сказано, и понимал происходящее. И передал знания вам, читающим и созидающим, понимающим смысл увиденного и реализующегося в сфере реальности, в сфере истинного Мира.

Откровение

И шел я за Отцом, и видел большую воду. И видел я, как разомкнулась она и открыла глубину. И зашёл в неё.

После этого дух мой вошёл в душу мою, и увидел я Отца сидящего. И говорил Он: познавай суть и сущего, познавай истинность, не давай себе впасть в сон. Перейди грань пространств, посмотри на Мир подругому.

Я смотрел вокруг и далёкое видел близким, близкое изменялось, как только я смотрел, Я видел живую сферу и брал её в руки, пытаясь рассмотреть суть.

И Отец помог мне увидеть суть, так как я просил его о помощи. Сфера открылась, и я понял структуру образования и преобразования, структуру распространения и многообразия.

После чего я оказался у огромного Небесного океана знаний. И когда я поднял взгляд от воды, вновь увидел Отца Небесного, который смотрел на меня и сказал: сын мой, я ждал, когда ты будешь готов увидеть реальность мира. И я вижу, ты готов. Увидел ты образ Солнца, образ света. И был свидетелем яркого нескончаемого света.

Человек, который увидел свет мой истинный, всегда будет знать всё обо всём в грядущем и будет видеть тех, кто искажает, и их царство теней. Это иллюзия, реальная иллюзия в коллективном сознании.

В глубине коллективного сознания ты видел и народы, и царей, и богов. Понял ли ты суть объединения и распада, где есть власть и отражение, повторяющееся в воде? Понял ли ты суть происходящего?

Понял ли ты эволюцию земную, чтобы выбрать правильно не только свой путь, но и помочь выбрать свой путь другим?

Знания мои открывают живую сферу и дают жизнь - жизнь вечную! А граница жизни - она в принципе не существует в одном понимании, а в Другом она - Мир, придуманный мир, одна из реальных условностей, которую можно пройти при знании и познании всего сущего.

Ты стоишь на воде - это океан, это Небо, это Царство Небесное, и оно в каждом человеке.

Дети мои прошли в Царство моё. И ты, пройдя в Царство, вобрал в себя все и познал преобразование. Ведь то, что есть дух и ты - это едино. Но ты пойми правильно слова мои. Ведь голубь надо мной есть дух света, а тот, который по левую руку от меня, есть Дух Святой, дух чистый. Его нужно знать и видеть и в каждом человеке.

Отец Небесный молчал и шёл дальше. Я шёл за Ним и думал о том, что Он показал. Ведь Он показал это для всех людей, имеющих дух и управляющих реальностью.

Отец обернулся и сказал мне о том, о чём я думал: во спасение всех.

И похвалил: ты сделал правильный выбор. Нельзя держать в себе то, что должно быть во спасение всех. Я рад, что ты понял. Нужно знать, что имеешь, и что я тебе даю. И как этим пользоваться.

После чего Отец продолжил путь.

Я смотрел вниз и видел отражения Отца и себя, я видел отражение мира людей - всё сразу. Подняв голову, я увидел, что я шёл один и познавал путь, который открывал мне Отец Небесный, Создатель всего живого.

Я видел Царство Отца в каждом человеке.

Я видел и знаю точно, где что расположено. И дал описание структуры жизни.

Я благодарил Отца за знания, которые Он даёт мне, и шёл за ним. Ведь дано, и Царство находится внутри нас. И Дух Святой показывает и указывает каждому путь к Отцу Единому, к Тому, Кто создал всё, Кто дал нам жизнь, жизнь вечную.

Всё записано точно и с той интонацией, как сказал Отец Небесный детям своим.

Откровение

Когда говорил Отец, был ещё один текст, который шёл импульсами, как свет, то ускоряя, то замедляя свой ход, и его мог видеть только один из нас.

И он сказал: я видел океан Небесный и океан земной, водный. Когда океаны возникли, я увидел перед собой Отца. Когда я встал на колено перед Ним, вода в океане земном вдруг разошлась, и

Отец сказал: смотри, сын мой, глубину глубин.

Наклонив голову, я увидел в глубине вод, там, где они расступились, большую сферу. Я опустился вниз, прошёл к этой сфере, стенами которой был сам океан, и увидел в ней основу, и встал на неё.

Когда я это сделал, то увидел напротив себя сидящего на троне, и за троном было Солнце. Тот, кто сидел на троне, первым заговорил и первым назвал себя, сказав, что его зовут бог Солнца Ра. После этих слов из стен сферы хлынула вода и стала прибывать. Вскоре она затопила основу и достигла моих колен.

Когда это происходило, я видел образы многих людей и слышал их голоса. Они как бы шёпотом говорили: зачем ты здесь? И кто ты здесь?

И доносившиеся их голоса и шёпот были как из Царства теней, как Царство теней.

Я посмотрел на бога Ра и в глубине увидел как бы ещё один образ - образ Отца Небесного, восседающего на троне и простирающего руки свои. И яркий свет шёл от Него.

Я сказал, что я от сути Сущего, от плоти и крови Его, и иду к Нему. После чего воды отступили в толщи океана, откуда и пришли.

Потом я видел много ступеней к трону бога Ра и в самом низу, под троном, увидел живую сферу. Я попросил у Отца Небесного помощи и встал на колено, чтобы поднять эту сферу. Когда я протянул к ней руки, из души моей, как река излилась любовь, река любви. И я нежно-нежно взял эту сферу в свои ладони.

И когда я взял эту сферу, бог Ра на какое-то время как бы окаменел. Потом он встал со своего трона, и вид его был серьёзный, строгий и озабоченный. Я в свою очередь не глядел на него, потому что не мог отвести своего взгляда от сферы живой.

И сфера раскрылась. И я видел Отца, простирающего руки над Миром. И нескончаемая любовь Отца нисходила на всех.

Я поднял голову и увидел, как вода сомкнулась, и я стоял на колене в центре океана. И видел перед собой Отца. И Он сказал про жизнь и про зерно, которое произросло от сути Сущего. И

Он сказал, что зерно - от Отца, а сорняк снизу - от существа.

Когда Он говорил об этом, в руках Отца я видел зерно. И оно упало в землю и произросло. И я увидел сущность, и увидел существо - сорняк, который произрос из земли, из глубины её. Показав это, Отец сказал, что нельзя даже сравнивать зерно и сорняк и что нужно понимать суть Сущего и элементы пришедшего существа. После чего я встал с колена и пошёл за Отцом.

Он сказал, что Сущий произвёл сущность и разделил её на элементы, а элементы вошли в структуру человека, и уточнил - в структуру некоторых из живущих на Земле и присутствующих в мире. Когда Он говорил о присутствующих в мире, Он говорил о живущих и о так называемых присутствующих, которые имеют тоже эти элементы сущности.

Когда я ещё раз наклонил голову, я опять стоял на колене и смотрел на воду, на океан, я видел суть Отца везде.

Подняв голову, я как бы не увидел Отца, пока не понял суть происходящего. И тогда Отец опять был передо мной, указывал путь и сказал, что зерно - от Отца Небесного, а сорняк снизу - от существа.

Текст 2

1. И видел я Отца Небесного. И сидел Он за своим столом, и Он сказал мне: сын мой, ты взял одну полусферу, которую я тебе дал, и нашёл другую полусферу на земле, такую же, и соединил их, и получил как символ, как знак, так и сферу управления. А у меня на столе находится другая сфера.

2. И я видел у Отца такую же сферу, как у себя в руках. Отец взял со стола сферу и дал мне её в руки и сказал: управляйте тем, что у вас есть и чем вы владеете, управляйте правильно и мудро.

3. Я соединил сферы и понял, о чём говорил Отец. Отец видел, что я делаю, и сказал: конечно, дело в сознании, в сознании каждого человека. Как только любой человек увидит сферу управления в своём сознании - он увидит мир по-другому - красочно и с любовью, увидит мир, пользуясь красками, с любовью в сердце.

4. В каждой клетке есть Мир, Мир, созданный мной. Берегите Мир - ведь он основа. В основе - сфера жизни, Земли и Неба. И вы обретёте точку опоры для себя. Вы обретёте точку, с которой начали путь, свой путь.

5. Вот заповеди мои каждому человеку:

ВЕРЬ- И ОБРЕТЁШЬ ЗНАНИЯ.

ИМЕЙ ЗНАНИЯ - БУДЕШЬ ИМЕТЬ ОСНОВУ.

ИМЕЙ ОСНОВУ - ОБРЕТЁШЬ ИСТИННУЮ СВОБОДУ.

БУДЕШЬ СВОБОДЕН -ВСТРЕТИШЬ МЕНЯ.

УВИДИШЬ МЕНЯ УВИДИШЬ МИР В ЦЕЛОСТНОСТИ И В МНОГООБРАЗИИ И ПОЙМЁШЬ ЛЮБОВЬ.

И поймёшь любовь - истинные чувства к истинному Миру как к миру в себе, как к миру в клетке и в единстве. Используй энергию светлого плана - преобразовывай всё. Нужно только знать - как преобразовывать.

6. И шёл я за Отцом и видел, как Отец показал основу основ - душу.

И была душа глобальна. И вбирала в себя всё. Была свободна и духовна в высшем своём проявлении.

7. И видел я Отца – образ его внутри основы как образ образующий и соединяющий в себе всё и являющийся центром основы.

И видел я образ Отца, который был основой. И был и выстраивал всё, что есть в реальности и в Мире. И был Миром - Миром созидающим, Миром образующим, имел законы и принципы, образовывал и распространял информацию как первоисточник и первооснова.

8. Я видел ярчайший свет, где было всё, где была организация и сборка первоисточника и первоосновы.

9. Я видел всё. Я подошёл испросил у Отца, Создателя всего: скажи Отец, то, что я вижу, - это Мир?

10. И сказал Отец: сын мой, это частица Мира, это элемент большого и сложного организма, это свет и частица в луче света и это - Основа основ.

Смотри, понимай и передавай знания мои всем людям: ты имеешь знания от меня как знания в себе - напрямую, как первоисточник от первоисточника, так как увидел и познал реальность

души, реальность как элемент Мира и сам Мир как структуру созидания.

11. Я видел душу, и в каждой ячейке её я видел разное, объединённое Единым, Отцом Небесным - Мир реальный.

И благодарил я Отца за знания, которые Он даёт и которые Он открывает всем людям - всем, кто у Него спрашивает, всем даёт знания от первоисточника, от Себя.

И видел я, как пошёл Отец дальше, и я шел за Ним. И видел, как Дух был впереди и открывал физическую реальность, где и был Мир, мир реальный, мир физический, мир созидания и любви.

12. И пройдя немного вперёд, Отец повернулся ко мне и сказал: сын мой, подойди.

Я подошёл и Отец спросил: а знаешь ли ты, кто и что впереди нас, между нами и сзади нас, кто в душе твоей, кто в душе людей и мира реальности? Это Дух - Дух прозрения, Дух надежды и любви, Дух реальности и Мира - Дух Святой. Я покажу тебе дух твой, и пусть также каждый сделает свой дух видимым для себя и восприимчивым друг для друга и Мира

- мира созидающего, мира реального.

13. Дух реальный и дух образующий, дух души твоей, дух Мира сего - встань перед сыном моим, чтобы он воспринял знания истинные, знания реальные, знания от меня, знания Мира!

И после слов Отца видел я впереди - себя, видел не так, как прежде, но себя. Я долго думал, как воспринимать всё, как воспринимать то, что показал Отец, точнее - как воспринимать себя.

Отец смотрел на меня, и я видел, как мир расширяется, я видел образ свой - видел себя впрямую как основу своего образа и физического тела, я видел дух свой, и мир расширялся и был реальным.

Я видел неразрушимую структуру - ту, которую показал Отец, и понял созданное Им.

После чего Отец Небесный сказал: вот путь и вот врата Царства моего. Открой и войди в них, и ты найдёшь себя. Пойми и Мир, как меня.

14. Отец сидел на большом камне, а на камне том была внизу надпись: *Сущий и Живый в Мире сём. Сущий и Живый - и ты пред ним, так как обрёл свободу, так как*

Тот, Кто был впереди тебя, открывая путь и врата стоящему перед ним. Ты будешь стоящим пред Ним всегда и спрашивающим о пути как у Создателя начал, и о знаниях как у Создателя жизни и основ, и постоянно просящим у Него знаний и получающим их, как путник, что ждёт воды и находит её. В жару она холодна. В холоде она тепла. И всегда она - дающая и спасающая - так как пришла от сидящего напротив тебя, дающего путь ей - воде и тебе, слушающему, познающему путь. И некоторые, кто находит Его, обретают конечность, но только не ты - ведь тебе дано, а Он - Основа основ, и Начало Начал, и Альфа и Омега, как и сад Отца.

15. Я поднял глаза и видел стоящего Отца. И Он указывал путь.

Я шёл и, повернувшись, видел камень и образ Отца. И была на камне ещё надпись:

ДУХ ТВОИ УКАЖЕТ ПУТЬ В ЦАРСТВО ОТЦА, ТАК КАК ДЕТИ ОТЦА ЗНАЮТ ВРАТА ЕГО.

НУЖНО ЗНАТЬ ПУТЬ И ИСТИННОГО ОТЦА СВОЕГО.

ОТЕЦ ТВОЙ - СУЩИЙ ВСЕГО И СОЗДАТЕЛЬ ДУШ ЧЕЛОВЕЧЕСКИХ, ДУШ РЕАЛЬНЫХ, ДУШИ И ДУХА МИРА И ВСЕГО.

16. И видел я образ – образ тот, какой показал мне Отец первоначально. Я был благодарен Отцу и рад тому, что познал то, что показал Отец.

17. Отец сказал: сын мой, смотря на камень, ты узнал многое. Обрети любовь, истинную любовь - и ты обретёшь знания и образ мой. Напрямую встречайся с каждым человеком - ты увидишь меня в нём и будешь общаться со мной напрямую. Ты воспринимаешь дух - знаешь обо всём и знаешь, как спасти человека и Мир.

ЛЮБИ МЕНЯ, ЛЮБИ КАЖДОГО ЧЕЛОВЕКА -И ТЫ ПОЗНАЕШЬ МИР ЦЕЛИКОМ.

И СУТЬ ЕГО-ТЫ СПАСАЕШЬ И СПАСЁШЬ.

СПАСАЙ МИР - ОБРЕТЁШЬ ОСНОВУ ОСНОВ.

ИМЕЙ ОСНОВУ - УВИДИШЬ ДУШУ.

ЗНАЙ ДУШУ - УВИДИШЬ СЕБЯ.

НАЙДЁШЬ СЕБЯ ПРИДЁШЬ КО МНЕ.

ПРИДЁШЬ КО МНЕ -ПОЛУЧИШЬ ЗНАНИЯ.

И я тебе сейчас их передаю.

Текст 3

1. И шёл я за Отцом Небесным. И видел камень, на котором Он сидел, и видел надпись: *дух твой приведёт тебя к Отцу Небесному и знаниям Его через взгляд твой.*

И после того, как я прочитал надпись, поднял глаза и увидел апостолов Петра и Павла - они стояли передо мной.

2. И Павел сказал: ты знаешь наши имена и видишь нас воочию. Нас послал Отец наш, Отец Небесный. Смотри и не отводи взгляда своего.

Я видел одежды их - они были длинные, тёмные и из одинакового материала.

3. И сказал Павел: сын Отца нашего, Отца Сущего, видишь ли ты духом своим знак на челе моём?

И смотрел я на Павла, и видел знак на челе его. И был этот знак Жизнию жизней и Вечностию вечностей.

И спросил Павел: все видишь ли ты в знаке Отца?

4. И сказал я ему: знак Отца от Начала Начал и знак Отца о новом времени, о новом сознании и пространстве.

5. Знак Отца, - сказал Павел, - на народе Отца. Знай это и помогай всем, кто обратился к тебе. И спасай всех - как ты увидел через дух свой.

У многих людей знак Отца, и тебе дано его видеть. Мы пришли, чтобы помочь тебе и показать знак Отца на челе людей. Скажи про знания Отца и знак Его - и выполнишь волю Его, как и мы выполняем волю Отца.

6. Я видел знак и видел дух. И был в духе, чтобы видеть посланников, так как идёт Отец навстречу каждому человеку - как человек к человеку для встречи.

И сказал Павел: открой душу свою, чтобы встретить Отца своего. Встречай Отца как человек человека и воспринимай знания Его истинные, дабы стать человеком, имеющим сознание истинное и расширенное и видеть Мир реальный - такой, какой он есть - Мир Отца Небесного.

Знай Отца Истинного и Небесного - Создателя всего.

Благодарил я Отца за знания, благодарил за благословение и за Мир, который я вижу и о котором я могу рассказать.

Благодарил я посланников Петра и Павла.

Всё записано в точности, как я видел, и с той же интонацией, как я слышал и как воспринимал слова Отца Небесного.

Текст 4

1. По указанному пути я шёл вперёд и смотрел. И видел я большую стену и ворота. И приблизился к ним.

Как только я подошёл к стене, то увидел, что стена как будто ожила, и множество рук, ног, тел стало выходить из стены. Но их не отпускала тёмная стена, как паутина опутавшая их.

2. Я подошёл к воротам и открыл их, как было сказано мне.

И видел я большой и яркий свет впереди, когда ворота открылись. И был я в ослепительном свете. Я вошёл внутрь. Видел я лица людей, которые звали меня выйти из

света. Их было много, и они были разные. Но через какое-то время они расплывались, как листы бумажные на воде, и говорили шепотом: это ад, это ад.

3. Я шёл и не останавливался. И голос сказал мне: возьми ключи и отнеси их сидящему на камне Вечности и дающему жизнь.

И шёл я семь дней. И дошёл До другой стены на другой стороне. И увидел я ключи, и взял их. И видел в своих руках три ключа.

4. Посредине был ключ самый большой, а слева - маленький, справа был ключ средний, и были они горячие.

Я и взял ключи и пошёл обратно. И шёл я семь дней. И видел, что там, где я находился, очень большое пространство. И что там много живых существ.

5. И на третий день пути я встретил там Петра и Павла. И говорили они мне: остановись и дай ключи нам, как было сказано тебе.

Я стал останавливаться и видел их прямо - напротив себя. Все, кто были вокруг, начали приближаться ко мне.

И вспомнил я, что не говорил мне голос, чтобы я передал им ключи.

И не дал я их. И исчезли Пётр и Павел, как призраки. И отступило от меня то, что приближалось.

6. И пошёл я дальше И когда вышел из ада, закрылась за мной дверь большая. И никто не вышел оттуда, где я был.

И вновь я встретил Петра и Павла. И сказал мне Пётр: отдай ключи Тому, Кто послал и ждёт тебя, и смотри духом своим на всех, с кем ты встречаешься на пути своём.

А дойдя до камня, пойми слова сидящего и Сущего. И будешь около образа Его, и видеть будешь Его впрямую с ключами от ворот того, что могло разрушать и ныне преобразуется под взглядом человека.

Указывая мне путь, Пётр и Павел шли по нему впереди меня. А я шёл на семь шагов позади них - с ключами, которые были холодными.

Текст 5

1. И пройдя путь, который мне указали Пётр и Павел, дошёл я до камня, где встретил Отца Небесного. И поклонившись, сказал: Отец наш Небесный, создающий и продлевающий, дающий нам жизнь вечную - принёс я ключи от места, которое раньше обходили все стороной и которое разрушало. Принёс ключи, чтобы было понято людьми - что это в их сознании как сон и что пора проснуться и преобразовать находящееся и созданное ими в коллективном сознании. И внести туда свет.

2. И сказал Отец: сын мой, положи ключи на камень.
И я положил.

- Сын мой, - сказал Отец, - вновь большой и трудный путь ты проделал. Я послал тебя туда, где ты был. И видел ты многое и многое понял. И многое в себе пересмотрел и преобразовал.

Ключи от ворот, которые ты принёс - стали сейчас как камень. Посмотри на них и познай: необходимо было личное решение и воля твоя, чтобы согласиться идти туда. И

столько дней, я вижу, нет сомнений у тебя и нет иллюзий и грёз.

3. Пойми ту работу, которую я тебе поручил. И знай, что я помогаю тебе, и я проявляю дела твои, как и других.

Ты сейчас в Царстве моём на физическом плане, и я покажу тебе в основе - в душе - информацию. Покажу тебе взгляд твой - информацию. И то, о чём я сказал, дважды выстроится в структуру.

4. Пройдя немного, Отец показал пространство и через какое-то время внёс туда информацию. И я видел, что пространств стало два.

Отец развернул информацию вертикально - пространство стало объёмным.

Он заключил его в сферу - и я увидел объемную сферу. Он посмотрел внутрь - и я увидел образ реальный, и увидел образование средней сферы. И она была меньше, но вбирала в себя всё больше - особенно преобразовывало созданное пространство.

5. Отец сказал: посмотри в сферу.

И я посмотрел. И сфера сжалась в точку. И я оказался в песчинке и видел Отца большим и Мир за ним - он был огромен.

6. Отец сказал: как ты меня воспринимаешь - Отца Небесного?

И тут же я оказался около Отца, и были мы у камня, где я оставил ключи.

7. Отец сказал: всё, что видел - реально, всё, что сейчас понял и осознал - это знания, они бесценны. С этими знаниями можно помочь каждому и всем людям сразу. А они, в свою очередь, получат знания от тебя и передадут другим - спасут Мир.

Спасёте Мир - знания умножатся. Обретёте знания - будете всегда видеть меня. Воспримите меня - откроете реальность. Войдёте в неё - будете в Царстве моём. Зайдёте в Царство - будете знать всё грядущее и преобразовывать его.

Так создаётся Мир и реализуется - и задача, и духовный путь.

Благодарил я Отца Небесного за знания и за познание, к которому подошли люди.

Текст 6

1. И позвал Отец Небесный детей своих. И сказал им: дети мои, каждый из вас прошёл путь или начало пути. Я покажу всем- целостность организма, так как настало время.

2. После чего каждый из нас увидел душу свою и свет - яркий свет. И образ Отца внутри души.

3. И сказал Отец: вот целостность, вот свет, который я создал. Создайте свет - и вы увидите своё физическое тело.

4. И видели мы, как из души шёл свет на органы и организм и преобразовывал информацию, которая там была, выстраивал реальность во внутренней среде посредством духа.

И пространство Мира и сознание отвечали взаимностью и гармонией и преобразовывали там, куда мы смотрели духовным взглядом.

И благодарили мы Отца Небесного за знания, которые Он даёт каждому человеку.

Откровение

И видели мы Отца Небесного. И был Он в пространстве. И сказал: дети мои, вы видели перед собой сферу - сферу созидания. И в сфере созидания, внутри этой сферы - кристалл. А за ним свет, который я дал изначально - при образовании отдельных и всех структур информации, которые содержатся в Мире.

И видели мы, что пространство, где мы стояли, тёмное. И Отец сказал: прикоснитесь к точке, расположенной во внутренней части сферы.

Когда вы коснулись этой сферы и её внутренней части, то сфера разошлась на сегменты. А сегменты, в свою очередь, преобразовали пространство, которое выстроило реальность в сознании, и в коллективном сознании в том числе - вернее, в первую очередь. Как только каждый из вас прикоснулся к точке создания, так пространство изменилось.

После этого пространство стало светлым. И было преобразовано.

Отец сказал: дети мои, вы смотрели на точку с одной стороны, вы видели её тёмной, - вы видели её в сфере, во внутренней сфере.

Когда вы посмотрели на точку впрямую - вы увидели образ в ней и точку истинную, светлую во внешней сфере. Этим действием вы создавали и создали проход из пространства в пространство, из мира в мир, из сферы внутренней в сферу внешнюю и обратно, из реальности в раскрытую реальность и обратно, из точки в точку, из света в свет, а именно из тёмного в светлое - из клетки в клетку, из организма во внешнюю среду. Вы раскрыли свет и преобразовали полученную и увиденную информацию.

Вы много раз проходили и проходите возле точки создания и Мира, и организма. Они похожи между собой и находятся относительно друг друга как глубина и высота в реальности, и недоступны спящим.

Раскрывайте замысел мой - раскрывайте точки создания. И вы познаете глубинный смысл как высоту миропонимания: увидев глубину, вы познали высоту. Зная высоту, вы измените любую - и я повторяю это, любую - информацию в любом объекте.

Проходите через точки создания, через точки света, как вы уже сделали это сейчас, и будете делать это потом, и будете делать так всегда при спасении каждого человека. Совмещайте глубину и высоту - будете полностью понимать высшее проявление реальности - душу человеческую, душу Мира.

Охватывайте структуру света - вы постоянно будете видеть источник знаний и получать сами знания. Обретая знания, каждый человек обретёт свободу, которую я дал и создал изначально для каждого человека, в разных реальностях воспринимающего Мир поразному.

Свобода и истинные знания, приобретённые вами, дали полную и истинную картину миропонимания и Мира, созданного мной изначально, Мира, которого достоин каждый человек, живущий и созидающий.

Структуры, которые я сейчас вам показал, впрямую относятся и к вам, и к каждому человеку, воспринимающему реальность, так как это есть образование и проявление реального Мира.

После этих слов сегменты, которые проявились и образовали реальные структуры, были собраны Отцом в сферу внешнюю с точкой внутри. И она изменяла вокруг себя пространство, вносила информацию в реальный мир, изменяла его.

Отец взял сферу, передал её троим, чтобы были знания и реальность во спасение того, что Он создал и что мы все вместе будем создавать, создавать в реальности, так как в реальности передал Отец, а не во сне, когда мы имели мир заблуждений. После этого Отец изменил пространство и реальность для того, чтобы каждый из нас выстроил реальный путь к сферам созидания реальности в Мире.

И каждый из нас увидел свой путь и тут же пошёл по нему для решения задачи - спасения всех. Сферы размножились. И видели мы Отца в центре света. И был Отец светом, реальностью и Миром в одном образе.

Мы подняли взгляды свои от сферы и увидели напротив себя Отца. И Он сказал: так тому и быть во спасение!

После этих слов каждый из нас обрёл ключевое слово, так как Отец это слово произнёс в речах своих, и больше не повторял его ни разу, пока стоял у сферы создания.

И выбрали дети одного, как и было ранее, для написания слов Отца, для приближения его в физический мир, как человека к человеку. И знали они о замысле Отца и работе Отца.

И никто из них не был ни первым, ни третьим.

И понимали они сказанное, ибо текст был защищён, так как сам являлся светом.

Всё было записано точно, с той интонацией, как сказал Отец Небесный детям своим.

Благодарили мы Отца за знания.

Текст 7

1. И позвал Отец Небесный детей своих. И сказал: дети мои, вы стоите в пространстве - там, где были вы до этого, и там, где вы видели и входили в сферу - познавали глубину и широту, и совмещали - получали сферу и свет.

Выстраивайте свет - вы раскроете реальность. И тем самым увидите находящееся за горизонтом. То, что находится так далеко - конечно, это будущее, конечно, это информация о событии, которое наступит или уже где-то конкретно наступило - это грядущее.

2. Эта информация - ключевая. И она - мимолётна.

Сознание преобразовало информацию линейно и выстроило её в виде сегментов. А душа объединила и создала начальное, дополнила и выстроила истинное.

3. Зайдите в реальность, которую я сейчас показал, - вы увидите путь души. Выстройте информацию для спасения всех - и вернутся те, кто ушёл, и не уйдут те, кто есть в этом пространстве. Спасутся и те, кто имеет потерю или деструкцию информации или клетки как физической реальности.

4. Сделайте эту работу прежде, чем я продолжу.

Я сейчас дал знания всем людям во спасение всех. И с этого момента необходимо знания распространять во спасение всех. И самим спасать, как и до этого вы делали.

5. Мои знания о спасении начинаются со знаний о макроспасении всех. Знайте и постоянно работайте, чтобы спасти всех. И будете истинно спасены мной, как и другие вами.

Поймите слова мои, дети, поймите.

Благодарили мы Отца за знания. И были переданы слова Его - так, как я их слышал, видел и, главное, понимал так, как Отец сказал нам о знаниях своих - во спасение всех.

Текст 8

1. И видел я Отца Небесного. И говорил Он мне: сын мой, смотри впереди себя и познавай реальность.

Тот, кто созидает и спасает - увидит меня и увидит образ мой в душе своей, и получит от меня знания, и увидит Духовным зрением образ мой и реальность - как в живом, как в предметах окружающих его - так и в Мире.

2. Ты правильно воспринял замысел мой, так как я дал знания тебе напрямую. И ты видел постоянно образ мой в душе своей, как и любой человек - созидаю-

щий и правильно создающий добро и жизнь.

Я приближался в реальности к тебе, и я приду ко всем людям - дабы они получили свет и создали реальные события в Мире и в своей жизни.

3. То, что ты видел, это есть в реальности и всегда было. Мир - создан из точки. Мир создан из точки архивации и образа изначального - и клетка и организм в целом. А что значит спасение в этой точке?

Это истинные знания, объединяющие и раскрывающие реальность неразделяющихся пространств.

4. Что есть Царство Небесное внутри каждого человека? И реальность мира в мире внешнем? Кто есть человек - от которого и в котором есть изначально и одно и другое, о чём я сказал? Почему знаешь точно знания мои, реально духом и в своём сознании видишь образ и события, которые идут и будут происходить? И дух защищён и не виден. И кому он не виден? И что нужно создать и сделать, чтобы понять структуру и образ реальный?

5. Душа, сын мой, даёт реальное проявление Мира. И его видят на уровне реальности - той, которую воспринимают. Я рад, что ты и другие люди, которых ты знаешь, видишь и с которыми ты встречаешься, видят и создают реальность сейчас, закладывают информацию на будущее во спасение всех.

Я изначально каждому человеку заложил принципы и законы, которые определяют информацию о спасении. И каждому человеку нужно только воспринять правильно Мир, который не статичен, а постоянно развивается на уровне духа, души, сознания.

6. Всё, что я сказал, можно и нужно видеть и постоянно созидать - спасать каждую личность. И выстраивать точку и структуру информации изначальные - дабы выстроить тот мост и восстановить ход событий, который был нарушен или не был воспринят на каком-то этапе развития.

Каждый человек, кто воспринял образ мой, уже спасён. Каждый знает, как спасти другого и других. Каждый получил знания и приблизился к реальности бытия, реальности Мира и Вечности, к пониманию процессов в организме и в клетке, а также приблизился к первичной информации.

7. Затем Отец встал и сказал: дальше ты начнёшь действовать, а я расскажу, как расширить сознание и расположить знания в каждой частице, которая при создании ее духом будет раскрываться и созидать - спасать каждого, кто нуждается в спасении и помощи.

И благодарил я Отца за знания, которые Он даёт каждому человеку.

ЧАСТЬ ВТОРАЯ

ГЛАВА ПЕРВАЯ

Человек, изменяя в какой-то мере события прошлого, выстроил события будущего и не знает, как они проявятся - положительно ли, отрицательно ли в его сторону или в сторону других людей. Какая ответственность его настигнет?

Необходимо сделать шаг, чтобы осознать, что мы все находимся в настоящем и можем, и должны управлять процессом созидания бесконечно, и будущее выстраивать только положительно и созидающе. И просматривать события прошлого, не содержатся ли в них события отрицательные, и учитывать их.

Работа в настоящем по созиданию положительных событий - есть выстраивание будущего без искажений структур времени и событий настоящего. Настоящее получит основу. А сама ответственность будет в пользу, а не в тягость.

Текст 1

1. И видел я Отца Небесного.

И говорил Отец: сын мой, смотри вокруг на Мир - я тебе его открываю. Смотри на образ мой - и будешь видеть меня в реальности и в душе каждого, и будешь постоянно воспринимать как Мир, так и каждую душу. И будешь знать – как спасти человека и Мир глобальный, так как душа каждого - частица Мира.

2. И видел я образ Отца.

И сказал Он: смотри на душу вечную и знай, что частица души каждого человека несёт в себе развитие своё и открытие нового.

Познавай суть основы вечного - ты увидишь себя и поймёшь,

что твой дух выше плоти, что твой дух несёт знания и свет и строит Мир – как и дух каждого, кто понимает слова мои.

Дух каждого строит мир реальный, а не мир изменчивый и пустой.

Смотри!

3. И видел я дух свой и плоть свою, видел я свет и душу, видел как глубину, так и высоту знаний Отца, и понимал я, что знания бесконечны и вечны, как вечны сама Жизнь и Космос. И они постоянно расширяются и раскрываются в духе.

И был я в духе. И был как ребёнок. И видел пространство тела своего, как и любого человека. И видел я, что оно — вместилище знаний и света. И видел, как дух реально переносит знания и воспринимает их, — реагирует на то, что происходит как в Мире всём, так и в теле человека.

4. И сказал Отец: сын мой, наступает время бессмертия людского — вечной жизни и для тела, которое и будет вместилищем — и знаний моих, и света. Познание и восприятие Мира идёт через дух твой, в теле твоём. И каждый увидит

свет в каждой клетке, и будет знать о человеке любом, а главное — о мире реальном, мире людей.

Пойми слова мои так, как дано. И поймут слова мои видящие образ мой и меня как человека — и тогда мир наполнит души живущих. И обретут они знания мои и жизнь вечную и будут помыслы их чисты.

5. Осознание души своей и духа с уровня физического тела даст полную картину будущих событий, исключит искажения сознания, даст понимание света моего и себя.

Каждый, кто найдет себя на уровне духа, найдёт себя и в Мире и станет сподвижником моим и участником вечной жизни на Земле.

И смотрел я на Отца Небесного, и воспринимал всё в точности, и познавал структуру Мира.

6. И сказал Отец: сын мой, познавать Мир необходимо с уровня души, так как душа — духовная структура, которая и выстраивает реальный Мир по законам и принципам Создателя . И постигнув наивысшие знания душой, каждый человек будет спо-

собен влиять на Мир и изменять его в том или ином направлении.

После этих слов Отца я видел весь организм, и видел, и понимал, как духовная структура строит и дает знания, как клетка воспринимает знания от первоисточника.

Я находился внутри клетки и видел, что дух строит эту реальность, реагирует на события внешней среды и проявляет дела и образ Отца Небесного.

7. И продолжал Отец: как только поймет один — станет доступно всем. Все, кто поняли, уже создают вечную жизнь и реальность, так как душа и дух человеческий — бессмертны. Как и тело его при открытии души и знаний каждым человеком. Пусть мир физический и мир духовный соединяются и развиваются.

РАЗВИВАЙТЕ ВНУТРЕННЕЕ - ДОСТИГНИТЕ РАЗВИТИЯ ВНЕШНЕГО.

И поймёте мысли о созидании и о неумирании так, как это было понято одним человеком и передано другим для спасения их душ и физических тел, для спасения в первую очередь Мира, Мира реального.

8. И сказал Отец: сын мой, всё это лежит в основе созидания. Это закон, по которому строится реальность изначаль но на основе и во взаимодейст вии души людской с миром физическим. Это целое, и рассматривать нужно это целым, а не частью, чтобы понять слова мои.

Душа — это основа Мира. И ты находишься в области восприятия, и получаешь знания о Мире, и об организме, и о личности в целом.

9. Процесс воскрешения на начальном этапе — это развитие частицы Мира, это информация о законах Мира и о свободе личности во всех проявлениях — без искажения и отражение их в душе.

Вначале каждый человек видит весь Мир, но не воспринимает Мир целым, единым, не воспринимает его в динамике. Он воспринимает его только частью своего сознания.

Воспринимайте Мир целым — ведь он един во всех проявлениях и пространствах. Дух укажет путь сознанию, и оно будет развиваться по принципам созидания глобального Мира. Тем самым сознание обретёт структуру, и вы откроете реальные и истинные знания, заложенные в каждом человеке изначально.

Открывайте и познавайте - как Мир, так и себя.

И благодарил я Отца Небесного за знания, которые Он даёт людям.

Текст 2

1. И позвал Отец Небесный детей своих и сказал им: дети мои, я покажу вам Мир шире. Посмотрите перед собой.

И видели мы сферу. И после того, как наши взгляды достигли центра сферы, она стала светиться ярким светом. Он расходился и растекался - и сфера, сама сфера росла - увеличивалась.

2. И сказал Отец: дети мои, вы научились преобразовывать: создавать и изменять взглядом своим. Это преобразование светом, который вы же создали, и знания, которые вы получили и восприняли — вы правильно использовали.

Посмотрите в противоположную сторону. Там плывут события, события реальные,

события прошлого. А вы сейчас реально находитесь со мной, в реальной точке пространства.

3. Мы увидели всё, что показал нам Отец, мы увидели сферу, которую создал Отец и которую мы наполнили светом и знаниями от Отца. И Он шёл за сферой.

Мы пошли за Отцом, и он нам сказал: прошли вы реальность и границу Мира и достигли уровня знаний. Вы идёте в Вечности и в пространстве Бесконечности, и вы можете видеть реальные технологии и использовать их для спасения всех.

Всё, что вы видите, создано на основе света. И свет явится основой спасения и созидания, основой при получении информации и знаний для всех. Свет будет использоваться в реальной технологии сознанием каждого, кто встанет на путь спасения и созидания, кто поймет все процессы, которые выстраивают Мир. Создавайте свет - и вы осветите и души, и сознание людей, и излечите, и спасете каждого - каждого, кто обратится к вам за помощью. Как только увидели свет - поймите. Как только поняли -

спасите каждого. Создайте множество и передайте каждому, передайте и объедините всех. Объедините и дайте знания, чтобы каждый обрёл в себе свободу истинную по праву.

Благословляю вас на путь истинный!

И было увидено, и было понято, и было записано в точности и с той интонацией, как сказал Отец Небесный.

Текст 3

1. И видел я Отца Небесного. И первый раз за всё время подошёл к нему очень близко испросил: Отец, я знаю и вижу, как ты помогаешь всем, как выстраиваешь Мир, в котором мы живём. Отец, могу ли я видеть Мир как ты, и воспринимать Мир, и принимать правильные решения?

2. Отец Небесный повернулся ко мне. И лицо его светлое и чистое излучало любовь. Я не знаю слов, чтобы передать образ Отца.

И сказал Он: ты духом прошёл ко мне. И я прошёл духом к тебе. Тебе доступно видеть и воспринимать то, что вижу я, сын мой. Посмотри - за мной Вечность.

Здесь нужно постоянно созидать, здесь нужно строить на основе души и знать, как создаются структуры души в истинности. Ты стоишь на уровне сознания. И оно бесконечно. И я знаю, почему ты спросил у меня про Мир. Ты видишь, как я на него смотрю, сын мой. Я его меняю сейчас, изменяя его объём и параметры света.

3. Сын мой, ты видишь меня на уровне своего духа. А дух твой - это ты. Сознание строит физическое тело - и тело реально. Душа же образует и видит всё. Душа - основа. И основа физического тела твоего перешла из Бесконечности в Вечность сейчас. Смотри и воспринимай всё правильно.

Я видел образ свой и два луча, видел богатую страну, и она сократилась. Я видел многочисленную страну, и она тоже сократилась.

Я подошёл к Отцу. Он сидел с посохом в руках и сказал: на то, что ты видел, была воля моя и тех людей, которые увидели и помогли тебе, как и ты в свою очередь помог им, осветил их своим светом. Луч света дошёл до каждого, и каждый в своём сознании увидел истинную информацию, прикоснулся к практике воскрешения.

Каждый из них - получил знания о спасении. Оптика реального истинного света и правильного взгляда даёт точную картину Мира.

4. Ты сейчас получил доступ к знаниям глобальным, которые воистину спасают.

Каждый, кто пойдёт правильно, пройдёт твой путь, как и ты - путь каждого в едином так, как и было задумано мной.

И видел я третьего из нас. И был Он уже светом. И нёс нескончаемый свет, знал точно, какую задачу поставил Создатель перед каждым из нас.

И образовал государство. И были в нём светлые люди. И были, и есть, и будут по вере своей и свету.

И был рад Отец тому, что было записано в точности, увидено и понято всеми нами. В том и заключалась задача: от Единого к одному, и от одного ко множеству.

Благословил Отец всех нас, детей своих. И дал нам знания. И

благодарил я Отца Небесного за знания, которые Он даёт нам.

Текст 4

1. И видел я Отца Небесного, с посохом в руках сидящего на том же месте. И сказал Отец: есть информация первичная, и она создаётся взглядом моим. Есть слово моё, переход и вибрация. И я собрал всё воедино, чтобы показать вам и чтобы вами было осознано. Осознание - это процесс во времени, это охват событий и реальной картины Мира в целом за очень короткое время.

Сам параметр времени - и есть структура для управления, структура для изменения, и он реализуем при правильном духовном видении импульсом души.

2. Сын мой, это ниточка, которую все ищут, это путь, на котором многие стоят и о котором размышляют.

Необходимо приблизиться своим сознанием к уровню души, чтобы увидеть нить - из которой вырастает путь.

Сам путь приведёт к клетке- к ядру, в центр светящейся сферы, где в самой сфере будет находиться путь, который определился нитью - разной цветом и смыслом.

Используй информацию и откроешь целый и большой Мир - мир света и созидания, мир благополучия, мир, где нет никаких болезней, так как есть слово моё: *жизнь*. Это переход, воскрешение и вибрация - создание звуком, голосом материи
первоосновой своей. Это можно и нужно увидеть через сознание и осознать, так как душа - первоисточник информации в истинности даёт полную и реальную картину Мира.

3. Отец встал, и за Его спиной стало светиться пространство.

И Он сказал: я дал тебе урок и показал, как есть и будет в Мире. И сказал тебе одно слово. И оно изменяет и Мир, и мир твоего восприятия вокруг глобально. И видя это и получая точную информацию ты изменяешься - получаешь знания, как и каждый человек. Воспринимай в динамике - ты воспримешь правильно и открыто каждого человека. И каждый пойдёт к тебе в мыслях своих. И ты их увидишь.

Помоги всем тем, кто обратился к тебе в мыслях своих. Ты знаешь: надо внести в души их ту информацию, которая несёт свет и жизнь, воскрешение - в первооснову. И ты увидишь Мир шире и глубже во всех его проявлениях. Ведь именно здесь я встречаюсь реально с тобой и говорю тебе: воспринимай мир реальный - как реальность Мира, и в этой реальности изменяй его, как изменяет каждый человек на уровне души светом. И тогда поймёшь, что сам находишься в Вечности. И тогда поймёшь создание физического тела своего или других людей на основе души и света.

Сын мой, я называю сыном каждого человека, чтобы каждый был спокоен и думал о свете, а не о тьме в своём сознании, и стремился к знаниям через динамическую структуру сознания, к знаниям, которые я даю всем людям на все времена, так как структуру времени я включил в первооснову.

Пусть каждый услышит это или впрямую от меня, или прочтёт в книге твоей слова мои, пусть спросит у тебя или увидит, или услышит в своей душе.

4. В пространстве, где ты находишься, есть камень реальный.

И он в структуре своей отражает реально события, мысль и время грядущее, так как впитывает или, точнее говоря, принимает образы из пространства, преобразует их внутри и отображает их на своей поверхности.

Ты посмотри на камень, а я пойду и буду какое-то время как бы далеко.

5. И Отец ушёл. Я видел впрямую большой, почти круглый камень - и на нём был текст. И я читал его, и слышал голос Отца, что смысл не в камне, а в правильном восприятии Мира - Мира всего: *Он - Сущий и насущны дела Его в Мире. Он как единое во множестве образов, как множество людей разных и видящих один образ, но пока не могущих сказать о Нём, так как не знают языка своего сознания. Образ собирательный - от образа Сущего и от плоти и крови Его по желанию и по воле Его. А вам, воспринимающим Его напрямую, тем, кто пишет в реальности книги о Нём, да откроется суть происходящего - так как тот, кто видел Его не единожды, тот понял тайны замыслов и силу света.*

Дух приблизился, и был допущен дух человека к Человеку в целом. И был принят. И увидев геометрию света - понял мысли свои, так как они отразились в Мире и в душе.

6. Я поднял голову свою - и видел пространства. И в них я видел города и государства, народы и обычаи, красоту и иное, и всё изменялось под взглядом моим. И видел, как изменялся и Мир. И был свет и была доступна информация.

Благодарил я Отца Небесного за знания, которые Он даёт нам.

Текст 5

1. И позвал Отец Небесный детей своих, и сказал: мир созидания и макрознаний - огромен. Вы увидите реальность в пластах пространств и на поверхностях. Вы увидите часть реальности на экранах.

И видели мы, как под взглядом Отца были раскрыты пласты пространства.

2. И видел я пласт как горизонтальный экран. И внутри его было множество клеток, и были эти клетки вместе. И когда объём информации доходил до определён-

ного уровня, в них возникал свет и управляющая структура в виде сферы с областями и условными границами, не разделяющими клетки, а определяющими их точную структуру.

Сама клетка, получая информацию - определённый набор знаков - записывала их, передавала и тиражировала, размножаясь - делясь, как и другие.

Эти клетки строили живой организм - в одном своём физическом проявлении отражая структуру сознания, в другом своём проявлении - отражая структуру души, выстраивающую это сознание и сами клетки.

3. Клеточная основа воспринимала напрямую знания души, выстраивала вначале область личностного и коллективного сознания и делилась, образовывая структуры, имеющие четыре разные цели и несущие основные формы информации.

Одновременно выстраивалась другая клеточная структура. И был виден в ней образ - образ Человека, образ Отца Небесного.

4. Я видел второй пласт и второй экран.

Я видел образование клеток разных видов и форм с разной скоростью деления. Они имели информацию о направлении движения, несли образы микромира - органов или другой структуры, имели второй порядок и не имели другого различия.

5. И открыл я третий пласт пространства.

И видел я образования, несущие только цель как нить, которая выстраивала структуру: имела форму, начальную форму по букве Христа. Ее суть - передача знаний изначальных.

И необходимость в том и состояла, чтобы увидеть первоначальные формы.

6. И был открыт четвертый пласт. И видел я то, что организовывало цель и нить, и видел заглавные буквы. Я также видел, что четырём нитям соответствуют четыре буквы. А три буквы, которые были в нитях и вне их, играли главную роль в формировании информации о клетках и о самой нити, включали в себя ещё семь разных букв больших и малых.

Когда я увидел это, сбоку я увидел текст, и текст этот был из Библии. Я прочитал: В начале было слово. И слово это я видел в нити, сама нить была основой, на которой формировались клетки.

7. И открыл я пятый пласт пространства. И был вначале удивлён - так как увидел себя, образ свой как бы в отражении. Но разглядев, я увидел ещё одну нить. И увидел, что эта нить - одиночная, и она должна соединиться с другими нитями.

Как только я подумал об этом, я увидел множество людей, и у каждого были нити, как их дом. И люди были разные, а дом у них был один. Набор этих нитей, и образы этих людей - были разные, хотя источник, первооснова - одинаковы.

8. И открыл я шестой пласт пространства. И видел, что основой всего является информация и текст - тот, о котором я сказал. И опустил я пласты.

И видел Отца, сидящего за столом своим, и закрывал Он книгу свою, и смотрел на меня, и спрашивал: сын мой, видел ли ты единое и первооснову как нить тонкую, но важную и множество из дома единого?

- Видел, Отец.

После молчания Отец вновь сказал: а знаешь ли ты, что есть на седьмом листе в книге моей?

- Да, знаю Отец.

Я видел дома, видел и вижу душу каждого человека и нить. Ты, Отец, дал мне знания об этом. И есть Храм - это знания, есть нить - это путь, путь к дому. Через знания и благодаря тем знаниям, что Ты дал каждому, Отец, - каждый изначально идёт и подойдёт к вратам Царства Небесного - к Тебе, Отец. Каждый, кто обратится к Тебе, каждый, кто обратится к себе и к любому человеку.

9. - Сын мой, дорога ко мне находится внутри каждого и лежит на виду у каждого человека. И каждый имеет внутри Царство моё. Чтобы понять, необходимо осмыслить услышанное, тогда появится свет вокруг и в самом человеке. Сам человек имеет знания от меня изначально. Не бойтесь их, не бойтесь себя и будьте разумными в знании и познании того, что я дал.

Книга будет дана всем для понимания, которое необходимо для открытия знаний каждым человеком, как только он откроет в себе свет. И верь - он будет спасён, он будет свободен. Это коснётся каждого человека, где бы он ни был. И перед каждым уже поставлена задача по спасению души и физического тела, и её необходимо выполнить.

Знания как элемент Вечности включены изначально в основную информацию у каждого человека в его нити жизни, по основным буквам - и это объясняет всё.

10. Отец встал и пошёл. Я шёл за Ним. И сказал Отец: ты вдохнул жизнь, так как ты это сейчас понял.

Я благословляю каждого человека на путь истинный, так как информация в мире уже изменилась - ты это увидел и понял, как и другие люди увидят и поймут, будут созидать и уже создают по сути знаний.

Был рад Отец пониманию и благословил всех людей, чтобы каждый мог увидеть и понять происходящее.

Благодарил я Отца Небесного за знания, которые Он нам даёт.

Текст 6

1. И прошёл я к престолу Отца Небесного, к книге Его. И стал разглядывать книгу, лежащую по правую руку от Него. И была книга необычна. И это была книга со знаниями.

Как и было сказано Отцом Небесным - по воле Его открыл я книгу и увидел экраны вертикальные и пласты горизонтальные. И знания о них, это есть нить. И знания отражаются на первом листе. И соединены воедино, и помещены в необычную сжатую форму.

2. Я открыл седьмой пласт и видел образ физического тела, состоящий из клеток реальных - но клетки эти включали в себя знания земные и имели голубое яркое свечение.

Сами клетки, на первый взгляд, были как будто увеличенными, но через недолгое время, пока я на них смотрел, они пришли в обычное нормальное состояние. И образ как бы сошёл с реального листа. И вошёл в реальную земную жизнь. Я видел Отца Небесного, приближающегося ко мне.

И сказал Отец: сын мой, процесс воскрешения как факт вечной и созидающей жизни - уже давно начался и сейчас продолжается.

Для воскрешения необходимо закрепить информацию и факт спасения, неумирания, макроспасения. Необходимо продвижение всех структур в информационном пространстве, продвижение истинных знаний и создание света.

3. В моей книге, - сказал Отец, - один лист или одно слово объясняет всё. И один лист дает информацию для человека, для всех людей, государств и всего Мира.

Смотри и читай так, чтобы получать и передавать знания, которые есть реально в книге во спасение всех. В ней увидишь свет, луч, частицу света - отражение от слов моих и от текста моего.

Слова мои для каждого человека - задача, которую я ставлю перед ним, как и перед тобой.

Понимание структур сознания и души, структуры знаний, познание и осмысление текстов книги через дух приведёт тебя к открытию второго листа. И ты получишь новые реальные знания, как и каждый человек.

4. Закрыв книгу, Отец был строг и сказал: у тебя есть время - хотя это условно по той причине, что здесь времени нет, а когда оно возникает - нужно увидеть его форму, скорость и параметры. Есть знания, включающие в себя элементы и структуру времени как позицию реального физического Мира.

Сам Мир построен на основе знаний и познания законов воспроизводства и неразрушения элементов, созданных по принципу вечности и гармоничного развития.

Соедини знания о принципах и законах с элементами Вечности и времени - ты увидишь создание многого, и в том числе первого листа, создание глобального Мира.

5. Встал Отец и пошел от стола. Книга была закрыта. И шёл я за Отцом, стараясь понять увиденное.

Благодарил я Отца Небесного, дающего знания каждому человеку.

Текст 7

1. Когда шёл я за Отцом Небесным, то видел сферу, именно сферу, и меняла она своё содержание и формы.

Внутри неё я видел разное. Я видел клетки необычные - имеющие очень большую информацию изначально.

Эти клетки выглядели как кристаллы с нитями, и они росли и восстанавливались за счёт того, что росли нити - лучи, которые были как трубочки в трубочках. Они постоянно самовосстанавливались и восстанавливали другую материю - как только внутрь их попадал образованный взглядом свет. Свет проходил в активную часть - окончание трубочки как импульс, в результате и клетки и ткань росли. Эти клетки росли, так как они имели активную часть и восстанавливали ткань при правильном формировании импульса.

2. Я также видел другие клетки, я видел пространство вокруг них. Это пространство - реальность внутри внутреннего мира. Я выстроил сферу и за ней выстроил будущие события: включил четыре нити с заглавными буквами и включил элемент Бесконечности. Тогда клетки, образы которых были тёмными и имели большие ядра, начали расформировываться и исчезать.

Информация, выстроенная мгновенно, образовала луч, под действием которого тёмные клетки начали исчезать, и оставались только клетки ткани в норме.

Я увидел в большой сфере малую сферу. И увидел те клетки и события, которые я описал.

Когда я посмотрел вокруг себя, я стоял у престола Отца Небесного, около книги его. Книга была закрыта.

3. Я поднял голову и увидел Отца Небесного. Он сказал: всё, что ты видел - точно и верно и приносит многим и спокойствие, и тревогу. Соедини знания, полученные на основе духовного зрения, с первым листом книги - и ты увидишь истинный Текст.

4. Я открыл книгу - и на первом листе был туман. Он начал рассеиваться, и я увидел Землю как шар, в нём я увидел сферу, а в ней - ещё одну. Я видел как полюса, так и ядро, и внутри ядра

- структуру, держащую шар, Землю.

Как только я увидел структуру Земли, я увидел пространство живое и растущее под действием сознания, человеческого нашего сознания. Я также увидел и понял структуру, которая охватывала Мир связями взаимодействующими. И было видно, что, в принципе, каждый сам выстраивает глобальный и структурный Мир в общем Мире для каждого живущего и идущего, спрашивающего и получающего.

5. Картина Мира, увиденная как модель Мира и правильно понятая - дала рост и спасение при гармоничном духовном развитии. Тексты и реально происходящее в Мире как будто появлялись, выплывали из всего Мира и отражались в книге Отца. Как будто они были изначально созданы, перешли мгновенно в реальность и отразились реально в книге. И тайное стало явным по сути своей.

6. Я закрыл книгу и посмотрел на Отца.

Отец долго молчал, потом сказал: книга показывает реальные события, которые были, есть и будут, а также показывает мысли читающего её - как реальность в реальности, свет в свете и знания в познании.

Пойми увиденное - структура книги, особенно первого листа, строит и отражает область первичного сознания - сознания, выстроенного из структуры души.

Истина - в познании. Так познавай и познавайте технологии создания первичного слова и первичного света как света и знаний души.

7. И сказал Отец: сын мой, что было понятно при познании первого листа - да будет выстроено вами.

В Мире в ближайшее время люди, живущие в нём, выстроят полярность во взглядах и будут думать, как разделить Мир на четыре части и сформировать свои восприятия на уровне сознания государств и наций.

Сын мой, Мир един, как едины и дети мои, идущие ко мне. И ты, находящийся возле меня, постоянно помни о единстве Мира и знай структуру созидания во всех областях сознания, так и в одной области сознания. Ты в большой сфере видел и понял частицу изначальную малую, которая выстроила большую. Свет, информация будут выстроены в сознании для единства и для понимания процессов, происходящих реально в Мире тогда, как только ты опишешь всё. И ты видел всё.

Благодарил я Отца Небесного за знания, которые Он даёт всем людям для спасения их.

ГЛАВА ВТОРАЯ

Текст 1

1. И видел я Отца Небесного. И видел внутренний мир и мир внешний. И видел по центру свет и реальность, которая открылась. И вошёл я в свет, созданный Отцом изначально. И видел я Мир глазами Отца.

И кинул Отец зерно от себя в землю. И проросло оно. И я пророс вместе с зерном по знаниям, которые дал мне Отец.

2. И видел я зрелые зёрна, и было их много. И вышел я из зерна. И видел вход и выход в зерне знаний. И показал я образ Отца каждому зерну. И пав в землю, был рост и другие зёрна.

И было поле и новый урожай. И видел я новые зёрна знаний по всей Земле.

3. И сказал Отец: вот поле, которое я засеял. Ухаживай и знай о каждом зерне всё, чтобы спасти его и уберечь все зерна.

И будешь знать тогда, что есть хлеб насущный и из каких он зёрен, что есть знания от меня и где они, что есть рост и произрастание · и когда нужно убирать урожай. Тогда, сын мой, будешь знать, о чём я сказал и что я делал. Соединяя в себе внутренний мир и мир внешний, войдёшь в реальное, в Мир.

Мир - это структура глобальная и объединяющая в себе все.

И дал Отец время на осмысление.

И благодарил я Отца Небесного за знания, которые Он даёт всем людям во спасение их.

Откровение

Когда я стал более пристально рассматривать описанное, то увидел куб и человека в кубе, и другое время, и другую страну, страну, которая ушла под воду и лёд.

Он был как человек-змея. Но это был образ, маска, муляж.

Я спросил его: кто ты?

- А кем ты меня назовёшь, тем я и буду для тебя, - ответил человек-змея или змея- человек. И тут же поправился - для вас.

Я ответил ему: есть граница, которую ты пройти не можешь. Я же прохожу и в одну и в другую сторону.

- Если будет ваше решение, - ответил неизвестный, - я пройду в вашу часть и смогу создать картину иллюзии, которая необходима. И несколько замкнувшись, добавил:

- Если уберёте свой взгляд, я расскажу вам многое.

Но я не отвёл свой взгляд, и человек-змея стал преобразовываться. Я смотрел ему в глаза и в то место, где должна быть душа. Там души не было.

И говорил я ему о ветре тогда, когда я скажу, и более не встречался я с ним.

И видел я другого человека.

У него на голове был обруч, а на нём слово, цифры и знаки.

Слово было одно, но оно было незакончено. И оно давало название всему, что есть, и тому, что существует.

Цифры показывали на переход времени, а знаки - на перевод разного рода текстов, информации, слов, разговоров. А в конце два символа - Луна, повёрнутая к Солнцу и вытесняющая его с небосклона. Между ними как бы невидимая маленькая звёздочка, которая означала круглую планету. Эта планета - закручивающаяся, планета, стремящаяся ухватить себя за хвост.

Там была сфера, и она светилась как Солнце.

Свечение обозначило этого человека полностью, и он проявился глубже и дальше, - в пространстве и во времени. Это помогло мне увидеть давние события и людей.

Я видел, как люди смотрели какие-то чертежи и строили что-то по этим чертежам. И понимал смысл показанного.

Те, кто построили определённые возвышенности в точном расположении с частью звёздной карты, смогли сфокусировать свет в эти строения и сохранить защитную плёнку, которая есть вокруг Земли. И Земля стала как светящийся шар, и сформировалось всё в истинности, что есть внутри человека. И осветилось по воле Его то, что есть во внешнем пространстве - государства, народы, цивилизации, планеты и звёзды, галактики во Вселенной, которые существовали реально и открывались нашему взору в настоящем, так как до этого они не имели ни инструментов, чтобы увидеть их, ни знаний, данных нам свыше.

Это был первый текст.

Также я видел и другое - карту, на которую были нанесены чертежи. И смысл её был понятен.

Выстраивая первое, они смогли также ускорить цивилизацию и выстроить предметы, образы -

определённую реальность, которая зависит от вспомогающих структур. И эти изобретения, набрав большую скорость распространения и обладая частью сознания, постарались вытеснить духовное осмысление происходящего, выстроив логическую фазу так, как это было необходимо тем, кто составил эти чертежи. Тем самым одно намного опередило другое. И это привело к тому, что с помощью сооружений нельзя увидеть световой поток.

Видел я и третий чертёж. И был то вовсе не чертёж, а пояснение. И смысл его был таков.

Не допускайте первого, имеющего от Него истинные знания, так как Он изменит ваше сознание. Не допускайте их, идущих за ним, имеющих книги от Него - так как они впрямую поддерживают первого и заботятся о каждом человеке по воле Его. Не допуская их, вы всегда будете у власти.

Как только они появятся - бегите в разные стороны. Как было предсказано, лишитесь вы власти и всего, о чём было сказано, и не скроетесь от взора идущих и по-

могающих во спасение. Не читайте написанное, это касается тех, о ком здесь говорится. Каждый, и именно каждый, как только коснётся текста, может делать во спасение то или иное действие - то, что он сам решит.

Эти три схемы читали люди древней цивилизации и достигли результатов, которые и поныне есть и будут некоторое время ещё существовать - и в сознании, и в определённой реальности.

Это хранится в помещениях Царя египетского и подписано Тутанхамоном совместно с коллегией жрецов.

Текст 2

1. И позвал Отец Небесный Детей своих, и сказал им: дети мои, смотрите на Мир и события в нем, смотрите на реальность.

2. Я - Создатель всего. И вы созданы, и каждый человек создан по образу моему на основе реальности.

3. Я - Вселенная и частица Мира.

4. Когда я с вами, вам кажется, что в пространстве время остановилось. Это не так.

Поймите эти слова мои правильно, и именно правильно.

В простоте слов моих заключён глубокий смысл происходящего.

5. Вы, дети мои, находитесь в настоящем и разговариваете со мной сейчас реально. И вы находитесь со мной, и вошли в реальность.

6. Вот левая рука моя. И от неё события будущего. Они как бы статичны, и вы впрямую видите их.

7. А вот правая рука моя. И здесь события прошлого. И они на внешний вид динамичны. Но и это не так.

8. Когда вы выстроите события будущего - коснитесь их своим сознанием, включите элемент времени. События будущего станут динамичными. А события прошлого станут изменяться - тут же преобразовываться.

9. Это глобальные знания. Пользуйтесь ими. По праву данному вам от меня, передавайте каждому человеку знания, которые вы получили реально, реально изменяйте информацию, пространства, события, Мир.

10.И каждый из нас устремил свой взгляд в грядущее - на будущие события. И получил свет - создал свет на основе знаний Отца, и на основе стремления, желания и понимания своей души, Мира, мира людского.

Свет изменил будущие события и прошёл в Вечность - туда, где вначале отразились наши образы, а потом и были мы сами, наши физические тела.

11.Отец одобрил наши решения и использование тех знаний, которые Он нам дал, и благословил нас.

12.У каждого, и именно у каждого, есть свой истинный путь. И путь в глобальных событиях и в реальном мире проявляется через свет и знания, хотя каждый человек видит всё по-своему. На то они и есть знания от Создателя, чтобы каждый лично мог их воспринимать правильно на уровне своего личного сознания и личного вклада в построение своего пути.

Благодарили мы Отца Небесного за знания и за спасение, которое Он нам даёт.

Откровение

Были мы вдвоём и видели, как бесконечное переходит в конечное.

И там, где четыре нити оснований останавливают волны времени, формируя реальность, видели, прикоснувшись сознанием, как в гармонизированном внутреннем пространстве клеточных ядер возникли экраны, на которых появились образы и тексты.

И мы видели эти образы и читали тексты. И понимали значение и специализацию каждого экрана.

1. Сердце и кровеносные сосуды.

2. Лимфосистема.

3. Нервная система и головной мозг.

4. Гормональная система: гипофиз, щитовидная железа, надпочечники. И мочеполовая система. А также стрела к печени.

5. Кроветворная система - селезёнка, печень.

6. Поджелудочная железа и желчный пузырь.

7. Костная система.

8. Самый сложный экран - проход туда и обратно. Посреди экрана - клеточный уровень - семь разновидностей клеток.

И внутри экранов были другие экраны:

1. Центр экрана - макроспасение - небо - белый цвет.

2. Центр экрана - макро-и микроспасение - сфера света белого цвета.

3. Соединение макроспасения с микроспасением. Надпись - СВЕРХДИНАМИКА.

4. Основные клетки, выстраивающие организм - клетки-источники.

Через них течёт вода и энергия. Они пульсирующие.

5. Клетки, выстраивающие мышечную ткань и передающие выстроенное.

Клетки, несущие информацию и выстраивающие структуру органов.

7. Делящиеся клетки. Они имеют, в свою очередь, девять разновидностей:

1) делящиеся,

2) строящие,

3) держащие структуру,

4) жёсткие,

5) разновидные по форме,

6) клетки, переносящие информацию с макроуровня,

7) пустотелые - в виде сфер, которые в определённой стадии очень опасны,

8) охватывающие локальные процессы,

9) преобразующие - что-то преобразуют, выводят.

На последнем экране - *взаимодействие клеток макро- и микроуровня.* Как только информация накапливается, она под контролем души перетекает на микроуровень. Это происходит в центре сферы души. В душе отражаются все процессы, которые происходят на макроуровне одновременно с процессами на клеточном уровне.

И когда мы смотрели и записывали тексты, появился Отец Небесный.

Он сказал, обращаясь к читающему: сын мой, находясь в пространстве мироздания, ты протяни руку ко мне и увидишь себя в клетке, в своей же руке. При восприятии экранов осознай себя клеткой мироздания - ты увидишь себя на живом экране или в сфере пространства. Ты осознай и увидишь себя в сфере пространства.

Мы осмыслили сказанное. Отец создал каждого по образу своему как создателя. Мы создаём как Отец. Он дал нам знания, выровнял наш потенциал, дал нам те знания и предоставил такую свободу, которые имеет Сам. Тогда мы стали равными самому Отцу и выстроили мир на микроуровне, а Отец в это время выстроил макроуровень. Отец, создавая нас, создал себе опору. А мы имеем вечную опору в Отце.

Отец сказал: создание души скоро будет доверено людям. Вспомогательные структуры доведут души до знаний самой души. Если осознается коллективная ответственность и личная ответственность за создание души, тогда возможен будет посыл на создание физического тела личности.

Мы стали обдумывать это.

Отец видел наши мысли и сказал: создание физического тела - это совокупность личностного и духовного посыла. Разрешение на личностный и духовный посыл было вами получено, ког-

да вы сами прошли через образ и контур свой, когда вы увидели себя как клетку мироздания и мироздание в одной клетке.

Как только человек достигнет уровня, когда он увидит весь объём Мира в одной клетке, он будет создавать, как я. Он создаст частицу вечного - структуру вечного Мира так, как под взглядом моим строится структура Вечности, структура реального Мира.

Вы вошли в мир вечных и созидающих технологий. Это мир сложный, но это мир созидания, мир спасения вас и каждого человека в мире, так как вы в процессе познания знаниями охватываете целостный Мир. И передаёте знания и создаёте новую науку, как науку о спасении всех в целом и каждого в отдельности.

Завершение процесса воскрешения - это ни что иное, как точное видение макроуровня и как обобщение - перенос на микроуровень.

Выявляйте хотя бы один элемент Вечности - тогда восстановите любую ушедшую личность. И в этом элементе выявите многомерную структурную направленность, включая как принципы, так и фундаментальные законы воскрешения.

Сама многомерность отражает в себе единение законов. На основе единения выстраивается духовность - это изначальный принцип построения мира и физического тела.

Понимайте и охватывайте процессы макроспасения, и каждый обретёт реальную возможность управлять реальными глобальными событиями.

Действие закона глобального спасения охватывает информацию, время и вечное коллективное развития структур - первичную духовную составляющую и сам объект спасения. - душу.

Душа как источник раскрытия реальности даёт через эти элементы вечности свет и знания, контролирует сознание, процессы в теле, тем самым охватывает полную сферу действий. Каждый человек, находясь в спокойном духовном состоянии, создаёт, и именно создаёт, информацию в сфере статики души.

Итак, вы видите себя в сфере- в динамике и воспринимаете себя как частицу, как свет, как клетку мироздания. Видите меня, протягиваете руки ко мне и в своей руке вы видите клетку, а в ней - образ свой, отражение всего Мира, всего мироздания. Вы видите Храм в душе своей. Этот Храм в высшем своём проявлении - знание света.

И благодарили мы Отца Небесного за знания, которые Он даёт каждому человеку.

Текст 3

Мир внутренний отражает мир внешний через световой поток и сферу.

1. Я видел Отца Небесного. Видел Отца, сидящего напротив за столом.

И Отец сказал: ты создал сферу света. Создание сферы - это отделение внешнего пространства и определение внешних контуров световой сферы. Первичная сфера света может выстроиться при внесении знаний и информации о всеобщем и личном спасении каждого человека.

Сфера - мир внутренний и мир внешний. Она отражает реальные события, и очень интересно смотреть, создавать реальность с внешнего мира.

Как только ты создал реальность как мир внутренний, она тут же отразилась в форме сферы, и она тут же отразилась в реальном мире, во внешнем мире - так как вечные структуры внутреннего мира - световые, так как были созданы на основе света неразрушимыми.

2. И Отец подошёл к сфере, которую я создал.

И когда Он подошел, я увидел, что сфера начала излучать разные световые потоки.

Как только Отец отошел от сферы в сторону, так сразу в сфере показались образы. И в образ каждого вошла душа, так как долгое время душа находилась в мире внешнем.

3. Как только Отец сделал ещё один шаг в сторону, я увидел красивую природу.

И мысль человеческая проходила сквозь пространство и время внутрь этой сферы и касалась внутренней границы, и имела отражение как реальное создание тех или иных предметов.

4. Отец сделал ещё шаг, и границы сферы начали исчезать. И человек смотрел в грядущее - за горизонт событий, времени, пространства, информации. Впереди, в пространстве, он стал создавать будущие события. И они тут же реально отразились вокруг него.

5. Отец сделал ещё шаг. И человек, находившийся внутри сферы, вырос своим сознанием и устремил свой взгляд в сторону Отца, и стал спрашивать Его о знаниях и просить Его совета напрямую.

6. Как только Отец сделал следующий шаг, я увидел Отца рядом с собой. Когда Отец повернулся - напротив себя я увидел себя.

И Отец спросил: узнаешь ли ты себя в образе моём?

- Да, - ответил я Отцу.

Отец посмотрел на меня, сказал: видишь ли ты себя реально? Пойми: то, что ты видел - это каждый человек может увидеть.

После чего Он улыбнулся и сказал: и, конечно же, ты видишь.

7. Я стоял напротив Отца. Отец обошёл вокруг меня, показал реальность, сел за стол и сказал: то, что я прошёл физически - образовало Бесконечность как цифру *восемь*. И в одной стороне ты увидел реальность - и я был там. В другой стороне ты увидел себя, познал себя и увидел реальность. Сын мой, это ты воссоздал реальность ту, которую ты только что видел.

Осознай происходящее и пойми всю ответственность - и увидишь план мой и задачу свою, которую я ставлю перед тобой, как и перед каждым человеком. Необходимо совершить действие - познать глубину и высоту, ширину и долготу, время и пространство. Совершить действие.

8. Есть мир внутренний, есть мир внешний. И реальность существует как в них, так и между ними, и есть вход и выход в эти миры.

На понимание этого Отец дал время.

Благодарили мы Отца Небесного за знания, которые Он даёт людям.

Откровение

Я вижу пустыню, и в этой пустыне - песчаную бурю. Когда буря проходила через определённую границу, она стихала, хотя всё ещё ощущались порывы ветра.

Когда я прошёл условную границу, вибрации изменились. Сначала они шли от объекта - от Того, Кого я не видел. Когда же прошёл границу, вибрация шла от меня к Нему. И она изменилась: шла как бы волнами. Я стал подходить всё ближе и ближе, смотрел на небо - и почти не видел Солнца. Подходил всё ближе - и напряжение и давление возрастало. Я увидел впереди себя, в двенадцати шагах от себя, человека. И я сразу Его узнал, так как Он мне был известен.

Он стоял коленопреклонённым. Правое колено Его было как бы на песке. Я разглядел, на что опиралось колено Его. Оно опиралось на твёрдую породу, занесённую песком.

Так же странно было то, что расстояние до него было двенадцать шагов, но я точно видел, что разделяющее нас поле указывало истинное расстояние - семь метров, семь шагов.

Он был одет в простые одежды из простого материала. Часть Его одежды из такого же материала находилась в стороне от Него - в двух или в двух с половиной метрах. Тёмный материал, когда я на него смотрел, казался мне светлым. Та часть одежды, которая лежала в стороне, была как простыня, как плащаница. И я знал, что это Иисус Христос. Я это знал и понимал.

Он стоял на колене и разговаривал с Отцом Небесным. И обращаясь к Нему, сказал: Отец мой, который на Небе и на Земле.

После этих слов я поднял взор чуть повыше Его головы и увидел яркий свет, и увидел Отца сидящего и образ Его стоящего и благословляющего. Когда я смотрел, то старался понять мир внешний и повторяющийся, мир внутренний - светлый, чистый и мир реальный - объединяющий. И то, что происходило в Мире, протекало по Нему и через Него.

И Иисус встал, повернулся. Лицо Его было спокойное, светлое и излучало доброту.

И Он сказал: познающий познает Царство Отца. И нужно время, чтобы реально и физически пройти от познающего к познавшему.

Как только я услышал эти слова, песчаная буря стихла, и я увидел вокруг пустыню.

Иисус сказал: Отец наш живой и никогда не умирал.

И ещё Он сказал: я живой и живу вечно.

Смотря на меня, Он пояснил: познающий жизнь познает основу и структуру её, проявится в Отце нашем, обретет жизнь сущую, дабы иметь постоянную встречу с Отцом. Тем самым сможет - ускорять события и время, преобразовывать время, добиваясь точного управления и видения процессов, происходящих в Мире.

Познание Мира, - сказал Он, - заключается в том, как видит его каждый человек - истинно или ложно. Из этого складывается миропонимание и структура определённого пласта мироздания.

И также Он сказал: как ты видишь меня? И где находится твоё физическое тело? И что ты воспринимаешь сейчас и как воспринимаешь? Я ведь жив в физическом теле. Ты видишь меня реально и именно сейчас, когда я к тебе обращаюсь. И как я сказал - Мир един.

Так где же то Царство и тот Мир, о котором я сказал? И есть ли оно в реальности, как тот мир, где ты только что всё записал?

Мир - един. Восприятие же реальности - разное. Не из-за того, что разные реальности, а из-за того, что есть изменённый взгляд на эту реальность. Можно смотреть на одно и тоже с разных сторон, а можно видеть суть и по сути создавать, как создаёт Отец.

Обрати внимание на Мир, обрати внимание на направленность большинства людей, и ты Увидишь движение в разных направлениях идущих и держащих в мыслях своих структуру, которую создал Отец, и стремящихся объять все для понимания. Все должны иметь общую задачу - спасение как общую мысль.

Идущие к свету - сами несут свет. И тебе слова мои должны быть полностью понятны. Будешь видеть меня всегда и встречаться со мной всегда, так как это реально. И последние слова не столько мои, как твои.

Благодарил я Его за знания и вышел я, чтобы постоянно находиться там, а именно здесь.

И благодарил я Отца Небесного за знания, которые Он даёт каждому человеку.

Откровение

И видел я клетку. И видел я клетку физическую, и зашёл в ее пространство. И видел процессы, проходящие в ней. И видел я двенадцать домов как и двенадцать человек, стоящих и получающих знания от Отца Небесного. И были эти люди в Едином. И были эти люди - едины. И собрались в центре, указывая путь в ядро.

И все, кто смотрел, видели путь, который они указывали. И было это не так. Так как внутреннее через границу не отражает внешнее. Внутреннее указывает путь во внешний мир, дабы увидеть и разглядеть структуру внутри того, что находится вовне. Как только увидел я структуры описанные, я видел опять дома.

В первом доме, с правой стороны, я видел женщину, которая держала в руках кувшин и лила воду из него. Слева от неё был дом, где я видел льва с золотой гривой.

Справа, в другом доме, я видел юношу, который метил из лука в звезду. А слева от него, в четвёртом доме, я видел существо, которое закидывало хвост себе на спину.

И я пошёл в пятый дом, где видел существо, которое всё перекусывало клешнями.

Я посмотрел налево и увидел барашка золотого. И на правой ноге у него, сзади, был бубенчик непростой. И всегда было видно, где он находится, и слышно, что делает.

И я был возле седьмого дома и видел человека, который взвешивал на весах зерно. Я посмотрел направо и увидел большой океан воды.

Я шёл дальше и видел девятый дом, и видел, как мужчины тянули в разные стороны друг у друга верёвку. Я смотрел налево и видел кольца соединяющиеся.

И я пошёл дальше, и видел следующий дом. И я видел прекрасную деву, которая расчёсывала золотистые волосы. Я посмотрел налево и видел двух братьев, похожих друг на друга как две капли воды.

Я пошёл дальше и видел два последних дома, которые как бы одновременно были и первыми. На них я видел символы - символ Земли и символ Неба. Справа я видел кольца, а слева - кружева от этих колец. И их было больше, чем колец.

И повернувшись, я посмотрел в центр. Я видел двенадцать мужей. И каждый из них нёс по странице в книгу Того, Кто находился над ними и образовал всё, включая нас и то, что в нас.

Я подошёл к центру уже с другой стороны - и видел колодец, и видел воду, и видел Солнце, которое отражалось в воде, и видел Луну, которая была в глубине.

Поднял голову - и увидел Отца Небесного. И Он сказал: что видишь ты в домах моих? Образ или реальность? Образ - это то, что видел ты в виде символов. Реальность - это то, что ты встречался с каждым из этих людей.

- Не правда ли, - сказал Отец, делая шаг ко мне, а я сделал шаг к Отцу, - что это круг и это сфера? Внутри её колодец и чистая вода, и отражение, которое даёт реальный образ как Солнца, так и Луны.

И сказал Отец: в реальности ты видел сферу и управлял ею. А слово *не правда ли* остаётся за сферой и не даёт полного представления и видения полных процессов, которые происходят во внешнем мире. Как соотнести твои усилия с моими силами при встречах? Как увидеть истинность и ложность? Как понять иллюзию, если она имеет обратную сторону? Как воспринимать реальность как реальность на любом уровне? Кто заблуждается в душе своей? И душа ли это? 11омогая всем - спасаете каждого. И каждую личность. И развиваете личность в себе.

Я дам тебе время на то, чтобы ты осознал увиденное. И продолжу вновь.

И были мы с одним из троих. И видел я Отца. И сказал Отец: правильно поняли вы и записали текст. И правильно увидели Человека, который на Земле и выше знаков и домов. Он отделяет зерно истинное от зерна ложного и помогает вам, как и вы Ему.

- Сын мой, - обратился Он к одному из нас, - ты видел себя во мне и был там. Ты впитал в себя знания, и я дал тебе свободу. Я дал тебе - свободу и ты, упав в землю, произрос как зерно. И дал много истинных зёрен, которые принесли, приносят и будут приносить благо, свет и знания на Землю. Вышел ты из зерна, осознал себя как человека, познал внутреннее и внешнее и узнал проход в истинность.

Ты сам, и в тебе, и в душе твоей - зерно знаний и свет мой. Неси его и не поддавайся искушениям от растущих сорняков.

Имеющий зерно знаний - кто ты для меня?

И дал Отец время на осознание.

И видел я Отца Небесного. И Отец сказал: дети мои, никто не есть первый или последний. Один из вас есть восходящее, другой из вас есть нисходящее и третий из вас есть объединяющее. И каждый из вас меняется, но вы неизменчивы по сути своей, а только в тех направлениях, куда идёте, и по тем задачам, что я перед вами ставлю.

Что есть тело? Что есть вино и хлеб, которые вы со мной делили? И кто даёт пищу духовную?

И через кого эта пища духовная идёт к каждому человеку? Не через вас ли, дети мои?

После чего Отец повернулся и пошёл. А мы шли вместе с Отцом и видели происходящее вокруг. Отец же не поворачивал головы и говорил нам, что реально происходит, и говорил нам, кто реально идёт за Ним.

Он остановился и сказал: дети мои, вот задача - план, который я перед вами поставил. И вот направление, которое я каждому дал.

Отец дал время на осмысление.

Благодарили мы Отца за знания, которые Он даёт каждому и для каждого человека.

Откровение

И видел я Отца Небесного. И увидел Его на том месте, где был я ранее с Ним. И стоял на колене над океаном, где был бог Ра. И вода как будто застыла.

Я встал с колена и спросил Отца: Отец, видел я жизнь и смерть - что есть реальность в этом?

На что Отец ответил: сын мой, реальность это то, что ты видишь реально. А жизнь есть проявление реальности. Всё остальное, что ты назвал - это океан. Но только это другой океан, и не водный, как ты его увидел первоначально. Это другой океан, и он статичен. Сущность его - тёмная. Состоит он из искажённых мыслей. А искажённые мысли создают искажённые фигуры и искажённое пространство. Ведь оно под тобой.

Ты прошёл через этот пласт. Я разговариваю с тобой реально. И вокруг, и в тебе - яркий, нескончаемый свет. И как сказал сын мой - нет времени. И как спросил Сын мой - а что ж там есть?

И я могу дать точный и образный ответ: ты находишься в реальном мире, в реальном и истинном мире. И ты получаешь напрямую знания от меня, познаёшь другой мир. И я сказал уже, как этот другой мир называется. И даже в этом названии скрыт очень глубокий смысл.

Через уплотнённые экраны не может пройти свет, нельзя ничего создать.

Ты - в Вечности. Ты созидаешь и строишь Вечность, не допускаешь деструкцию, преобразовываешь хаос и разрушение.

Помогай людям и увидишь физический план. На уровне этого плана ты увидишь многое, что еще не открыто и очень долго будет неизвестно. Но раскрывать и давать информацию об этом нужно - чтобы жизнь была вечной.

Раньше я сказал тебе - *не нужно заходить в глубину* - сейчас ты и получил ответ - почему. Я дам тебе время на осмысление и продолжу.

И видел я Отца Небесного, стоящего напротив меня. Отец улыбался. В своей руке я держал вытянутый и очень острый тёмный треугольник. Я начинал понимать, что взял его где-то возле себя.

Я смотрел на Отца, и Отец сказал: да-да, его нужно преобразовать. Это как определённые экраны, стёкла, зеркала, приспособления и механизмы. Ты увидишь ответ, что же именно не даёт в истинности делать полное действие.

Напротив себя я видел большой тёмный круг. И в этом круге не хватало одного треугольника, того, который я держал в руке.

И сказал Отец: смотри на одно и на другое. Смотри на противоположное, не ставя себя в противоположность, а понимай суть противоположностей. Как только ты обозначишь суть словами - всё изменится.

И дал время на осознание. И вновь я видел Отца. И сказал Отец: любовь твоя привела тебя ко мне, как приведёт и каждого человека, так как я люблю каждого приходящего. Я люблю и тебя.

Вера и любовь твоя дали возможность душе, духу и сознанию твоему выйти из дворца иллюзий. Это был красивый и обставленный разной техникой ледяной дворец.

Как трудно там было истинному человеку. Как цветку, который замерзает и погибает на том уровне, где в основании - камень, скала. А я вижу, слышу, знаю про каждый цветок и одариваю его любовью, подвязываю его и поливаю справа налево от руки своей, через руку свою. Восстанавливаю жизнь.

Цветок как и до этого, так и после этого знает меня и одаривает меня впрямую своей любовью. И я люблю свой сад. И более того - люблю всех, как каждый цветок.

И из цветка падает семя его и прорастает там, где оно выбрало место, где осознало, что там ему, на его взгляд, будет хорошо. Цветок, который дал одно, второе и следующие поколения - он оказался более разумным и более понятливым в реальности, так как изменил реальность, которая есть. И тем самым я спас его. Пойми слова мои очень точно, так как я создаю и спасаю всех.

А сказал я - для тебя, для передачи каждому человеку.

И я к этому не допускал, не допускаю никого более.

И дал время.

И благодарил я Отца Небесного за знания, которые Он даёт каждому человеку.

Откровение

И видел я Отца Небесного, идущего навстречу мне, как и я шёл навстречу Отцу. Я видел образ Отца и образы. Я видел многих людей, освещенных светом Отца. И сказал Отец: задачу, которую я поставил перед вами изначально - то, что я дал вам как направление - вы решили. И, конечно, вы изменили кристалл коллективного сознания. И, конечно же, все люди и каждый лично в своей жизни определяют путь - и этот путь, именно жизнь, они выстраивают.

И откуда свет в коллективном сознании, который постоянно растёт и пополняется? Не вход ли это?

Конечно же, как было увидено вами - это вход. И я никогда не показывал, что есть выход. И каждый лично выбирает направление, может определиться - зайдёт ли он в кристалл. И тогда отразится, как и многие люди. И будет ли у него работа? Понимая эту работу, он окажется внутри кристалла, внутри структуры коллективного сознания.

Войдёт ли он в открытую дверь коллективного сознания и дойдёт ли до такого слова, как слово *Бог?* Поймёт мои слова правильно, будет помогать напрямую, и будет спасать, и будет получать знания. И зная глубину глубин, поднимется до той сферы, где отразится как личность и человек.

Сын мой, сделав определённый путь в виде полусферы, ты не вошёл ни в одно малое и не вошёл в большое. Когда свет коллективного сознания шёл из большого в малое и из малого в большое, он прошёл через душу, не как у других - так как *в душе твоей есть зерно знаний от меня,* которое проросло и дало урожай. Оглядываясь на начальный путь, нужно осознать и понять эти ключевые слова.

И что я перед вами ставлю - какую задачу и цель? *Это спасение всех. Это спасение каждого.* Выполнение этой задачи я перед вами поставил изначально.

Это - путь. И выбор вы сделали сами. Хотя вариантов входа было очень много.

Эти два дня я жду от вас, что вы выберете правильное направление. И слова мои - для всех людей и для каждого человека лично, так как я разговариваю с вами реально. И приближаюсь к каждому человеку физически и реально.

Нужно каждому сделать истинный и свободный выбор, чтобы пройти в реальность, где я прохожу путь человеком, где я передаю знания каждому, и именно каждому, как человек человеку.

Я дал вам время на осмысление и на понимание. И вы именно сейчас и сами можете реально этим временем управлять - изменять события прошлого, преобразовывать события настоящего, выстраивать события будущего, сжимать время и увеличивать скорость и менять форму времени.

Что касается формы времени, я обозначил точно и вложил в эту точность глубокие знания. Они раскрыты перед каждым человеком и раскрыты перед вами, так как вы там и находитесь.

Благодарили мы Отца Небесного за знания, которые Он даёт всем людям.

ГЛАВА ТРЕТЬЯ

Текст 1

1. Видел я Отца Небесного. И подошёл я к Нему так близко, что начал видеть в пространстве все объекты информации. А объекты информации, на которые я смотрел, были в движении, были в цвете - имели постоянную реальную динамику.

2. И был у Отца посох в левой руке. И сказал Отец: из будущего светит яркий свет. Этот свет выстраивает информацию настоящего и изменяет информацию прошлого, осветляя её. И, конечно же, как было тобой увидено, есть человек, есть дом. Многие изучают этот дом и живут в нём.

3. Есть очень много домов. И есть очень много людей в этих домах. Некоторые видят это сверху, другие видят снизу, ходят между домами, знают многое про тех, кто там живёт. И создают разные образы из того, что видят вокруг себя люди.

4. И видел ты свет, который увеличивался, который образовался за горизонтом. И свет распространялся в твою сторону.

Такой же свет идёт в сторону каждого человека. И как только человек поставит перед собой цель и задачу спасения всех, под действием света этого она начнёт осуществляться.

И если мысль его не соприкасается с приближающимся, а также находящимся в ней светом - задача не реализуется. Всё это ты увидел.

5. Когда человек видит свет как внутри себя, так и в Мире с внешней стороны, идёт прямое соприкосновение с истинным светом. И начинается процесс самореализации данной личности: в ячейке души определяется путь созидания, возникает и понимание процесса по план у созидания самой души.

Это принцип и закон: СВЕТ ЕСТЬ И ВНУТРИ ЧЕЛОВЕКА И ВНЕ ЕГО.И СВЕТ НА УРОВНЕ ДУХА - РЕАЛИЗУЕТ ЛИЧНОСТЬ.

6. Понимая и выполняя точную реальную работу по этому принципу и закону, человек начинает создавать и создаёт свет в ячейке души и проявляет его впрямую в душе - видит и слышит весь Мир. Также происходит передача знаний от меня - к тебе, из душив душу, от человека к человеку. Возникает всеобщее свечение и проявляется истинная и реальная картина Мира для всех людей.

7. Я впервые дал технологию по управлению и созиданию ячейки души и проявлению знаний в духовной сфере - от меня к тебе, от человека к человеку.

Я дам время, чтобы ты просмотрел, увидел и понял процесс создания и получил новое миропонимание.

Благодарил я Отца Небесного за знания, которые Он даёт каждому человеку.

Пройдя несколько шагов, Отец остановился, повернулся и сказал: там, где ты стоял - это Вселенная. Там, где ты получал знания - это Бесконечность. Там, где свет - это душа. А там, где из одного образа проявлялось много образов - это ячейка души, это зерно знаний, которое донесли и которое даст урожай, которое даст хлеб насущный, хлеб духовный.

И пошёл Отец. И я пошёл за Ним.

И благодарил я Отца Небесного за знания, которые Он даёт каждому человеку.

Текст 2

1. И шёл я за Отцом Небесным. И видел пространства души, духа и сознания. И видел яркий свет. И много сфер. И был я напротив них.

И в каждой сфере я видел образ и образы - я видел себя и других людей, и видел всех. И осознал, что на уровне души мы - одно целое и неотъемлемая часть большого организма.

Я на уровне души знал каждого человека в истинности и по сути событий. И с каждым встречался, и видел, как организуется физическое тело и что есть переход из множества в одно и из одного - во множество и как проявляется личность на Земле.

2. И видел я Отца Небесного. И говорил Он: есть дух и есть ключ к пониманию. Он открывает Мир. И ты видел, что было внутри сферы. Сам человек и личность - целое. И есть свечение.

Душа - структура, которая выстроила и объединила всё и всем управляет. Дух - это то, что идёт - течёт из души, и организует, выстраивает всё и находится во всём, знает обо всём и, конеч-

но же, выстраивает изначально структуру сознания. И сознание может быть расширенным - воспринимать всё созданное и создавать всё точно вокруг. Оно и отражает, оно созидает, оно и создаёт свет.

3. Отец сказал: я есть везде, и я создаю. Я - свет, и есть свет вокруг. Я создал свет изначально, и вам нужно постигнуть истинный свет.

Каждый человек - свет. И внутри него - свет души. И есть отражение каждой личности. И есть Солнце, конечно же, и есть его свет. И Мир проявляется на уровне света.

В каждой личности, в каждой душе - свет, частица меня. Этим я указал путь.

И дал Отец время на осознание.

4. И прошло время. И сказал Отец: душа выстроила внешнее вокруг, а внутреннее - душа личностная, и она внутри каждого человека выстроила внутреннее. Физическое тело - это определённая часть души. Духовная структура - это проявление духа. А сознание... - И Отец, сделав паузу,

сказал: физическое тело состоит из клеток, и в каждой клетке есть сознание и первичная информация на уровне света. Это оптическая структура, это личность.

Видишь ли ты себя и своё физическое тело? Кто ты и где ты?

Пойми, и обретёшь вечную структуру, как и каждый человек. Если один человек сможет понять и научиться создавать - это смогут все. Пойми то, что видишь.

И дал Отец время на осознание.

Я видел свет в свете.

И сказал Отец: сын мой, сделай шаг к познанию и ты обретёшь знания на уровне души, духа, сознания и физического тела, как и каждый человек. Знай информацию о свете, и будешь различать её в истинности и понимать всё, что происходит, и видеть то, что дано каждому человеку.

5. Физическое тело – это проявление души на уровне истинного света и знаний. Необходимо только, чтобы свет и цвет совпали. И тогда дух проявит сознание, выстроит структуру личности духовным посылом души.

6. Посмотри на сферы, посмотри на проявление каждого человека на уровне души. Примени знания и понимание ко всем сферам и к единой, помести имя и получишь результат - воскрешение.

И дал Отец время на осознание.

И благодарил я Отца Небесного за знания, которые Отец даёт каждому человеку.

Текст 3

1. И видел я Отца Небесного. И видел я человека, стоящего пред Отцом.

И сказал Отец: ты будешь посланником моим. И открыл я тебе книгу свою, чтобы передал ты её людям. Чтобы знания из этой книги передал ты другим. Дам тебе посох свой для защиты твоей и знания обо всём. И будешь ты один - как множество, и множество - в одном.

2. И видел я себя человеком, который ранее стоял перед Отцом, и знал я о нём всё. И видел его идущим в городе светлом, где были светлые люди. И души их излучали свет.

И шёл он по аллее в дорогих одеждах, с посохом в левой руке и письменами в правой. И видел я вокруг небольшие деревья, и было их мало в той стране.

И видел я мужчин и женщин, одетых в красочную одежду. И было в этом государстве постоянно Солнце, постоянный свет и постоянное тепло.

3. И я видел человека, идущего во дворец к царю поставленному. И знал он всё о разговоре, какой будет происходить. И что будет недоволен царь тот и поднимет на смех слова его.

И говорил он о людях и приводил он число *сорок*. И говорил он, что уведёт народ свой по воле Бога в земли другие. И будет проходить путь как через реку, так и через пустыню. И после этого пути будет другим его народ. И поселится народ в другом краю.

4. Смеялись от слов его. И говорили ему, что знают все земли, и нет земли, о которой он свидетельствует.

На что первый, по указанию Отца Небесного, сказал, что есть разница в вере и знаниях и У тех, кто перед ним, и у тех людей, что идут за ним. И обретут они новую жизнь. И будут видеть Того, Кто создал все, и знать и воспринимать всё вокруг.

5. Смеялись над словами его и прочили выгнать его. На что он, по указанию Отца Небесного, смиренно ждал - до той минуты, пока получит согласие.

Со стороны царя показали угрозу ему, а он предъявил чудеса. И разговор разрешился - отпустили его с народом его.

6. Он вышел из места, которое по значению своему приостанавливает. И знал он, что пойдет в место, которое обозначается большой буквой *М*.

Название места, в котором он будет останавливаться, начинается с буквы *М* и состоит из пяти букв. Он знал, что будет встречаться с назначенным царём на букву М, который будет искушать против Отца его. И говорить об обратной стороне, которая имеет тёмный цвет. И об обратных цифрах жизни его, которые имеют при сложении другое значение.

Он показал ему царство необычное и богатства несметные. А в разговоре с ним он указал ему, что если он не согласится, то отнимут у него и народа его волю

Отца его. И передадут тёмным для вершения суда.

И увидел пришедший с народом своим события грядущего в водах. И не пошёл на соглашение.

7. Царь назначенный просил у первого книгу Отца о знаниях. И говорил ему, что он - единый посланник от Единого. И показывал ему чудеса вокруг.

Первый, посмотрев, молчал. А царь назначенный показал ему лошадь чёрную и всадника белого. А также показал ему всадника чёрного и лошадь чёрную. И поразил копьём в сердце чёрного всадника, и упал он.

И сказал царь, что едут эти всадники в одну и ту же сторону. И ждал ответа.

8. Человек, пришедший со своим народом, дал ответ ему: *Кинул ты копьё, царь, во всадника белого и коня белого. И в будущем не произойдёт этого. Ищешь книгу Отца Единого хитростью, чтобы обладать ею и вершить суд над народами. И не произойдёт этого с той минуты, как я произнёс эти слова.*

Вершишь ты суд, не имея прав. Говоришь о Едином, не видя и не зная Его.

Указываешь на противоположное, не обладая ни знаниями, ни светом от Отца Единого. Ищешь книгу, найдёшь её и будешь в дальнейшем ею сражён.

9. *Называешь себя и назначаешь себя и землю вокруг светом, не имея его. Пророчишь название места от имени своего, что будто будет с него положено начало истинного света. А сам ты взял в союзники то, что ты приобрёл. Ты увидишь в начале конец и будешь мытарем в том, о чём говорил. Не дождёшься суда, так как суда и не будет вовсе.*

Текст 4

1. И видел я Отца Небесного. И видел Его во Вселенной. И говорил Он: пойдём, сын мой, я покажу тебе новое в новом и расскажу тебе о настоящем в настоящем. И будешь познавать события как будущего, так и прошлого, так и за пределами их, зная, где есть начало того, что ты видишь и что есть реальность.

2. И видел я Человека, которого знаю, с которым был и буду. И говорил Он с разрешения Отца: смотри - вот глубина глубин и вот

сознание сознаний, вот океан, вот сфера. И сфера статична, хотя отражает все текущие события.

И повторил, что текущие события условны. Нужно вглядеться в сознание как в своё, так и в коллективное, так и во всеобщее, которое есть там, где создаётся.

И видел я, как сознание моё изменилось по форме. И приобрело другую форму - динамичную и воспринимающую всё.

И как только это произошло, я начал замечать и даже впрямую видеть неявные события, смотря на любой объект.
И сказал Он: вот задача, которую ставит перед нами Отец.

3. И видел я технические структуры, которые развивались на уровне информации - самостоятельно и дискретно. И видел Того, Кто находится намного впереди всех и создаёт - тем самым преобразовывает деструкцию в сторону света и созидания. И делает это точно.

Я увидел всё это, осознал и прошёл вперёд, взял на себя задачу и ответственность. И начал создавать, преобразовывать деструкцию в сторону света и точных знаний.

И благодарил я Отца Небесного за знания, которые Он реально показал, дал нам их и за то, что реально изменил нас.

4. И сказал Отец: дети мои, прошлые события, которые один из вас сейчас просматривал - это основа выявления знаний на уровне души, это укрепление и видение того, как проходит информация в будущие события. Это постоянная коррекция настоящих событий в сторону света и ориентация всех в сторону спасения.

После чего Отец сказал, обращаясь ко мне: нужно идти по этому пути. И показав направление, Он добавил: я буду ждать тебя на входе, а впоследствии, при понимании, на выходе текущего времени.

И я шёл по пути, который указал Отец. И шло время. И сокращался путь.

5. И пройдя путь, я увидел Архангела. И звали его Михаил. И в левой руке у него было Солнце, а в правой - Луна. И вокруг него была радуга. И сказал он: я рад видеть тебя снова. И путь, который ты выбрал, будет зависеть от тебя, как и от каждого челове-

ка, кто будет идти по такому же пути: создавать, видеть, спасать.

И видел я, что Солнце, которое светит, было справа от меня. И видел я другое Солнце - оно было в левой руке Архангела Михаила. И видел я свет. И свет этот был динамичным. И сам свет соединялся с цветом в Едином. И видел я это Единое.

То, что я видел, было создано Отцом, преобразовано и надстраивалось на уровне вибрации слов - Мир и уровень души человека.

Я сделал шаг. Приблизившись, я увидел клетку. И понимал, и сознавал, что из этой клетки можно сделать всё.

И благодарил я Отца Небесного за знания, которые Он даёт каждому человеку.

Текст 5

1. Пошёл я к столу Отца Небесного и видел Отца за столом.

Поздоровался с Ним и спросил: видел я реальность и видел, как она собирается. И видел впрямую большие пространства, которые отражались в нашем мире, в нашей реальности, создавали структуру, которую мы видим и воспринимаем. Что же тогда Мир, Отец? И как его нужно понимать?

2. И сказал Отец: сын мой, твой вопрос - он о глобальном. И я дам тебе ответ, который будет тебе понятен.

Отец встал, и я увидел Вселенную, где Отец создаёт и созидает. Отец положил руку на книгу, лежащую на столе - о которой я знал, видел её и сам читал с разрешения Отца тексты, имеющиеся там. И в ней был целый Мир.

3. Отец вышел из-за стола. И когда Он вышел, я увидел большое и малое, а между ними - Мир, который создан, который реально есть, который реально живёт. Я видел живую клетку и я знал, как она создана, потому что этому меня учил Отец. И клетка - целый Мир. И миров очень много. И они - в каждой клетке.

Подойдя ко мне, Отец положил руку на моё плечо. И видел я мир внутренний и мир внешний. И видел я Мир единый. И видел я как человека, так и клетку. Видел, что есть во внутреннем мире и во внешнем мире. И видел я единое, и видел я изначальное - первичное. И видел я Отца. И видел любовь Отца, которая распространяется на каждого человека.

И сказал Отец: вот путь, вот создание миров - то, что ты видел. Это Мир единый - мир любви, света души, действия духа, восприятие сознания.

Отец наклонился ко мне и сказал: это единое в едином, это неразделимо, неискажаемо, неразрушимо. Это - свет.

Я вижу, о чём ты спрашиваешь у меня. Я вижу, потому что создал это изначально. И ты видишь ответ.

Я видел Отца. Видел свет и вновь видел Отца.

И сказал Отец: я дал время тебе, время - оно у тебя есть. Соедини основу - свет и цвет, распространяй его - спасёшь всех. И я дал время тебе то, которое есть. И дал Отец время, которое есть.

4. И видел я Отца. И сказал Он: посмотри на себя и на Мир. Посмотри так, как ты видишь - впрямую и реально на Мир. Как ты его воспринимаешь?

Посмотри на себя. Конечно, есть физическое тело. Есть душа, дух, сознание. Есть личность. Конечно - это единое. Конечно - это ты. Ты видишь всё это, а как ты

увиденное воспринимаешь? И почему за светом видишь меня, а за мной свет? Где вход, который указывает начало пути, который содержит материальное, освобождает от материального, и что есть та точка, та песчинка, на которой идёт концентрация духа, концентрация сознания, концентрация внимания?

5. Сын мой, - сказал Отец, - я каждому человеку дал свободу. Я указал тебе путь, путь свободы, где ты постоянно свободен. И ты обладаешь свободой.

Этот путь можно пройти по-разному. А цель будет достигнута при одном - при понимании. Я дам тебе время на осознание.

И благодарил я Отца Небесного за знания, которые Он даёт каждому человеку.

Отец остановился, повернулся и сказал: понимание личностью свободы ведёт её к вечной жизни. Вечная жизнь даёт возможность знать обо всём, созидать везде, создавать во имя спасения.

И благодарил я Отца Небесного за знания, которые Он даёт каждому человеку.

Текст 6

1. И видел я Отца Небесного. И сказал Он: сын мой, начальные слова определяют направление с внешнего во внутреннее и обратно - но уже на уровне понимания. Внутреннее выстраивает внешний мир, который состоит из света на основе знаний, которые и определяют направление развития Мира. В душе твоей – структура человека реального, передающая и распространяющая образ и образы. В душе - знания обо всём. А на уровне изначальных знаний точно видно начало эволюции и как происходили изменения.

2. Необходимо посмотреть духовным взором внутрь души и увидеть реальную точку созидания. Она формирует событийный ряд, сферы сознания, формирует пласты событий и отражает реальный Мир на уровне души.

Когда поймёшь внешнее - поймёшь и увидишь внутреннее. А когда соединишь на уровне понимания - получишь реальное видение и как результат структурирование и расширение сознания, тогда охватишь сознанием все структуры Мира - Мира реального.

3. И подошёл Отец к столу, и сел за него, и сказал: книга, лежащая у меня на столе, создана из света и является светом. Свет - это ни что иное, как основа знаний обо всём Мире. Конечно же, это структура создающая и созидающая, это бесконечные глобальные и истинные знания.

4. Многие ищут книгу мою, которую я открываю тебе, сын мой. Береги её, так как это - спасение для одних, для других ищущих - это власть. А в Царстве моём люди все равны между собой, и они - от Единого.

Душа дана каждому человеку для созидания физического тела, физической реальности и Мира, как первооснова всего. В душе, на уровне света, есть знания обо всём. И эти знания - книга, которая лежит у меня на столе.

5. Некоторые, имеющие искажения и непонимание на уровне сознания, хотят завладеть душой, а именно – книгой моей. Но свет мой даёт к ней доступ лишь для тех, кто готов и искренне ставит перед собой задачу спасения. Каждому, кто спасает, откроется

книга моя, где есть знания обо всём и свет. При правильном понимании она не искажение даст, а возможность спасать, воскрешать, помогать и, конечно же, быть самому светом, и распространять свет для спасения.

И дал Отец время на осознание.

6. И сказал Отец: сын мой, видел ты события прошлого и жизнь человека - точно о нём знал всё. Он был первым, кому я дал знания о душе и книгу, и кто передавал знания всем. Когда он был в землях, куда я его направил с народом своим, имел он искушение от царя. И был то не царь. И просил, и искушал он его по поводу книги и души для власти на Земле и власти над людьми.

Передавай знания, помогай и распространяй свет, открывай врата для света у каждого, кто обратится, для того, чтобы каждый был спасен от неминуемого, от изменений.

7. Царство Небесное - там, где свет. Знания небесные - там, где свет. Книга моя - там, где свет и передаётся она - там, где свет в свете и знания в истинности, пе-

редаётся человеку, берущему на себя задачу спасения всех.

И дал Отец время на осознание.

8. И говорил Отец: дающему книгу - даю свет, открывая её. Соединяя книгу со светом - увидишь и будешь управлять структурой знаний и сферой света. Осуществляй перевод света и знаний, передавай знания в объект информации и в материю. Восстанавливай, преобразуй объект. Но для этого необходимо иметь Понимание изначального, ключевого.

И дал Отец время на осознание.

9. И сказал Отец: концентрация на знаниях приводит к пониманию и созданию реального образа. А образ необходимо перевести через систему контуров в пространство - и произойдёт воскрешение, на основе этого произойдёт восстановление событий макроуровня, восстановление любого тела от любого заболевания и достижение результата всеми людьми - изменение в сторону позитивных событий. Реальность, которая создана, откроется.

И дал Отец время на осознание.

И благодарил я Отца Небесного за знания, которые Он даёт каждому человеку во спасение.

10. И сказал Отец: сын мой, знаешь ли ты, что такое величие?

ВЕЛИЧИЕ - это истинность человека. Истинный человек - это человек света. Имеющий свет - несёт добро и спасение для всех, где бы он ни был.

ЧЕЛОВЕК МУДРЫЙ -это человек, познавший свет, знающий и имеющий возможность влиять на всё происходящее, и реально влияющий, и изменяющий реальность так, как это необходимо - согласно принципам и законам развития Мира.

Договор о чём-либо конкретном и точном - самое сложное, так как необходимо постоянно учитывать и понимать ВЕЛИЧИЕ и МУДРОСТЬ человека. Истинный Мир строится на принципах и законах Мироздания - Вечности, Бесконечности. И ещё - строится на искренности и любви человека, так как при этом возникает частица света.

И благодарил я Отца за знания, которые Он даёт каждому человеку.

И дал Отец Небесный время на осознание.

Текст 7

1. И видел я Отца Небесного, сидящего за столом. Он показал свет, знания, реальность и Он сказал: я открыл тебе книгу мою в виде света и знаний. И написание её я закрепляю за тобой, так как ты знаешь как книгу, как душу и как необходимо видеть, читать, а самое главное - как создавать, выстраивать и беречь.

2. На столе моём лежит договор между тобой и мной. Я даю знания, свет, а ты берёшь задачи спасения всех и каждой личности в отдельности.

3. Договор после прочтения, понимания и осознания будет помещён в книгу твою и будет закреплён мною за тобой, как и книга, которой по моему указанию ты будешь распоряжаться.

Я объяснил тебе начальную часть договора для понимания. И после трёх дней наших встреч мы заключим с тобой соглашение - договор.

И дал Отец время для понимания.

Текст 8

1. И прошёл день. И видел я Отца Небесного. И говорил Он: сын мой, вот и настал второй день. И мы встретились с тобой, как и договорились. Возьми со стола моего договор - и прочти, и запомни его. И читал я: *Истинное понимание даёт свет человеку для развития гармоничного Мира.*

Истинное видение и реализация задачи человека - спасает всех и конкретно каждую личность на уровне Мира, души и физического тела. Истинность духовная даёт реальное восприятие. Истинное сознание преобразует мир физический по задаче души и Душу.

2. И сказал Отец: всё, что написано и прочитано, закреплено за тобой как единое. И твоя задача - спасение, как и у каждого человека, кто пройдёт путь и поставит перед собой задачу - спасение. Для этого надо получить знания, которые приведут к истинному пониманию души и Мира.

А в дальнейшем духовная структура даст информацию о спасении, созидании и гармонии - выстроит реальные события с уточнением этапов развития и переходов. И это дар от Создателя - от меня. И это будет закреплено как *духовная программа развития для каждого человека* - развития на уровне души, выстраивания Мира и физического тела, на уровне сознания.

3. В одной клетке - мир. В миллионах клеток - миры. Созидай и выстраивай миры - спасёшь их. Ты подошёл к созданию макромира и к открытию реальности, к созданию реальности спасения. И я даю тебе ключи от этой реальности - реальности Мира. Спасай и созидай. Я закрепляю за тобой вечное пользование ими и навечно закрепляю за тобой использование духа в реальности Мира: для создания положительных событий, так и всего. Где будет твой духовный взор - всё будет гармонизироваться, создаваться и преобразовываться. И такие полномочия вручаю тебе.

4. Ты должен знать и понимать смысл происходящих процессов. Сын мой создал государство по

воле моей, по воле своей. И ключи духа и реальности закреплены отныне и навсегда за тобой - созидай!

5. Когда наступит третий день, мы с тобой продолжим. Я дал тебе время на понимание, так как временем ты можешь управлять - изменять: и увеличивать, и сжимать, и создавать, и находиться в пространствах реальности, где время есть и где времени нет.

И благодарил я Отца Небесного за знания, которые Он даёт каждому человеку, спасая всех и каждую личность в отдельности.

Текст 9

1. И видел я Отца Небесного, сидящего за столом, и говорил Он: сын мой, настал третий день и мы встретились после осмысления и понимания тобой договора.

Я вручил тебе ключи. Третий ключ, который в руках твоих, открывает врата Царства моего, Царства Небесного. И я закрепляю навечно за тобой - пользование ключом и беспрепятственный проход на физическом плане для созидания и спасения всех.

Зная, где врата Царства Небесного в пространстве и в душе каждого человека, ты сможешь выполнить эту работу.

2. Я иду, как человек к человеку, я прохожу путь так, как и каждый человек проходит, чтобы передать знания на земном физическом уровне от человека к человеку.

И ты знаешь о приходе моём, и о месте, и о часе - и уже оповещён об этом.

Я сказал это и сразу показал путь и место.

И будет затмение. И после него - яркий свет. Он может изменять всё - всё и изменится. И каждый будет знать о приходе моём на уровне глубины и высоты своей души, увидит, узнает истинную картину мира и спасения.

3. И будут изменения во Вселенной. И будет свет другой - другие помыслы и осознание. И будет создана стабильная основа Мира и души на уровне света и знаний для всеобщего воскрешения людей и достижения всеобщей гармонии. И будет достигнуто соглашение.

Ты увидишь знак прихода. И такой знак я показал тебе три года назад, определяя тогда твой путь.

Передавай знания и спасай, воскрешай людей, и ты выстроишь путь для меня, а я выстраиваю путь для вас - и сейчас, и в будущем. Понимай это - ты всегда будешь в динамике. И в душе - видишь воочию меня.

И Отец сказал: я дам тебе время. Пойми слова мои, и мы закрепим договор, закрепим его словом первоначальным от создания всего.

И дал Отец время на осознание.

Благодарил я Отца Небесного за знания, которые Он даёт каждому человеку.

4. И видел я Отца в третий день и понимал, что сказал и показал Отец.

И сказал Отец Небесный: сын мой, смотри - ты видишь и понимаешь первоначальную структуру создания. Спасай Мир - спасёшь миры, воскрешай и созидай - выстроишь и уже выстраиваешь физическую и информационную реальность устойчивого макромира как структуру.

Спасай каждую клетку, спасай каждого человека - получишь структуру вечную на уровне управления, макромира и выстроишь структуру вечную на физическом плане.

5. И видел я спасение всех на макроуровне. И видел я спасение всех и каждого лично на уровне физического тела.

И видел врата, и видел путь, и шёл им.

6. Понимай и реально проходи этот путь, - сказал Отец. Я закрепляю наш договор в душе, там, где ты встретил меня, Создателя всего, встретил по воле своей, закрепляю за тобой наш договор, как и закреплю за каждым человеком во спасение всех людей и каждого лично.

Спасайте - спасётесь.

И взял я договор в руки свои, и записал каждое слово, сказанное Отцом. И была на договоре подпись - любовь Отца ко всем - к каждому человеку в душе его, в структуре создания.

7. И стоял я напротив Отца. Отец смотрел на меня. И видел я самосоздание структуры. И делал так, как показал Отец. И была точка, и сфера, и создание, проход, мир реальности, мир проявлений физического плана и Мир миров.

8. Душа создаёт физическое тело - а человек, познавая душу,

обретает вечную жизнь на уровне реальности физического тела, получив изначальные знания обо всём. Тем самым выстраивает себе путь к первоисточнику - получает постоянно истинные знания, создаёт и созидает, как делает это Отец Небесный.

9. Дух истинный ведёт нас по пути познания. Познавая, видим свет, видим себя - суть свою. Видим Мир, спасаем на разных уровнях, спасаем единое, получаем и создаём вечное и неразрушимое, как и было создано изначально Создателем и показано всем и каждому лично. Свобода дана изначально каждому в истинности, дано и понимание в истинности для принятия решения по задачам спасения и дана ответственность.

После чего я видел дух и был в духе. И закрепил Отец за мной задачу - ту, которую я поставил перед собой. И благодарил я Отца за знания, которые Он даёт каждому человеку, как и показывает истинный путь.

10. Необходимо каждому сделать шаг - принять решение о спасении - и всё получится, так как этому помогает реально Создатель. Выстраивайте путь на основе знаний от Создателя - вы будете управлять реальностью, и у вас всё получится.

Духом пройдя, спасать через дух будешь, - сказал Отец. И пошёл. И я шёл за Ним.

Благодарил я Отца Небесного за любовь Его, за знания Его, за помощь и терпение к нам.

Текст 10

1. И видел я Отца Небесного. И сказал Он: ты понял договор, понял задачу - иди по пути, которым идёшь. Каждый человек, читая эти слова, читая договор в книге твоей должен принять самостоятельно и свободно решение. Как и ты, каждый осознает написанное, поймет на уровне сознания то, к чему он подошёл, и примет то решение, к которому готов.

И будет так! - сказал Отец.

2. И видел я дух. И сказал Отец: сын мой, идёт структуризация сознания с уровня души для видения и понимания на макроуровне, чтобы познать сразу и глобально любую информацию.

Соединяй Мир миров и Мир глобальный - получишь проход. Иди по этому пути, увидишь самореализацию, увидишь задачу. Изменяй в сторону созидания информацию для Вечности и Бесконечности на основе света - получишь мгновенное решение задачи глобальной и частной по каждому человеку. Так открываются врата, так открывается реальность. Смотри и познавай духом. Идущий познаёт и обретает.

Благодарил я Отца за знания, которые Он даёт каждому человеку.

3. Отец, пройдя немного, остановился и сказал: сын мой, благодарю тебя за благодарность.

Знаешь, почему дано каждому и почему ты тексты пишешь? Ты прочти снова тексты, оканчивающие слова мои. Я не давал их - этих слов. Они твои.

Большое искушение и терпение необходимо, чтобы знать или догадываться о словах моих, осознавать и не забывать всегда благодарить.

И шёл Отец Небесный. И я шёл с Ним. И благодарил Отца Небесного за знания, которые Он даёт каждому человеку.

ГЛАВА ЧЕТВЕРТАЯ

Текст 1

1. И видел я Отца Небесного. И шёл с Ним. И сказал Отец: сын мой, вот ты и получаешь постоянно знания напрямую от меня, созидаешь и спасаешь.

Я вижу, - сказал Отец, - как достиг ты реальности и настоящего, прошёл путь прошлого, находясь реально в настоящем, подошёл впрямую к будущему, так как был здесь и есть сейчас.

Пойми слова мои и соедини реальность, как соединил микро- и макроуровень, и увидел проход, и прошёл, спасая.

2. Остановился Отец. И тут же я увидел на столе книгу Отца. Отец сказал: читай, понимай и помогай, создавая. Выстраивай будущее - увидишь и осознаешь себя в настоящем реально и увидишь, что ты не один.

3. Сын мой, выстраивай путь, читай книгу, которую я открыл тебе, *книгу жизни* - тем самым ты выстроишь *реальный путь для всех*. Пройдя - создай проход и путь. Принимай личное участие - полу-

171

чишь знания и передашь каждому, и каждый будет знать на уровне души и будет спасён на уровне физического тела.

Я дам тебе время на осознание.

И благодарил я Отца Небесного за знания, которые Он даёт каждому человеку.

Текст 2

1. И видел я Отца Небесного, сидящего за столом. И шёл к Нему. Придя, спросил: Отец, спасая всех, человек спасает себя, спасает Мир, обретает знания и свободу, истинную свободу – почему же есть непонимание?

Отец встал, подошёл ко мне и сказал: сын мой, есть душа, есть свет души. Свет, идущий из души, даёт истинные знания и истинную реальность Мира и спасение всех.

Есть сфера личная каждого человека, есть сфера обобщённая, внешняя и макроуровня - сфера спасения всех. И выбор каждого свободен - какую сферу какой технологией и какими знаниями выстроить. И решить - где эти знания взять. Ищущие везде не

знают, что знания находятся в их душе, реально в душе каждого.

Нужно понять и услышать рядом идущего по пути спасения.

2. Идущие получают знания от меня напрямую, и знания берут в своей душе. И я слышу голос каждого, кто просит о помощи.

Ты был со мной в саду моём. Я знаю всё о саде, я знаю всё о каждом человеке, я дал знания всем и каждому лично. Я говорю с тобой реально - и вижу тебя, как и ты меня, и дал тебе знания.

Как только эти знания ты будешь передавать в точности людям, каждому лично и всем сразу - появятся ищущие и идущие за знаниями. Помогай им - создавай искру света у каждого идущего и истинно созидающего.

3. Я передал тебе технологию созидания, понимание света на уровне души и геометрии пространства.

Пойдём со мной, - сказал Отец.

И я шёл с Ним. Отец сказал: я воспринимаю тебя как человека, ты воспринимаешь меня как Создателя всего и человека. И я говорю с тобой сейчас - и в будущем, и далее. И тебе это доступно, и это правильно.

Пройди по пути, посмотри - ты в будущем. Чем же оно отличается от настоящего? Осознанием времени и пространства - их нужно здесь создавать.

Создавай пространство в будущем, создавай пространство жизни. И оно откликнется в настоящем. И выстроит его реально.

4. А реальность подчинена человеку. Я сказал лично тебе для каждого человека. И это понятно. И каждый идущий по пути спасения всех - поймёт, о чём я сказал.

5. Создавай свет, и ты создашь образ в душе - это образ свободы и устойчивости Мира. Как только будет научен один - будут знать на уровне души всю информацию все.

Иди по пути и осознавай то, что я показал. Создавай то, что я тебе поручил, и понимай, о чем я сказал и что создал для всех.

Создавай для всех - и будет результат, и будет выработана технология спасения на уровне духа, на уровне реального восприятия Мира.

Береги и создавай каждую частицу света, так как ты создаёшь образ реальности.

6. Мы подошли к столу Отца, и Он сказал: пойми тот путь, который я указал, и мы пойдём дальше, создай то, что я дал в виде образа и технологии, и будет спасение для всех, и оно, конечно, есть сейчас - так как этот путь проходишь ты, как и будет пройден каждым лично, и всеми. Нужно только понять.

И дал Отец время на осознание.

И благодарил я Отца Небесного за знания, которые Он даёт каждому человеку.

Текст 3

1. И видел я Отца Небесного. И сказал Он: сын мой, пойдём со мной.

И шёл я за Отцом, и видел реальность. И открылась она. И вошли мы внутрь света.

И сказал Отец: вот структура света, вот структура созидания. Ты видел и видишь, как реальность открылась и откликнулась, и как реально всё происходит и выстраивается.

2. И видел я душу. И видел, как дух выстраивает реальность, и человек имеет постоянное взаимодействие на уровне души, осоз-

нание, восприятие и реализацию задачи поставленной.

И видел я Отца. И на руке Его был белый шар.

3. И сказал Отец: вот то, что я тебе показал. Я показал основу - твою душу для реализации твоей задачи и реально перенёс свет в твою душу.

И видел я, как свет вошёл и стал точкой, и стал духом, и стала реализовываться задача и преобразовывать реальность.

И сказал Отец: видение и понимание реально, а также реально слышать то, о чем говорят, видеть то, что происходит. Это одно единое в трёх и три в едином - на уровне понимания для реализации истинной и реальной задачи.

У каждого человека в душе есть свет, реальность, структура и задача. И необходимо задачу решать: выстраивать всеобщий свет для создания, для спасения всех и всего и передачи истинных знаний уровнем духа в реальность.

Как только сознание будет структурировано, увидит дух, воспримет реально душу на уровне динамики, и знания обо всём перейдут на уровень логики сознания - они будут поняты полностью. Всегда на уровне сознания выстраивается область восприятия реальности и, конечно же, духом - духом всеобъемлющим создан свет, идёт передача знания реальной картины происходящего. Соприкосновение взглядов - создаёт свет и понимание, может выстроить реальность положительную, динамичную - гармоничную.

4. В Вечности дух создаёт структуры бесконечные, получает необходимый результат. Структуры, созданные мной, оказывают помощь всем - и тебе, конечно, - в реальном воскрешении всех и конкретно отдельной личности, так как это структуры духовные.

Это создание во имя созидания. Оно предусматривает вечное выстраивание гармоничных структур на уровне духа и души каждого человека. Понимание своей и общей задачи приводит к единому взгляду и к созданию света - основы знаний, к созданию вечных структур. Осмысление и понимание приводит к свету и к созданию реальности - той реальности, где мы сейчас находимся, куда мы прошли, где необходимо созидать и создавать вечное на основе Вечности.

Сын мой, Я ВЕЧЕН, И СОЗДАЮ ТОЛЬКО ВЕЧНОЕ И БЕССМЕРТНОЕ.

Пойми и осознай слова мои, и я продолжу.

И дал Отец время на осознание. И благодарил я Отца Небесного за знания, которые Он даёт каждому человеку.

Текст 4

1. И видел я Отца Небесного. И видел свет. И видел реальность. И видел дух, который выстраивает и решает задачу души в будущем. И видел, как сознание воспринимает, осознаёт. И как на уровне духа происходит раскрытие в сознании реальной картины.

И сказал Отец: так создаётся реальность за реальностью, так создаётся экран за экраном, пространство за пространством и возникает единое во множестве. И распространяется на всё, что есть вокруг. Но не на всё, что ты видишь.

И дал Отец время на осознание.

2. И видел я Отца, и сказал Он: чтобы выстроить структуру сознания, необходимо взять ячейку души и создать образ, пространства, реальность и структуру мышления и действие осознания. В реальных образах надо расположить реальные структуры и задачи души. И реализовать эти задачи.

Всё, что ты увидел, всё в истинности и в реальности мною сделано. И это сделано у всех и у каждого человека мною.

И дал Отец время на осознание.

3. И видел я Отца. И видел, как Отец шёл и создавал. Отец находился впереди, Он остановился, повернулся и посмотрел на меня.

И видел я, как реальность открылась. И душа открылась и вышла, и встала передо мною та задача, которая была в душе. В душе я видел свет. А передо мною, в духе - знания. Это было единое и реализовывалось как задача - сознания, личности моей и каждого человека.

4. И сказал Отец: я дал знания обо всём - всем и каждой личности. Рассматривай задачу и полученные знания в сознании в

области созидания. Знания будут открывать реальность везде - и это лежит в основе всего, в основе спасения.

Благодарил я Отца Небесного за знания, которые Он даёт каждому человеку. И видел знания. И были эти знания Отца - перед человеком, у всех и у каждого человека, лично.

Текст 5

1. И видел я Отца Небесного. И сказал Он: сын мой, смотри на Мир, смотри на макроуровень - Мир един. Если объект информации преобразуется или изменится - он потеряет свою форму в этом пространстве и приобретёт другую форму в пространстве другом. Человек - имеет общие связи и взаимодействует по ним. Он целостен, как целостен и Мир.

ЧЕЛОВЕК СОСТАВЛЯЕТ ОСНОВУ МИРА.

ОН ВЫСТРАИВАЕТ СВЯЗИ, ИНФОРМАЦИОННЫЕ ПОТОКИ И ОБРАЗЫ И ВЗАИМОДЕЙСТВУЕТ ПО НИМ. ВЫСТРАИВАЕТ ОБРАЗ СВОЙ, ЯВЛЯЮЩИЙСЯ ОБРАЗОМ МОИМ.

2. Сын мой, спасай всех и спасай каждого - ты спасёшь Мир, спасёшь человека, спасёшь основу и структуру первичной информации. Каждый человек, который ставит перед собой задачу спасения и реализует её - видит напрямую Мир и его структуру. Я дал каждому эту возможность.

Каждый человек, ставящий задачу самостоятельно, по своему волеизъявлению, по своему решению на пути к единому и целостному Миру создает основу, и *он, человек, является основой стабильного и гармоничного развития Мира* - по определению.

Понимание даёт спасение и реализацию задачи неумирания, решение задачи воскрешения всех.

3. Человек, находясь в центре Мира, выстраивает основу Мира - на основе души, на основе реального образа. Ты идёшь к образу моему и решаешь любую задачу, как и преобразуешь точные сложные задачи в позитивную сторону.

Находясь реально и постоянно со мной, ты получаешь знания от меня, являешься учеником моим, постигаешь душу - как сын мой, постигаешь, как сознанием управлять реальностью.

Постигай дух и духовную основу - увидишь меня и будешь создавать, как я. Понимай и постигай услышанное, увиденное, пройденное - обретёшь истинный статус свой. А истинность заключается в раскрытии знаний от меня и постижении своей души.

4. Я рад за тебя - ты обрёл истинную духовную основу в истинном статусе Мира - душу на макроуровне.

Проходя свой путь, ты даёшь ориентир всем людям для понимания задачи спасения духовной основы на пути души. Перед тобой душа - сказал Отец. Это структура вечная и созидающая, структура, созданная изначально и несущая всю информацию обо всём, имеющая знания, которые включают в себя всё.

Многие люди находятся в другом пространстве и с другой информационной структурой. Ты, как и те, кто работает по задаче воскрешения, зная точку входа - получишь результат, осуществляя концентрацию на объекте информации, перенося знания на уровень души при прямом контакте с душой.

Душа, получив знания напрямую, вспомнит и соберёт физическое тело - то, которое было ранее, со всеми навыками личности и сознания. И соберёт тело в мире физическом, реализуя принципы и законы Вечности.

Воскрешай - я помогаю тебе постоянно.

Отец дал время на осознание. Благодарил я Отца за то, что каждый человек свободен, может созидать и созидает, может создавать.

- И каждому я изначально дал эти знания, - сказал Отец. - Выберут ли люди и каждый человек этот путь, пойдут ли они к знаниям, поставят ли перед собой задачу спасения - от этого будет зависеть результат.

5. Отец шёл, и я шёл рядом. И сказал Отец: осознай - и Мир откроется, допусти - и увидишь, читай - поймёшь, пойми - и реально преобразуешь. Совмести слова, сказанные мной - и вот у тебя Основа основ.

И шёл Отец дальше.

И шел я за Ним.

И благодарил я Отца Небесного за знания, которые Он даёт каждому человеку.

Текст 6

1. И видел я Отца Небесного. И шёл за Ним. Отец, остановившись, сказал: осознавай и понимай, и реализуй увиденное.

2. И сказал Отец: смотри, сын мой, на Основу основ и постигай то, что дано мной.

И видел я ячейку души, и видел душу, и постигал увиденное.

И сказал Отец: знания в душе имеют качественное отличие как по духу, так и по взаимодействию духа и сознания. И в своём пространстве душа создаёт и реализует знания одного порядка. И в душе есть другие знания - точные знания обо всём. Их реализация и взаимодействие с сознанием - другое и никогда не повторяется, так как знания - информация - имеют более качественный, духовно-световой уровень. Изменения знаний - нет. Есть обобщение информации, так как происходит осознание и понимание объекта информации в любом месте, в любом пространстве любой информации.

3. Я вижу, - сказал Отец, - куда ты смотришь. Конечно же, перед тобой реальность. Она отражает твою душу и даёт тебе обобщённую картину знаний, знаний души, сын мой. Пройди в реальность.

И сделал я действие. И был я в духе. И видел, что душа световая и яркая находится в теле. И видел: душа - это Мир, душа каждой личности - это структура, воспринимающая тонко и точно всё, что происходит вокруг человека и с человеком впрямую. Душа даёт знания и их получает. Душа реализует знания и созидает новые знания, понимает, выстраивает изначально - личность и её путь. Душа проявляет личностное сознательное я и имеет информацию обо всём мире, и воспринимает реальный духовный мир.

4. И сказал Отец: сын мой, речь не идёт о замене души, я говорю о знаниях, которые получает душа. Сам лично человек - выстраивает путь, условно вверх и условно вниз, так как - Мир-то един. Приближаясь к границам Мира - никто не нарушает их, а только

расширяет Мир. И это правильно. Выходит за границы - преобразует и спасает. Понимает услышанное и увиденное сейчас - создаёт, создаёт всеобщую стабильность, получает знания напрямую от меня.

5. Проходи путь, который я указал - увидишь впрямую целостный Мир с его связями. Выстраивай истинную информацию, так как ты знаешь, видишь и можешь это делать. В дальнейшем ты увидишь полностью весь объем взаимодействия в целостном Мире - внешнем и внутреннем. Увидишь формы и содержание их, реальность, изменение форм, форму времени и суть происходящего, и направление движения. Передавай знания и будешь спасён, получай знания из души в душу - я их даю тебе лично, как и каждому.

И благодарил я Отца за знания, которые Он даёт каждому человеку.

И шёл Отец. И я шёл с Ним.

Откровение

И видел я Отца Небесного. И находился около Него. Отец взял книгу со своего стола в свои руки. Подойдя, Отец дал книгу мне, и я так же, как и Он, взял её с другой стороны.

И сказал Отец: слышишь ли ты голос?

И слышал я голос, который звал меня. И я оглянулся, но никого не увидел. А голос звал меня по имени и говорил: я дух твой, я дух твой!

Я посмотрел на Отца. И Отец сказал: ну что ж, раз ты готов, посмотри на истину взглядом моим, взглядом своим.

И был я внутри истины, как видел я. И был я в духе. И звал меня дух. И шёл я по пути. И пришёл к водопаду. И видел воду, которая льётся и падает с Неба и образуется на Земле.

И смотрел я на воду, и видел, что была она кристально чистая. И как только посмотрел я в воду - увидел образ свой и цветущий Мир.

Я начал смотреть вокруг и слышал голос Отца, который шёл с Неба, оттуда, откуда падала вода.

Громовой голос сказал: видишь ли чашу сию?

И видел я чашу, которая вмещала в себя всю существующую воду, воды разные. Видел как звёзды, так и радугу небесную.

И говорил голос сверху: та ли вода, где видно всё? И находится ли вода в чаше, которую ты видишь?

И видел я воду в центре души. И видел, как дух переносит воду выше и дальше. И видел, как воды образуют и омывают физическое тело. И видел, как образуется жизнь, как появляется Глубина глубин и как она пугает по незнанию. И как познать Высоту высот.

И остановился я. И не стал смотреть в эту воду. И посмотрел вокруг. И был я в центре на этой воде, и не тонул, и не намочил ног своих.

И начал всматриваться я ввысь, чтобы увидеть Того, Кто звал меня. И начала одолевать меня дремота как в сознании, так и в духе моём.

И сказал Отец: сын мой, знания даются и воспринимаются, а сознание течёт и преобразует их. Возьми книгу мою - я её даю тебе. И передавай знания каждому человеку.

Я взял книгу и положил её на стол Отца. И сказал: Отец, ты даёшь мне большие, глобальные знания, и я прошёл большой путь к этим знаниям. И я люблю Тебя, и благодарен Тебе за знания и спасение всех и каждого. Отец, книга должна находиться на столе Твоём. Каждому человеку нужно найти душу свою, в душе - книгу и знания, а также найти путь, который ведёт к знанию, и в первую очередь к Тебе, Отец. Я делаю - создаю такую же реальность, которую Ты создал и показал. И через реальность передам знания впрямую в душу каждому человеку. Я каждый миг и в каждом пространстве берегу то, что Ты создал, и книгу, которую Ты открыл людям.

И благодарил я Отца.

Отец, пройдя за стол, сел. И сказал: многие люди проходят через испытания терпением, и все люди свободны и равны по жизни своей изначально.

Реальность книги моей - тобой открыта. И путь, показанный тебе - увиден, понят и воспринят правильно. Я дал тебе свет, чтобы видел ты всю книгу, каждый лист, каждую букву, и всё в точности. И именно в точности по каждому человеку.

И дух твой с этой минуты будет создавать вечно свет, который я определил как свет - свет знаний обо всём.

И дал Отец время на осознание.

И благодарил я Отца за знания, которые Он передаёт каждому человеку. И не отходил я от Отца, чтобы воспринять всё в точности и правильно.

Текст 7

1. И видел я Отца Небесного. И сказал Он: сын мой, смотри на книгу мою.

И видел я, как на листе книги был песок - песчинка к песчинке. И убрал Отец песок рукой своей. И видел я воду. И убрал Отец рукой воду с листа. И видел я занавес на листе. И открылось Небо после того, как убрал Отец занавес с листа. И видел я ночь. И убрал Отец рукой своей ночь.

И был день, и было ярко, и был свет.

2. И сказал Отец: сын мой, понял ли ты происходящее? Ведь то, что я тебе показал, дано каждому человеку. Понял ли ты и увидел ли тот главный лист книги из всех, что я показал?

И встал Отец. И книгу держал в своих руках. И положив её на стол, сказал: книга как жизнь. Создаёшь лист за листом - и жизнь движется и развивается, обращаешь внимание на дела свои - и в твоей книге листы прибавляются. А кто занимается суетой - он и о книге не знает, и о тексте книги тоже. Сделай необходимое духовное действие - и будет видно книгу всегда.

А в книге есть место, где имеется жизненный родник. И кто познает воду ту - тот и познает жизнь вечную. Познавай книгу и познаешь жизнь вечную, создавай - пиши лист за листом - и передашь знания, покажешь путь для всех. Понимай - и придёт милость моя и спасение, спасение для всех. Оно в знаниях.

И дал Отец время на осознание.

И благодарил я Отца Небесного за знания, которые Он даёт каждому человеку.

Откровение

И видел я Отца Небесного, и было это в песчаной пустыне, и была буря. И слышал я, что Отец звал меня. Как только я услышал, всё преобразовалось.

И видел я Отца сидящего за столом, и на столе была книга, и сказал Отец: сын мой, познал ты суть происходящего и слышал меня на уровне души и духа, и слышал точно. Я звал тебя, чтобы сказать - поступил ты правильно. Ты воспринимаешь на уровне истинного духа. Я создал это и дал изначально каждому человеку. Ты не отказался от книги, ты всё истинно и духовно приобрёл - реально духом в своей душе. И можешь распоряжаться ею по праву, проходя путь с верой, ты стоишь на пути получения истинных знаний.

Многие хотели и пытались неким образом взять книгу - и брали её, как им казалось. Я пытался говорить с ними и давать напрямую знания. Сын мой, они не слышали меня, а ценили только книгу мою. Книгу мою. Почему же не спросить и не увидеть меня? Потому и не воспринимали истинные тексты и видели то, что хотели видеть сами - кто искажение, а кто иное.

Ты увидел меня и услышал. И я благодарю тебя.

- Отец, - сказал я, - это я благодарю Тебя за то, что вижу Тебя постоянно. И рад находиться рядом, и получать, и распространять знания которые Ты даёшь каждому. И каждый может слышать, и видеть, и получать знания, которые Ты даёшь.

И продолжал Отец:

Знания, которые от меня даны - даны каждому. Которые даны иным - к иному. Знания имеют свойство вырастать.

Открывая и читая книгу, ты многое узнал и понял, как и каждый человек поймёт, кто откроет эту книгу. Он приобретёт знания, увидит путь и истинно, и именно истинно исцелится.

И будет дано каждому по разумению и вере его, дабы

каждый получал лично знания и реальную истинную помощь как путь - путь спасения.

И дал Отец время на осознание.

И благодарил я Отца Небесного за знания, которые Он дает каждому человеку.

Текст 8

1. И видел я Отца Небесного. И сказал Он: познавая Мир, сын мой, познаешь себя. И каждый человек, видя Мир истинный, познаёт.

И сказал Отец, показывая: смотри и понимай слова мои, смотри и понимай дух свой.

2. И сказал Отец: пусть отойдёт всё.

И видел я душу.

И сказал Отец: на Основе основ души создано всё. И это - сфера. Внутри неё по принципам создания и развития вечной жизни душой создано сознание, которое познаёт и расширяется, воспринимает до и за границами сферы. Оно имеет форму и структуру. И есть дух, который знает и видит от души всё, образует само сознание и находится как в мире внутреннем, так и в мире внешнем. И, конечно же, дух и есть грань: он объединяет и условно создаёт грань - невидимую грань, но она есть.

3. Дух проходит в мир внешний и познаёт - тем самым расширяет сознание.

Мною создан Мир, мною создана реальность. Ты видишь меня и познаёшь Мир, и получаешь знания. Ты проходишь духом в мир внешний и выстраиваешь его.

В твоей душе есть точка - это и есть переход, это и есть свет, это и есть образ мой, и это знания мои. Они - необъятны, они - бесконечны, как и вечны и созидательны.

4. Сын мой, дорога твоя привела тебя ко мне, как приведет каждого человека в реальности. Ты получаешь знания. И они переходят и уже перешли в Учение. Распространяй Учение в том направлении - где ты увидел и услышал, где ты сам понимал и осознавал, где лично сам спасал. Мир устроен и развивается по принципам и

законам создания и развития вечной жизни.

Пока ты слушал и смотрел на меня - появилось время. Управляй им - и ты выстроишь устойчивый макроуровень. А это, в свою очередь, Основа основ.

И дал Отец время на осознание.

И благодарил я Отца Небесного за знания, которые Он даёт каждому человеку.

ГЛАВА ПЯТАЯ

Текст 1

1. И видел я Отца Небесного. И сказал Он: сын мой, смотри на Мир, на частицу Мира, смотри и понимай реальность, как строится Мир, и как собирается свет, и как образуется структура.

Всё - есть свет. И в центре всего - свет. Свет - основа души, как ядро. Куда бы ты ни посмотрел - там дух, и твой дух в том числе - и это тоже свет. И это ядра, и они похожи формой на ядро в центре, но меньше размерами и их много, и они соприкасаются с внешним миром.

2. Ядро в центре строит впрямую мир внутренний. Именно впрямую от центра к каждому ядру идут связи. Это свет информации и сама информация. Между ядрами и нитями связей - сознание, которое развивается и растёт, которое познаёт и концентрируется в одной точке, как и во всех точках сразу, и со временем развившись вместе с духом, выполняет работу по созиданию - созиданию материи.

Это одна клетка, одна песчинка, объект информации.

3. Сама клетка - это целостный Мир, Мир единый, где внутреннее выстраивает всё внешнее - и именно всё. Понимай это - поймёшь целостный Мир, как и целостного человека. И будешь рассматривать всё сразу, всё в целостности.

Душа, находящаяся в центре, выстраивает - создаёт дух, который есть от меня и от тебя и присутствует по воле моей в душе и совершает, как и душа, действие реальное, создаёт реальность - а именно сознание и тело. Душа расширяет сознание и соединяет сознание через дух с телом - объединяет в одно никогда неразделимое - в Единое.

Внутреннее - душа, она же и внешнее, выстраивает всё и сознание.

4. Сын мой, для меня ты сын, человек и дух мой, так как видишь меня реально и знаешь, что я - Мир единый, Мир целостный и реальный. И я реально и вечно в Мире, в Мире спасения и созидания.

Я иду к тебе, как и к каждому человеку. Ты, как и каждый человек, получаешь знания от меня, приближаешься со знаниями моими ко мне - к свету в целостном Мире. Вот почему ты - дух мой, ведомый мной. Я - знающий и видящий всё, и всё созидающий.

Пойми это, сын, и ты поймёшь Мир, Мир целостный и Единый. Каждый, кто поймёт это, будет обладать знаниями по разумению своему. Увидит видящий - частицу, атом, ядро и Мир. Ведь я все показал и рассказал обо всём, чтобы видящий истинно мог описать показанное и записать слова мои в точности и без искажений - так, как видел духом и душой своей.

5. Душа - внутри человека. Она и есть Царство Небесное. Душа реализует себя через дух - создаёт сознание и физическое тело. Душа, она - внутреннее, она - внешнее, она - Мир и реализует себя через Мир и человека, передаёт знания и придаёт динамику процессам развития целостной структуры. Пойми это - поймёшь Мир, спасай Мир - спасёшь и разовьёшь Мир, и передашь знания всем людям. И это реально происходит в Мире.

Сам человек является реальным образом всего Мира, как и

Мир развивается на основе знаний самого человека и является прямым соединением знаний, света и информации. Вот технология неявного - именно неявного, но очень точного процесса создания человека.

6. Познание приводит к точке создания. И само создание объекта информации указывает на образ человека в самом человеке, на целостность процессов, происходящих в Мире реально и отражающих реальную структуру развития всего.

Человек развивает духовную основу, создаёт реально стабильный, устойчивый Мир - развивает его за пределами сознания. Сознание, находящееся в пространстве и образующее само пространство через формы и время, - создаёт и поддерживает их: пространство существования или нахождения форм и время движения форм.

7. Человек проходит путь, приходит к реальному образу, где реальный образ - сам человек. Каждый в реальности имеет вечный образ свой, в разных формах информации и в реальности Мира в соответствии со своим пониманием и верой. И, главное, в соот-

ветствии - со знаниями моими, которые он, желая познать - получил пер-воначально и получает - и идёт по этому пути.

Благодарил я Отца Небесного за знания, которые Он даёт каждому человеку. И дал Отец время на понимание.

Текст 2

1. И видел я Отца Небесного. И подойдя к нему, сказал: могу ли я спросить у тебя, Отец?

- Я знаю, что ты хочешь спросить, - опередил Отец, - что есть дух и что есть духовная основа? Сын мой, смотри - впереди тебя дорога света. Не это ли дух? Свет идёт из души - не это ли духовная основа?

2. Не делай различия, а различай - что и как видишь, что и как понимаешь.

Ведь создано светом.
Ведь создано душой.
Ведь создано Единым.

Текст 3

1. И видел я Отца Небесного. И сказал Он: сын мой, встань там, где я тебе укажу.

И встал я, где было указано Отцом.

- Смотри, - сказал Отец, - Мир един. Человек - это Мир целый и единый.

Смотри на душу свою, понимай целостный Мир и целостного человека. То, что ты сказал и скажешь, то, что ты увидел и увидишь, то, что ты сделал и сделаешь - есть и будет в душе твоей. И душа человеческая отзывается в точке создания, в точке света. И основанием будет - душа. И будет действие.

2. И видел я внешнее и внутреннее одновременно. И видел дух всеобъемлющий. И видел действие души - яркий нескончаемый свет.

Смотри и обращайся к душе своей, как и к душе каждого человека - увидишь Отца Небесного и выполнишь его волю - нести свет, знания каждой душе.

3. И видел я все цвета, которые есть, выходящими из души. И видел я суть происходящего. И был в трёх.

И сказал Отец: хотел ты слышать слова мои, когда стоял на Горе Мира? Ну, что ж - слушай и смотри.

И видел я высокую гору, на которой однажды стоял. Видел Отца в одеждах, которые были на нём ранее. И видел, как Отец смотрел на меня. Я также видел тучи, и слышал ветер, и видел образующиеся вокруг картины.

4. Видел я человека с семьёй, в машине. А с ним - женщину, живущую доныне и знающую всё об одном событии и о человеке, который управлял большой страной, большой по людям своим. Свой против своего.

И видел я государство. И было там жарко.
И видел людей многочисленных, которые шли от мутной воды. И видел нескончаемых насекомых. И было это внизу.

И видел я другие государства по центру границы Земли - и нашли они в земле своей то, о чём ранее не знали. И не давала спокойствия им находка их.

5. Также видел народы. И один народ был зол на другой из-за того, что были они как бы меньше по значению. И видел народ, где свой шёл против своего, и там была вода.

Я видел многое - и увидел душу свою. Видел Отца Небесного, который в центре всего.

И сказал Отец Небесный: сын мой, Мир необъятен - пока не увидишь его, человек не понят - пока не поймёшь его, душа недоступна - пока не увидишь её.

Я ЕСМЬ - ЕСЛИ ЕСТЬ ВЕРА ТВОЯ.

Я сущ всегда и везде - а сущ ли ты? Познавай суть слов сих.

Я доступен - видят ли меня?

Я вижу всех и каждого, я знаю всё обо всех - знают ли об этом?

И каждый лично, по воле своей хотел бы слышать меня?

Я волю имею по образу своему, создаю и укрепляю её духом своим.

Да будет услышано и понято.

7. Я СУЩ И ВСЕМОГУЩ.

ДАЮ ВОЛЮ СВОЮ, ДАБЫ БЫЛ КАЖДЫЙ ИСТИННЫМ ЧЕЛОВЕКОМ.

ДАЮ ВОЛЮ СВОЮ, ДАБЫ КАЖДЫЙ ШЁЛ ПО ПУТИ, УКАЗАННОМУ МНОЙ.

ДАЮ ВОЛЮ СВОЮ, ДАБЫ КАЖДЫЙ ОБРЁЛ ЗНАНИЯ ИСТИННЫЕ, МНОЮ ДАВАЕМЫЕ.

Неси слова мои, и я духовно закрепляю за тобой право сие.

КАЖДЫЙ НАЙДЁТ СЕБЯ И МИР В ДУШЕ СВОЕЙ.

И ОТКРОЕТСЯ ТОГДА ВЗГЛЯДУ ЕГО ВСЁ В ИС-ТИННОСТИ И ВСЁ В ВЕЛИКОЛЕПИИ.

НЕ БУДЕТ ПОСРЕДНИКОВ И СМЕРТИ - И НЕТ ОТНЫНЕ ДЛЯ КАЖДОГО.

И САМ РЕШИТ КАЖДЫЙ - КАКОЙ ПУТЬ ИЗБРАТЬ, ПОЛУЧАЯ ЗНАНИЯ НАПРЯМУЮ ИЗ ДУШИ В ДУШУ.

Воскрешать будешь, как уже и происходит. Обретай истинный статус свой.

8. Проснутся люди ото сна, которые не видят и не знают о жизни очень многого, увидят как себя, так и Мир, так и других людей. Увидят жизнь вечную и жизнь полную, обретут счастье и расширенное и истинное сознание, обретут жизнь вечную - через знания истинные и веру. Вера каждого приведёт к пути духовному. Дух укажет, что нужно делать

Савва - охрам, Савва охрам - было сказано.

И было видно, как среди людей появлялись люди - атом к атому, свет к свету, а знания к знаниям.

9. Я был с Отцом на большой площадке. И Отец сказал: заключим, сын мой, духовный договор. Духовный договор предусматривает большие обязательства с твоей стороны - и ты готов. Ты научился сжимать сферу души до точки - песчинки. И ты восстанавливаешь любой объект через импульс. И начинаешь расширять основу души и воспринимать весь Мир - и знаешь, и будешь знать, и слышать, и видеть - воспринимать всё на уровне души: И видишь - и именно видишь.

Дал время Отец на осознание и понимание.

Благодарил я Отца Небесного за знания, которые Он даёт каждому человеку.

Духовный договор

1. Видел я Отца Небесного, и Отец Небесный сказал: мы подошли к заключению духовного союза, и духовный союз предусматривает большие обязанности и очень большую ответственность.

Духовный союз между мной, - сказал Отец, - и тобой, сын мой, предусматривает прямое соглашение, и именно прямое соглашение, о том, что человек, именно человек, несёт слово моё - Отца Небесного. И Отец сделал паузу.

2. Видел я большую чашу. И в этой чаше я видел золотые монеты. Мой взгляд не остановился на них. Они опустились на дно и исчезли.

Я видел также золотые слитки, а именно бумагу с текстами. Взгляд не остановился на них. Они опустились и исчезли.

Я видел лик Отца и видел, что образ Отца отражается в моей душе, что истинный образ Отца есть в душе у каждого человека.

3. И сказал Отец: духовный союз - это заключение союза через дух. А дух - ни что иное, как сила. Человек, наделённый словом, будет наделён и силой, и будет человеком - так как он и считает себя человеком, и воспринимает себя как человека. Все и всё другое воспринимают себя тем, кто и что они есть, и стремятся к истинному образу человека.

4. То, что есть вокруг человека, называется миром и входит

190

в целостный Мир, так как им и является. Человек, познавший структуру мира, созидает и управляет в мире, а главное - он спасает целостный Мир, оказывает реальное воздействие на мир, в котором он живёт.

5. Душа распространяет реальные знания через дух - расширяет сознание, изменяет, преобразует и выстраивает, направляет на истинный путь, показывает реальную жизнь.

6. Дух и путь всегда совместимы, так как дух – образует реальное и физическое. Дух несёт свет, определяет путь, видит Мир, преобразует сознание.

7. Сознание человека, идущего духовным путём - реагирует, осознаёт, реализует управление - расширяется, чтобы строить структуру Мира.

Это часть договора. И после того, как увидишь путь, я продолжу.

И дал Отец время на осознание.
И благодарил я Отца Небесного за знания, которые Он даёт каждому человеку.

Продолжение духовного договора

1. И видел я Отца Небесного. И сказал Отец: твоя любовь освещает путь. И я пойду по этому пути.

2. И видел я душу. И сказал Отец: у каждого есть отражение в своей души. Вот сюда, - и Отец показал точное место, -передаётся первичная информация, здесь создаётся свет, есть добро, любовь и знания.

3. У каждого человека есть точка входа в структуру души личности и строения души Мира. Ты видишь душу и в центре точку. В душе Мира ты видишь точки и всю душу.

В душе отражается и создаётся истинная картина Мира и истинные образы человека, знания обо всём, знания о каждом действии.

4. Каждый человек изменяется и может измениться в своей душе, в личности и по сути, приняв свет и поняв структуру Мира, учитывая интересы всех. Чтобы сделать это действие, нужно знать - обладать знаниями.

Я видел Отца и видел в душе его очень большое и яркое свечение. Я посмотрел на душу свою - и увидел свет, свет Отца.

5. Когда я поднял голову, Отец сказал: видишь, и свет наш, и дух наш, и интересы совпадают. Поэтому совпадут действия, которые необходимо делать по спасению каждого человека и выстраиванию Мира единого, Мира целого.

Каждый человек, избавляясь от заблуждений, истинным зрением увидит истинный Мир и истинность в каждом человеке.

6. Чтобы создать и вырастить одну клетку в организме человека, необходимо увидеть Мир. А из одной клетки восстанавливается весь организм. И восстановление организма и личности - восстановление на основе души, духа и сознания - приводит к спасению и стабильности в Мире.

7. Духовный договор, как и слово моё, даётся человеку, который увидел и видит Мир в своём сознании и тогда создаёт его, восстанавливает объекты информации на любом уровне и в любом пространстве.

8. Я даю знания и поясняю, чтобы было понятно каждому человеку - как выстраивать Мир, как мной выстроен Мир и что за-

висит от каждого - от его истинного решения. И сказал Отец:

СОЮЗ ДУХОВНЫЙ - ВЕЧНЫЙ СОЮЗ.

И сказал Отец:

ПО ВЕРЕ БУДЕТ ДАНО КАЖДОМУ.

И дал время на осознание и понимание того, о чём Он сказал.

И благодарил я Отца Небесного за знания, которые Он даёт каждому человеку.

Текст 4

1. И видел я Отца Небесного. И говорил Он: сын мой, впереди тебя дверь, а в душе твоей есть ключ к этой двери. Открой ключом дверь и войдив Царствие моё.

Впереди тебя колодец, а в душе твоей - чаша. Возьми чашу и набери воды - и войди в Царствие моё. Сын мой, впереди тебя смысл слов моих - пойми их и поймёшь замысел мой.

2. И сказал Отец: войди в дверь Царства моего - поймёшь внутреннее, выстраивающее всё внешнее, увидишь себя, увидишь душу и ключ к ней, увидишь чашу, а в воде - себя. Увидев себя,

спроси – зачем ты здесь? Получишь ответ - найдёшь путь в пространстве, куда тебе нужно идти.

Понимающий и слышащий меня - меня да поймёт!

3. Каждый человек черпает знания - те, которые я дал изначально и которые он получает постоянно. Он сам открывает дверь и бережёт ключ, утоляет жажду водой от меня и видит происходящее в себе самом, как и радость, и счастье, переносит свои чувства на других людей, бережёт колодец - источник, который я указал.

4. Слово моё - это видение внешнего и внутреннего одновременно. Слово моё определяет во внешнем - информацию, а во внутреннем - голос и вибрацию.

Человек сам по себе - неразрушим. Он находится в том или ином пространстве, собирает ту или иную информацию - через слово, через вибрацию.

Смотри, что находится за дверью.

И дал Отец время на осознание.

И благодарил я Отца Небесного за знания, которые Он дает каждому человеку.

Текст 5

1. И видел я Отца Небесного. И сказал Он: сын мой, я открыл дверь в Царствие моё - открыл в душе у тебя, как и открою у каждого человека. Смотри.

И видел я пространства.

2. И сказал Отец: входи и смотри на Мир, и понимай. Пространство - как лист моей книги, а действие и осознание - это сфера, сфера динамичная и всё охватывающая. Она и преобразует, когда знаешь и видишь.

Клетки в организме как пространства - их много. А изменяют пространства - и клетки, и сфера, и ядро. Это динамика и открытие реальности.

3. Сфера вечно развивается, имеет динамику реальности макро- и микроуровней и развивает структуры спасения, когда знаешь и осознаёшь. Я не говорю о том, что в организме на уровне клеток что-то активно или пассивно. Я говорю о том, что одно имеет вечное взаимодействие и даёт свет, другое на основе света есть и имеет материальную физическую основу.

4. Носитель информации и света всегда можно восстановить в любом месте и пространстве, зная и осознавая. Сын мой, клетка - внутреннее, Мир - внешнее. Внутреннее выстраивает внешнее, внешнее входит в клетку и имеет независимую структуру, как и сама клетка, так как время у личности одно, а в клетке оно течёт по-другому - то медленнее, то быстрее.

5. Посмотри на Землю - это сфера, сфера разума и сфера динамичная, сфера реальности. А что вокруг? Пространство - как лист моей книги.

Развитие внутреннего определяет внешнее, а внешнее - независимая структура.

Знаешь ли ты, что есть в Космосе, во Вселенной и что должно быть? Какие связи, какое взаимодействие, какая должна выстроиться информация? И что есть организм, и какие клетки в нём - и какое время течёт, где и почему разница в плотности или сжатости информации - и всего Мира? А что там, где нужно создавать? Тебе и через тебя я дал ответ каждому человеку.

6. Каждый имеет Мир от меня - Мир, который был создан мной, Мир - вокруг людей и за пределами границы, и Мир внутри каждого. И каждый увидит Мир и, конечно же, есть люди, которые видят его сейчас. Построение реальности людьми идёт по воле моей, так как это знания от меня, знания единые.

Как только человек пойдёт реально и осознанно - откроются перед ним и Вечность, и врата, увидит он пространства, и будет познавать и познает Мир, Мир изначальный, Мир единый. Как только человек узнает и осознает необходимость начать действия по спасению всех, так все и спасутся. Так приблизятся люди к спасению и к единому Миру, обретая свободу духовную - от чего ранее по незнанию и ушли.

Как только узнаешь и осознаешь - действуй.

И дал Отец время на осознание.

Благодарил я Отца Небесного за знания, которые Он даёт каждому человеку.

7. И уходя, Отец сказал: частица находится в Мире - и я знаю

про каждую частицу - так как Мир един и Мир - реален.

Частица развивается по принципам и законам развития Мира, а Мир, в свою очередь, реально отражает процессы, происходящие в частице. Ядро несёт информацию о том, какая будет клетка и как будет идти развитие дальше. И клетка несёт информацию обо всём организме и отражает реально Мир.

Пойми слова мои, и они отразятся реально и физически на других. Отразятся реально в пространстве - так как реальность открыта, как только познаешь и осознаешь.

Откровение

Один из троих был с Отцом Небесным. И он видел: пространства накручиваются друг на друга, и появляется реальный Мир. У них разная мерность, представляющая объекты информации в разных пластах. И каждый объект, каждая личность изначально участвует в процессе создания реальности и физического Мира по знаниям и гармоничному образу Отца.

Гармоничный образ Отца предусматривает все цвета радуги и весь спектр гармонизированных событий.

И каждый объект информации - это зерно, которое посеял Отец.

Прорастающие зёрна дают стебель и цветок. И возникает картина целостного физического образа. И когда возникают два или три образа, возникает пространство соучастия.

Каждый человек через духовную основу получает знания напрямую, создаёт реальность - на основе знаний Создателя, которые он может получить по его обращению к Отцу Небесному и по своему желанию.

Сфера души первично была выстроена на основе Духа. Чтобы создать душу, граничащую с Вечностью и Бесконечностью - Дух нёс то, что является результатом постоянного гармоничного развития с очень большой динамикой. И Дух выстроил душу в себе, пронёс во внутреннюю часть любовь - расположил и закрепил её на внешней стороне сферы души.

Так возник свет. Так возникла душа. И была окутана любовью и заботой, которую дал всем Отец

Небесный. И действие на уровне души - изначально вечное, так как охватывает всю структуру Мира. А на основе любви и света - Мир строится, воспринимается .реальностью, её же создавая.

Так каждый человек, увидев цветок в саду у Отца, увидит и сад, увидит Того, Кто всё создал. Представ перед Создателем, человек увидит и поймёт другого Человека, Создателя всего. Получит от Него знания и свет, увидит Мир и реальность, поймёт строение цветка, поймёт и увидит Того, Кто это создал. Душа восприняла весь Мир, созданный Отцом, и через дух окутала как Мир, так и себя любовью - так как Мир был построен на основе любви Отца.

Внутри души - колодец, и один из троих заглянул в него и рассказал об увиденном.

Я видел там воду.

И в этой воде я видел формы разные и в разном количестве. Я также видел и понимал, что эти формы можно изменять, можно одухотворять. И я видел отражение всего вокруг, что было выстроено на основе души.

Я видел сферу, но гораздо меньшую, чем я видел и воспринимал ранее. Я видел, как эта сфера - то имеет структуру, то имеет воду. Но я видел постоянно, что эта сфера имеет связи и выстраивает связи со всем, что происходит в Мире.

Я начал смотреть в колодец, в сферу, которую видел внутри. И увидел, что внутри, в глубине, создаётся свет, и он распространяется в Мире, и он строит Мир.

Потом свет перешёл в облака - как будто я видел Небо. И я шёл в этих облаках, и видел Отца.

Отец стоял на Небесной поверхности и сказал: каждый человек на уровне души ищет себя. Он ищет, откуда изначально вышел, думает об этом, задаётся этим вопросом сам и спрашивает у других, ищет ответы на свои же вопросы.

Если вопрос и взгляд человека правильный - а именно, он знает, что он желает сделать и создать в жизни - саму жизнь, он придёт ко мне, и я готов ответить на его вопросы и дать ему знания на том пути, по которому он пойдёт.

Ты зашёл в глубину глубин внутреннего - духовного Мира. Я же вижу тебя реально в мире внешнем. Мир един и реален в точке соприкосновения взглядов, в точке соприкосновения внутреннего и внешнего, в точке соприкосновения единого Мира, и души, и духа, как и сознания. Как только человек понял и увидел это - он управляет сферой, сферой души.

И Отец показал. И видел я ночь. И видел по центру яркую точку - потом слева, потом справа по горизонту - исходящую в виде лучей всех цветов радуги. Потом я начал видеть, как свет и цвета стали приобретать форму и формы, как начал образовываться цветок. И я узнал цветок - это была роза, обычная красная роза. И я видел все цвета, жизнь, росу на лепестках этого цветка и ощущал запах.

Я видел источник, который всё это создал. Когда я это понял, я увидел Отца.

И Отец сказал: пойдём, сын мой, я покажу тебе создание всего.

И дал Отец время на осознание и понимание.

И благодарил я Отца Небесного за знания, которые Он даёт каждому человеку.

Текст 6

1. И видел я Отца Небесного. И был Он за столом своим. И видел сына Отца. И говорил Отец: дети мои, мир внутри вас, как и у каждого человека - это Мир и проявление души. Мир вокруг - это мир и душа ваша и каждого человека.

Физическое тело - это проявление души в мире физическом и реальном. Цвета радуги соотносимы с образом физического тела.

2. В Мире едином каждый берёт на себя работу и обязательства по прохождению того или иного пути. Спасают и стараются это делать все. Одни это знают точно от меня, точно так и делают, и делают это явно. Другие видят Мир только с одной стороны, подходят к этой работе и начинают осознавать происходящее в целостном Мире.

3. Я покажу вам малое, которое выстраивает и поддерживает большое.

Отец показал нам вращающийся шар. Он был из света. Внутри шара был длинный стержень, который вращался в противоположную шару сторону, имел поле и частицы, которые вращались вокруг оси в противоположную сторону вращения самой оси, создавали свечение, создавали связи, выстраивали притяжение других частиц по связям и образовывали другие похожие световые шары. Из-за того, что внутри создалось большое свечение - эти объекты соединились световой связью, а именно лучами между собой, тем самым выстроилось пространство.

4. Отец, посмотрев на нас, сказал: вот это пространство, где вы все находитесь, живёте и соучаствуете. На поверхности этих объектов отражаются те или иные структуры - а именно, объекты информации. Увеличиваясь по отношению друг к другу и достигая уровня образа, они строят пространство соучастия, а именно - пространство жизни.

Частицы внутри каждого мира могут быть как одинаковыми - коллективными, так и личностными.

5. Каждый человек, и вы в частности, берёте на себя работу и обязательства по личному духовному развитию. Изначально каждому человеку даётся по нарастающей то, что он понимает, знает и делает, дабы при возникновении образа - трёх и более отражений - возникла физическая реальность - для решения вопросов спасения.

Зная координаты пространственно-временных форм, вы создаёте и укрепляете Мир, созданный мною. Создаёте стабильную, реальную информацию и материю - как и иной объект информации, как в первую очередь и личность, получая знания от меня на уровне души.

И дал Отец время на понимание. И были мы рядом с Отцом.

6. И сказал Отец: вы видите Космос, вы видите Вселенную. Вы видите бесконечное пространство, в котором объекты имеют точные координаты, которые вы можете определить. И пространство имеет до определённого времени не-

явную структуру. Время у вас есть.

И дал Отец время на понимание и осознание показанного Им.

7. И сказал Отец: вы видите Мир, вы видите краски, цвета и радугу. Это спектр форм и событий. А также спектр их нормирования. И Мир развивается по принципам и законам, действующим изначально. Всегда есть информация в точке или объекте информации одного или другого порядка, заложенная мной.

Я дам вам время на понимание и осознание увиденного.

И дал Отец время.

И благодарили мы Отца Небесного за знания, которые Он даёт каждому человеку.

ЧАСТЬ ТРЕТЬЯ

ГЛАВА ПЕРВАЯ

Текст 1

1. И видел я Отца Небесного, сидящего за столом. И сказал Отец: сын мой, я вижу, как ты создаешь информацию. Считаю решение твоё - правильным. Я даю тебе знания как и каждому человеку. Нужно знания передать - и тогда каждый обретёт знания и выстроит информацию о спасении всех на своём уровне восприятия. Он обретёт их там, где свет - свет души, там, откуда выстраивается физическое тело по принципам и законам Мира. Знания, представленные в книге твоей, имеют большое значение для каждого человека и обладают силой свечения. Это истинные знания, знания - на основе света, именно света.

Сборка знаний по прошлым, настоящим, так и будущим событиям необходима, чтобы сгармонизировать и определить систему координат при решении, и именно решении задач своих. Книга, дающая знания - является истинной Книгой. И в ней всё сказано и всё собрано.

Каждый выстроит духовный и физический путь, путь спасения и благоразумия, путь понимания и истинного добра - как добра.

2. Душа, имеющая в основе свет, добро, точные и глобальные знания, находится в пространстве любви и окружена любовью. Любовь и строит, и допускает, лю-

бовь и открывает врата Царства моего.

Глобальная система взаимодействия частиц света на уровне взаимодействия каждой личности может быть дискретна. Чтобы преобразовать дискретную систему, необходимо дать знания всем, а именно расположить весь объём знаний в центре, определив Книгу как объект передачи знаний всем.

Соприкасайся с каждой личностью на уровне сознания светом знаний для мгновенного восстановления личности. Тем самым расформируешь деструкцию вообще, как не имеющую в реальном времени каких-либо координат.

3. При реальном взаимодействии Мира с физической средой, сближай мир внешний и мир внутренний - получишь Мир единый - изменишь координаты пространства физического. Тем самым исключишь возможность каким-либо образом иметь какую-либо деструкцию.

В настоящее время всё больше и больше исчезают сегменты разрушения. Спасай всех, оказывай помощь в воскрешении, лечении и учи выстраивать события для

всех и для каждого лично, по принципам свободы выбора и при личном обращении к тебе человека для восстановления точной информации. Помни о принципе свободы выбора личности при принятии решений.

ЗА КАЖДЫМ ЧЕЛОВЕКОМ - СВОБОДА ВЫБОРА. ЗА КАЖДЫМ ЧЕЛОВЕКОМ - И ВЫБОР ЛИЧНО.

ЗА КАЖДЫМ ЧЕЛОВЕКОМ И ВЕРА.

Именно таким образом возникнет пространство вечного существования каждой личности в физическом теле, в том числе и ушедших - вечная жизнь на основе взаимопонимания и любви. Помни, духовная структура изначальна. Тем самым будет достигнуто решение задачи спасения всех.

4. Сын мой, - сказал Отец, - спасая человека от деструкции, на световой прямой идущей от его физического тела, необходимо создать его образ и придать процессам

нормирования динамику. Тем самым образ реальный будет освещён и спасён в физическом теле. Это будет решением на любом уровне спасения физического тела - спасения личности.

5. Отец Небесный посмотрел на меня и сказал: ты спрашивай.

И спросил я у Отца Небесного: Отец, ты встречаешься с другими людьми?

Немного помолчав, Отец сказал: я даю знания каждому и всем одинаково. Путь и решение получить знания для спасения всех - выбирает и принимает каждый человек самостоятельно.

Я создаю реальность беспрерывно и вижу всё, организую и создаю процессы - реализую жизнь в пространстве Вечности.

Как только научится один человек спасению по воле своей - будет спасение всем. А научится тот, кто изъявит желание получить точные знания.

6. Сын мой, всем дано. Воспринимай знания без искажений напрямую от меня к тебе - от человека к человеку. После твоего согласия я покажу образование частицы души.

- Я согласен, Отец.

7. Отец встал из-за стола и подошёл ко мне. Когда Он подходил, я видел, как в физическом теле Отца образовался яркий свет, и он фокусировался на уровне души - как источник жизни. И я видел частицу образовавшегося света на уровне души - видел её взаимодействие с Миром, с клеткой, с реальностью, с временем и с событием как объектом информации.

И дал Отец Небесный время на осознание.

И благодарил я Отца Небесного за знания, которые Он даёт каждому человеку.

Откровение

Были мы вдвоём, и один из нас приблизился к Отцу. И Отец сказал: дети мои, я жду вас в этом месте очень давно. Это место - внутреннее, не соединённое какими-либо связями и отношениями с чем-либо. Это то, что первично, и то, что было недоступно раньше во многом по времени.

Отец указал на светящуюся сферу на своей руке и сказал: посмотрите внимательно на себя, посмотрите внимательно на меня. Я же не сказал ни слова, как и вы. Вы думали приветствовать меня - и приветствовали мысленно, желая мне

Мира. В этих словах ключ к общению - вы пришли ко мне, желая мне Мира. А я тот - кто Мир создаёт.

И передал Отец мне сферу.

Видел я фиолетовый цвет. И сказал Отец: я говорил о заключении духовного союза. И я заключил его. Я дал тебе сферу, где есть слово моё. И оно различимо - в Мире, как и в образе моём. Это проявление моё во всех частях Мироздания.

Принимая сферу, я на мгновение увидел в ней весь внешний и внутренний мир, увидел очень яркое свечение от всего, на что я только смотрел. Слово, созданное мыслью, объединило внутреннее и внешнее, придало динамику образам и мыслям, динамику увиденному. Я понял происходящее: выражая и выделяя мысль из света, я видел импульс мысли в пространстве - образование слова.

И видел я зелёный цвет, который объединял пространства.

И видел синее свечение. Увидел напротив себя другого человека.

После этого видел, как сфера вошла в душу и выстроила внутреннюю структуру - уровни души.

В душе я видел Мир, который понимал и который развивался дыханием Отца. Видел горы, моря и океаны, видел леса, поля и видел, как день сменяет ночь.

Видел небо. На небе видел звёзды, разные планеты и образование другого - один в один похожего на то, что я уже описал. Видел другое на уровне своего сознания - то, что уже было описано. И реально видел - где это находится. Знал как параметры пространства, так и координаты точек.

Вначале видел людей, тех, которые жили очень долго, и их было немного. Возраст их был - до тысячи лет. Ничем они внешне не отличались от нас. Клетки их организма очень отчётливо и ярко показывали Мир.

И видел я цвет розовый. Я его видел в особенности у людей другого поколения на переходе от одних к другим. Видел как в клетке был выстроен Мир, который был уже сформирован. Я видел Мир, который показал Отец, Мир - находящийся в сфере. Я уже видел такой же Мир в своей душе.

Я видел третье поколение. Срок жизни этих людей был меньше. Не смотрел я на причины, которые привели к этому, а смотрел я внутрь - на клетки и видел, как клетка формируется внутри - она имела вторую оболочку и нить.

И видел я людей перехода к поколению четвёртому. И видел, что нитей у них было четыре. И нити эти в основе своей не отличались, но имели разную информацию на внешнем носителе.

И видел я соединение одного с другим.

И видел я пятое поколение, которое создало то, что было внутри: создалась внутри двух сфер третья сфера. И создалось внешнее.

И видел я шестое поколение. И когда смотрел я внутрь, увидел я всё вокруг, как будто тайное стало явным. Увидел я, что не знают они о внутреннем, но изо всех сил стараются сохранить внешнее.

И видел я седьмое поколение. И видел большое свечение белого цвета.

И видел Отца, который сказал: сын мой, мы - в Начале Начал. Ты понимаешь моё слово, так как вначале было слово, была передача знаний, а также было желание и стремление к получению знаний. А главное - обращение ко мне. И это относится ко всем, к каждому.

Пойми мои слова правильно: есть слово нынешнее и есть слово праязыка.

При уходе и при переходе из одного пространства в другое, из одного места в другое, состояния души, духа, сознания - меняются.

Как вы меня воспринимаете, как вы меня - вас - принимаете? Ведь вы в Царстве моём. И я изначально совершил действие. Вы выстроили своё решение и выбрали свой путь.

Поймите мои слова и я расскажу вам о Начале Начал.

И благодарил я Отца Небесного за знания, которые Он даёт каждому человеку.

Текст 2

1. И видел я Отца Небесного. И сказал Он:

ДОРОГУ ОСИЛИТ ИДУЩИЙ.

И сказал Отец: ты - как путник, который идёт и идёт. Я сказал этими словами о всей твоей жизни и сказал о будущем твоём.

Ты видел слова, написанные духом, видел тексты, идущие с души, воспринимал знания на уровнях сознания. И это - путь, единый путь.

Ты владеешь ключом - и идёшь в том направлении, где есть понимание. Я сказал точные по направленности слова.

А что есть ключ? - спросил Отец. И тут же ответил: это то, что видит путник впереди себя, реально, то что я создал.

2. Мир развивается духовным посылом человека, идущего как путник, осиливающий дорогу. Это человек в личностном восприятии.

3. Я даю Миру слово, - сказал Отец, - и даю его каждому и всем одновременно.

Реально то, что создаёт на уровне физической реальности мыслью каждый человек. Мир выстраивается и развивается непрерывно, так как непрерывен процесс создания.

4. Слышишь ли ты голос в пространстве? Это мой голос. Это я зову каждого по имени. И человек, воспринимающий правильно мои слова, чувствует вибрацию и слышит голос. Имя человека - неотъемлемая часть его самого, так как имя его, как и каждого, собиралось тысячелетиями.

У каждого, кто слышит, в душе и в физическом теле возникает вибрация, вибрация духа, духовный посыл. И это путник, идущий по дороге и осиливающий дорогу духом своим. И будет вечно жить личность его в его физическом теле. И тогда человек идущий будет воспринимать физический мир в целостности. И он будет видеть физический мир единым.

Каждый человек может видеть события любого времени. Чтобы структура сознания была обобщённой, необходимо выстроить основу знаний в этой структуре. Это ни что иное как свет.

5. Вы спрашивали у меня, что такое праязык? И я на этот вопрос даю ответ. И этот ответ на уровне

точных знаний, на уровне души понятен всем без исключения.

С помощью этого языка, с помощью его слов восстанавливается любой объект информации - любой и в любом пространстве как по времени, так и по информации. Язык был создан изначально, как и слово моё, и он означает Свет в свете, Жизнь в жизни, Образ в человеке.

Понимая сказанное, человек обретает слово моё изначальное и осиливает путь. А сам путник приобретает значимое имя.

Значимое имя - как значимое слово.

Значимое имя - это очень высокий и определённый уровень вибрации. Понимай точно слова мои. И от них возникнет вибрация имени, и именно вибрация, которая восстанавливает любой объект информации в любом пространстве и времени.

6. Встречайся с человеком, который воскрес. Он своим приходом осветит весь твой путь. И тем самым человек, который встретился с воскрешённым, будет мной благословлён.

Человек восстановленный, человек воскресший - это человек другого уровня восприятия, восприятия на уровне структуры души, на уровне обобщённой структуры сознания.

Получая от меня истинные и точные знания, человек, если он остановится и оглянется, увидит точку и только точку - и ничего более. Тот, кто идёт вперёд - увидит всё, и всё будет для него новое. И будет удаляться он от одного и приближаться ко мне, воспринимая всё вокруг.

Идущий человек воспринимает динамичный дух. Это летящий голубь. Человек идущий видит и воспринимает его на уровне души, высвечивая его ярким светом синего цвета. Это тот, кто указывает ему дорогу, тот, кто ведёт его по жизни. Это тот, кого я дал изначально каждому, и именно каждому.

7. Человек, идущий за голубем, видит впереди себя сферу золотого свечения. И он понимает, что частица этой сферы - он сам. Это самое дорогое, что есть у каждого человека, самое дорогое, что он выстраивает в своей жизни - это жизнь, это его душа, это спасение всех.

Дороже в мире нет договора, чем договор о спасении всех. Вот почему уже сейчас видят многие себя в этой сфере, выстраивают связи, а главное - спасают других людей, давая им жизнь.

А некоторые ещё не готовы - не знают, что есть жизнь, не знают, что считается в жизни самым дорогим, и что первично, и что было, есть и будет всегда, и к чему многие почему-то стремятся, и этого желают.

8. Впереди путника есть гора. Это не то, что в жизни выстроено препятствие, а это внутренняя красота во внешнем проявлении.

Впереди путника есть вода. Это не то, что выстроено в виде препятствия путнику, а это то, что даёт жизнь, развивает многие направления, отражает реальную картину перехода из внешнего во внутреннее на уровне восприятия. И это красота.

Вокруг путника - воздух. Это не то, что создаёт препятствия. А это то, что создаёт и поддерживает жизнь. Для путника всё живое вокруг - помощь в его же развитии, а не какое-нибудь препятствие или угроза для него.

Выстраивая правильно свой путь, каждый обретёт слова мои. Каждое моё слово выстроено для истинного спасения каждого человека. Во спасение - жизнь его и понимание.

И благодарил я Отца Небесного за знания, которые Он даёт каждому человеку.

Текст 3

1. И видел я Отца Небесного. И радовался Ему. И был счастлив видеть Его.

И говорил Отец: сын мой, один из вас проходит путь на физическом плане ко мне, он указывает путь в Вечность, он спасает на своем духовном пути всех. И всем необходимо пройти свой путь - путь реальный, путь духовный, путь спасения для спасения всех, чтобы жить и развиваться вечно, чтобы все были спасены. Это реальность - это физический истинный план.

Ты видишь и созидаешь свет, ты спасаешь, делаешь и создаёшь, как создаю и я. Иди в направлении света и передай знания всем. Это твой путь - твоё предназначение.

2. Увидев сферу изнутри - создай информацию, создай образ и ты спасёшь, так как это прямой образ. Пройди дальше и ты увидишь реальность, приобретёшь знания и познаешь замыслы мои - и я даю тебе это.

Ты увидишь свет, который собирается в плотную плазму и переходит на уровень души - это обновление. Увидишь впрямую Святого - и обретёшь святость и понимание, обретёшь знания и независимость на физическом плане. А энергии хватит на всё, на всё пространство и на все дела.

Отец остановился и дал время на осознание и понимание.

3. И шёл Отец дальше, и шёл я за Ним. И сказал Он: когда ты видишь человека, и он говорит тебе *ты* - он узнал тебя и определил - определённым образом обозначил имя твоё и тебя.

И видел я женщину с покрытой головой, и не видела она глазами, а видела духом своим и знала о каждом человеке - как о живущем, так и о том, кто ушёл и скоро вернётся.

И сказала она: это - ты, указывая пальцем.

А за ней был большой огонь. И я дал слово своё - это я.

4. Отец остановился и сказал: сын мой, того, кого ты видел, послал я для того, чтобы ты укоренился в знаниях своих и был закреплён твой путь - путь духовный.

И видел я свет, и видел, как свет стал собираться и начал как бы преобразовываться в плотную плазму, и капля этой плазмы проистекла в душу мою. И я почувствовал очень большой жар в теле и увидел свет - очень яркий свет в душе. Я видел, как поток света освещал каждого и именно каждого человека, куда бы я ни посмотрел и куда бы ни направил свет.

И сказал Отец: как только приобретёшь ещё луч света - будешь видеть источник жизни и поймёшь его содержание.

Отец остановился и сказал: я дам тебе время на осознание и понимание.

И благодарил я Отца Небесного за знания, которые Он даёт каждому человеку.

Текст 4

1. И видел я Отца Небесного. И был Отец за столом. Пройдя к столу, я поздоровался с Отцом. А у Отца на столе лежала раскрытая книга. И белый лист книги преобразовывался под взглядом Отца и светился разными цветами.

Как только я это увидел и подумал, Отец сказал: лист в книге моей преобразуется под взглядом, и происходит истинное преобразование структуры Мира по законам созидания. И эти слова содержат многое... все объекты информации.

2. Да, я видел ту работу, которую делаете вы. И вы создаёте. Я вижу, что вы понимаете. В действительности я создал в Мире свет, и из света я создал Мир, как и все объекты информации. Я создал и первичное - душу. А в душе - свет истины, яркий свет. Из света я выделил частицу.

И сказал Отец: и есть на то основание. И из частицы можно получить обо всём информацию, в том числе - о ядре и о клетке. И получить - вибрацию. В частице - внутри, в ядре надо расположить информацию, которая займёт положение. Частица эта будет положительная. Свет здесь изначально положительный. А то, что будет за уровнем вибрации - будет отрицательным, и пройдёт через границу - мембрану клетки и преобразуется до уровня положительности, и займёт реальное физическое положение.

3. - Да, - сказал Отец, - название того или иного места говорит о многом. Оно говорит о месте, где произросло Начало Начал, где произросло зерно знаний - древних знаний. И тут же добавил:

ИСТИННЫЕ ЗНАНИЯ - ИСТИННЫ ВСЕГДА И ВЕЗДЕ.

Люди, стоящие на плотном и преобразующие отрицательные заряды в положительные, создают и созидают - духом своим держат Небо, взглядом своим пронзают Солнце, душой своей видят свет и знания.

Отец посмотрел и сказал: покажи мне руку свою.

Я протянул к Отцу руку над столом и видел я то, о чём сказал Отец. И видел я это в клетке, в одной клетке руки своей.

4. И сказал Отец: познавший строение реальности и одной клетки - познает всё, как внутрен-

нее, так и внешнее. Истинное спасение заключается в истинном знании, действии и понимании.

В каждой клетке организма человека отражён целостный внешний и внутренний Мир. Он отражает и строение физического тела. Это мир реальности и материи, в котором проходят преобразования и изменения.

В мире внешнем - это страны и государства, это материки, это вся Земля, это разные люди по словам их, но не по информации.

А что видит человек в клетке своей? Он видит себя, он видит всех людей, он видит физическое тело.

5. - Конечно же, сын мой, - сказал Отец, - он видит целостный Мир: мир внутренний и внешний и непрерывные процессы одного организма.

И надо получить знания, и понять, что будет происходить с физическим телом конкретного человека или конкретных людей, если видна взаимосвязь, если эта взаимосвязь каким-то образом нарушена с другим государством или с другой страной, так как есть страны, которые впрямую похожи на органы человека. У каждого

человека есть органы из тканей и клеток, есть сердце. И есть страна, которая олицетворяет сердце.

Пойми, что спасая на этом уровне, ты увидишь глобальный организм, в котором есть клетки: люди, государства и целая Земля. Ты поймёшь строение на макроуровне макроорганизма.

6. И видел я, и находился на уровне света души Отца. И видел, что Отец постоянно создаёт. И видел я большое малым. И понимал увиденное, услышанное и происходящее.

7. Я посмотрел на Отца и увидел Его сидящего за столом. Отец взял книгу и сказал: Мир приобрёл знания, которые я только что передал. И ты лично приобрёл знания - так как находился рядом со мной в нужное время. И я ранее говорил, что время у тебя есть.

Я видел, как Отец улыбнулся. И Отец закрыл книгу. Я в первый раз за всё время увидел у Отца другие черты лица - я увидел Отца молодым.

И благодарил я Отца Небесного за знания, которые Он даёт каждому человеку.

8. Отец встал и пошёл. Пройдя немного, Отец остановился и ска-

зал: сын мой, я совершаю определённые действия для того, чтобы ты понял, что происходит - так как ты видишь меня... и видишь себя. Реальность - это та макроструктура, которая в Мире постоянно активизирует действия.

9. Контур - это переходная часть физического организма человека, как и клетки входа в организм человека. Изнутри они светлые, снаружи – они тёмные. На уровне физической ткани - они неразличимы, так как контур или контуры, когда пассивны - неразличимы. Когда активны – это личность, это физическое тело человека. И то, что они неотличимы - это условно, так как ты это видишь. Значит, на уровне души может видеть каждый человек.

10. И сказал Отец: сейчас идёт передача знаний впрямую. И ты впрямую их получаешь.

Отец повернулся и пошёл. Я шёл за Отцом. И понял, что Отец не будет исчезать и появляться, не будет исчезать и в моём сознании - так как я вижу Отца постоянно.

И благодарил я Отца Небесного за знания, которые Он даёт каждому человеку.

11. И шел я к Отцу. И видел путь. Я начал замечать, что он высветлился.

И видел я Отца. И сидел Отец за столом своим. И была открыта книга. Отец посмотрел и сказал: я уже занёс в книгу то, что ты сейчас увидишь.

Что я увижу? - спросил я у Отца.

И Отец сказал: смотри.

И видел я очень яркий белый свет.

Я долго смотрел, откуда он идёт. И увидел возле себя сферу. И были в ней две динамичные восьмёрки, которые быстро двигались, создавая золотистый свет.

Я посмотрел на Отца. И Отец сказал: это структура души. Она изначально создана. Это не импульс из души. Я дам тебе время, - сказал Отец, - чтобы то, что было увидено, было понято.

12. Видел я, как внутри сферы, создавался более яркий свет. Он создавался между двумя быстро движущимися восьмёрками. Долго я смотрел на него, и увидел, что это глаз и свет - яркий, яркий свет.

Я посмотрел на Отца, а Отец сказал: это око моё, взором из

него достигаю всего, что создаю и преобразую.

Я видел, как свет начал собираться вверху, над головой моей. Он как будто кипел. И в нём, как было это и ранее, образовалась большая капля. И я видел, как она упала прямо в душу, прямо в физическое тело. И я видел вибрации, которые начались на уровне души. И я видел вибрации, которые были рядом со мной и исходили из Бесконечности.

И сказал Отец: познавая Вечность, ты всегда находишься со мной.

13. Как только я приблизился к белому свету, я увидел, что там есть проход, как проход в горе. А из камней сделано множество резных колонн, выступающих навстречу друг другу.

И видел внутри я красный свет. И чувствовал жар.

Я посмотрел на Отца и увидел небольшую дымку между сферой и мной. Она возникла от взгляда, который прошёл внутрь.

14. Отец внимательно следил и сказал: и видишь ты меня, и видишь ты другого, сидящего напротив. И проходишь видимое реально.

Я приблизился опять к тому, что я видел. И слышал я голос Отца, который говорил:

ИДИТЕ, ЧТОБЫ ПРИДТИ КО МНЕ.

Как только вошёл я внутрь сферы, услышал я другой голос. И этих голосов потом стало много: оставь Отца своего - ведь жизнь потеряешь.

И отвечал я голосам: нет жизни без Отца, так как Отец есть жизнь.

И с этого момента мы пошли вдвоём с Отцом Небесным.

15. И внутри я вначале видел большой лабиринт - я видел разные дороги, ведущие к разному. И более того, я видел, что дороги на этом не останавливаются, а идут дальше и опять вливаются в те или иные дороги. Я видел, что у многих дорога выстраивается и в конце впадает в общий определённый путь.

Шёл дальше и видел огонь. А в огне, внутри, видел разные образы. И эти образы возникали из-за того, что было отрицание, а потом соединение с тем, что было вокруг.

Я шёл дальше и видел воду. И была эта вода кристальной чистоты. И видел на воде большие красивые цветы. Я видел большие красивые кувшинки. И слышал я голос - тот, который слышал при входе: мы создаём тебе реальность.

И видел я животное. И видел я оленя с тёмными глазами, который смотрел в ту сторону, откуда я пришёл.

Я видел лучи, которые падали сверху. Я коснулся их и оказался между двумя восьмёрками. Я увидел, что эти восьмёрки между собой по центру не соединялись.

Я видел Отца и себя. Видел Отца, обратившегося ко мне. И сказал Отец: а что есть дух? А что есть тело? А что есть путь, сын мой, который проходит каждый человек?

16. И сказал Отец: рассматривая себя - ты рассматривал целостный Мир, познавая себя - познавал Мир.

И сказал я Отцу: Отец, я приобрёл знания, которые даёшь Ты. Ты создал Мир, который должен быть познан всеми людьми.

Отец сделал паузу и сказал: ты продолжишь путь по делу своему. А дело я тебе дал.

И благодарил я Отца Небесного за знания, которые Он даёт каждому человеку.

Текст 5

1. И видел я Отца Небесного. И видел Бесконечность, которая находилась как слева, так и справа. Я видел потоки, которые шли сверху. И было их три.

И коснулся я правого потока, правого света там, где был яркий свет. И был я внутри потока. И шёл по пути.

И видел я старца - странного старца. Я хотел пойти влево - и он влево. Я хотел пойти вправо - и он вправо. Я видел, как за спиной его море расступилось.

Я присел напротив него, а он спросил: откуда знаешь, что нужно делать?

И я сказал ему: я знаю не всё, я учусь и познаю, чтобы правильно делать свои шаги.

Спросил меня странный старец: куда спешишь ты?

И я ответил ему: у меня есть время, и я готов постоянно разговаривать с тобой.

А он спросил: а что в душе твоей?

На что я ему ответил: а кто знает про душу человеческую?

2. Я посмотрел вокруг – не было странного старца. Я увидел вместо старца красивую девушку. На девушке были необычные для меня одежды. На руках, ногах и поясе были специально вшитые в одежду бубенчики. Она сказала мне: я из Индии. А знаешь ли ты про Индию?

Я отвечал на её точные вопросы, что я иду не один. Я немного повернул голову на тот путь, который был проделан до этого места. И в этот момент я увидел у девушки множество рук.

3. Я повернул голову и увидел красивую милую девушку. Я посмотрел на воду - и видел проход в воде. Я снова посмотрел на девушку - передо мной была другая девушка, и полумесяц был на её лбу. И заострённый край его был чуть-чуть поднят. Это был рисунок, нанесённый на лоб её.

Спросила она: что ждёшь ты от меня?

И я ей ответил: как повернёшь ты голову, откроется проход, и тёмное будет разделено на две части.

Спросила она: почему я буду поворачивать голову?

Потому что, - сказал я, - идут тебя менять.

4. С левой стороны я увидел, как полотно опустилось сверху донизу.

Я не видел воды, которая расступилась, но знал - в ней был проход. Полотно указывало на определённый путь - определённое направление.

Я посмотрел на лучи и увидел, что есть один центральный луч, к которому я ещё не прикасался.

Я внимательно смотрел на того, кто стоит за потоком. И видел троих. Как только я посмотрел глаза в глаза, я видел, что этот мир начал расплываться и исчезать. Остались только лучи и Бесконечность.

5. Я видел Отца, сидящего за столом. Отец посмотрел на меня и сказал: так что же в руке твоей, сын мой, что же в клетке, в организме, в Мире, во Вселенной - не Вечность ли, не Бесконечность ли? Что влево пойдёшь, что вправо - не к себе ли придёшь? И не один ли это организм?

Но это путь, - сказал Отец, - это дорога. И большое дело - пройти этот путь, осилить эту дорогу. А главное - ты создал образ другого человека.

Я дам тебе время, чтобы осознать и понять.

И дал Отец время на понимание и осознание.

И благодарил я Отца Небесного за знания, которые Он даёт каждому человеку.

6. И видел я Отца Небесного. Отец, выйдя из-за стола, шёл ко мне.

И сказал Отец: сын мой, я так долго жду тебя. Я вижу, что ты прозрел и видишь Мир. И я передал тебе много знаний о Мире, о целостности, о сознании, о душе и духе. И ты воспринимаешь всё напрямую.

И сказал Отец:

ИСТИННЫЙ ДУХ ВОСПРИНИМАЕТ ИСТИННЫЙ МИР.

И сказал Отец:

ИСТИННАЯ ДУША ПОСТОЯННО СТРОИТ И СОЗДАЁТ МИР.

И сказал Отец:

ИСТИННОЕ СОЗНАНИЕ ВОСПРИНИМАЕТ, ВИДИТ И РАСШИРЯЕТ ГРАНИЦЫ ПОНИМАНИЯ, ВЕЧНОСТИ И БЕСКОНЕЧНОСТИ.

И был я с Отцом...

И благодарил я Отца Небесного за знания, которые Он даёт каждому человеку.

Текст 6

1. И видел я Отца Небесного. Я видел Отца, сидящего за столом, и на столе была книга Отца.

И сказал Он: сын мой, посмотри на реальность. Реальность - это то, что тебя окружает.

2. И сказал Отец: посмотри вокруг себя - это Мир, который создан реально и реально развивается и растёт.

Посмотри на себя, посмотри на душу свою, сын мой, - видишь свет, который идёт из твоей души? Этот свет строит Мир. А знания - это то, что я дал, знания - это то, что есть в твоей душе.

Посмотри ещё раз на стол - там нет книги. Что тогда есть реальность? И как ты воспринимаешь книгу - книгу, которую я тебе открыл? Посмотри, книга снова лежит на моём столе.

3. Реальное восприятие реального мира душой - открывает основу знаний. Основа открывает доступ ко всем знаниям. Когда ты

создаёшь объект информации - ты должен знать точно и видеть на основе души, духа, сознания - и основа откроет перед тобой все знания, и ты увидишь то, что увидел сейчас. Воспринимай слова мои точно - и будешь видеть всю информацию, одновременно воспринимая всё.

И дал Отец время на осознание.

И благодарил я Отца Небесного за знания, которые Он даёт каждому человеку.

Текст 7

1. И видел я Отца Небесного. И говорил Отец про реальность, которая внутри человека, которая выстраивает Мир, про книгу, которая лежала на столе.

Сделав паузу, Отец сказал: подойди к столу и посмотри в книгу, которая никуда не исчезает, так как в ней - суть происходящего.

Я посмотрел в книгу и увидел там своё имя - имя, состоящее из двух слов.

2. И сказал Отец: даже в книге одно, наполняющее другое, дало имени жизнь. Дух, проходящий и выстраивающий клетку, выстраивает на основе души всё физи-

ческое тело. И человек осознаёт себя. Он осознаёт внутреннюю структуру внешнего мира.

3. Внутри физического тела есть точка соприкосновения внутренней и внешней информации, внутренней и внешней реальностей с объектом информации. Это - свет, это - информация и знания, это - радуга, это - события и мысли человека.

4. Встав из-за стола, Отец подошёл ко мне и сказал: то, что ты видишь, что я молодею - это действительно так. Видишь ты, видят и другие. Мы разговариваем с тобой как единомышленники, сторонники одного дела. Хотя я для тебя Отец, а ты для меня - сын.

По знаниям световые структуры, и именно структуры - можешь выстраивать и ты сам. И эти структуры и технологии - знания.

5. Я показал тебе книгу на столе своём, которая то исчезала, то появлялась - для того, чтобы ты перевёл своё восприятие на более высокий уровень. Это уровень духа, это уровень души, это осознание происходящих событий, которые выстраиваются у каждого человека.

Ты воспринял знания из книги на уровни души. Сознанием знания не воспринимались так, как воспринимаются на духовном уровне. На уровне души книга видна постоянно, и идёт передача знаний одновременно с процессом обучения, с процессом понимания. Истинно знания воспринимаются в специальной точке - в точке физического тела, где идёт соприкосновение мира внутреннего и мира внешнего.

Вы делаете большое дело, - сказал Отец. Делаете его все вместе, и уже давно отправились в путь.

Я дам тебе время осознать и понять. И продолжу.

6. И видел я Отца Небесного. И сказал Он: подумай, когда ты встретишься со мной в любой реальности, в любом месте, где бы ты ни подумал - как ты меня воспримешь?

Воспримешь ли ты меня как человека и одновременно как Создателя всего? Что подумаешь ты, когда встретишь меня, и что спросишь?

Я вижу, что ты очень рад нашей встрече, и хочу сказать, что каждый человек радуется - как все, так и по-своему. Узнаваем ли я? Я спросил у тебя очень точно. И не тороплю тебя с ответом.

Я дам тебе время на осознание и понимание.

7. И видел я Отца. И сказал Он: ты спрашивал - встречаюсь ли я с людьми? Я встречаюсь с каждым человеком и встречаюсь на физическом плане. Я сопереживаю и болею за каждого и за всех в целом, так как я - Создатель всего.

Сейчас я прохожу путь человеком, живу, как каждый человек. Живу очень скромно, решаю насущные проблемы и дела. Я знаю всё, что происходит вокруг. И чем я отличаюсь от всех - я немедленно реагирую на то или иное событие, решаю, преобразую, а во многом гармонизирую впрямую ситуацию - события, разрешаю тот или иной конфликт мирным путём.

8. Я видел тебя в детстве. Что ты об этом сейчас думаешь? Как ты воспринимаешь реальность, которая есть, которая создана? Каковы стали реакции и восприятие людей,

кто получил знания? Ведь эти знания были даны им напрямую мной в определённом месте.

И видел я Отца, идущего и общающегося с каждым человеком.

Отец остановился и сказал: я дам тебе время на понимание и осознание.

9. И видел я Отца Небесного. И сказал Он: сын мой, - ты шёл ко мне и встретился со мной в физической реальности через душу свою. Обретая духовный путь, ты высветил дорогу, и она привела ко мне.

Знания в принципе есть у каждого человека. Нужно только верить, знать, идти навстречу мне. Самое главное - нужно иметь духовный договор на встречу. И мы с тобой договор заключили.

И дал Отец время на осознание и понимание.

И благодарил я Отца Небесного за знания, которые Он даёт каждому человеку.

Текст 8

1. И видел я Отца Небесного. И сказал он: сын мой, дух каждого человека выстраивает перед ним путь - путь из света. В этом свете на уровне души ты видишь - видишь задачи, которые ставишь перед собой, задачи, которые ставят перед тобой люди, которые ты выполняешь.

Ведь каждый человек ставит задачу лично и личностную.

Все вместе и каждый лично должен поставить перед собой задачу спасения всех. Тем самым каждый спасёт, тем самым каждый спасён будет лично. Каждый при постановке и решении задачи получит знания, которые приходят на духовном пути - знания для спасения, знания для практики.

2. Свет, идущий из души - это свет души человека, каждой духовной личности.

При свечении души сознание каждого получает знания напрямую. Знания можно получить только при духовном посыле, только при душевном свечении.

Высвечивая свой путь, увеличивая свечение, изменяешь пространство, изменяешь время, создаёшь, воскрешаешь. Видя реальный образ, получаешь на уровне души знания о воскрешении напрямую, реализуешь знания, так как поставил перед собой задачу и рассматриваешь её, и решаешь.

3. В коллективном сознании, в центре есть внутренняя сфера

света. Закладывая в неё знания - расширяешь её, и так идут изменения.

Отец прошёл к столу, на котором лежала книга, и сел. Посмотрев на книгу, сказал: здесь заложены знания о будущих событиях. Как только прозвучат и высветятся слова - они же и сбудутся.

Отец, посмотрев на меня, сказал: ты постоянно находишься со мной - созидай и создай сферу там, где мы с тобой только что были.

И видел я в душе концентрацию света и высветил знания.

И благодарил я Отца Небесного за знания, которые Он даёт каждому человеку - дабы были у него знания и свет в его душе.

Откровение

Были двое вместе и видели третьего. И третий сказал: я как путник, который идёт по пути. Я путник по той причине, что иду один. Если мы идём втроём, то я не путник, я спутник.

После этих слов мы приблизились к Нему.

И третий продолжал: тогда вы берёте на себя определённые задачи по макроуправлению. И как сказал Отец, реальность сдвинулась и начала преобразовываться. Нам нужно идти в сторону спасения всех живущих, спасения ушедших.

Пути наши не расходятся, а только укрепляются. С одной стороны - это книги, с другой стороны, как мы договаривались - это восстановление. Нацеливаясь на такую работу, нужно постоянно выполнять макроспасение.

Я об этом сказал и ещё раз повторю: главное - макроспасение, потом спасение конкретного человека от любых болезней. Тогда личностное сознание будет недоступно деструкции. Только через сознание человек уязвим.

Душа и дух никогда не подвластны структурам разрушения. Но когда говорим о сознании, надо понимать - если оказано действие, значит, будут и проявления воздействия.

По событийному ряду: хочу, чтобы вы всё просмотрели. Для

получения результатов по выполнению той задачи, что Создатель ставит перед каждым из нас, будет выявлен общий план взаимодействия. Тогда каждый будет готов просматривать и выполнять работу на уровне души, как делаю я и развивать, структурировать сознание. Приводя сознание к взаимодействию с уровнем души, я перевожу область восприятия в пространство взаимодействия - в мир души.

Выстраивайте все будущие события, весь событийный ряд только в сторону нормирования.

Выстраивайте такой план встреч, который будет нормировать здоровье и событийный уровень человека. Почему я выстраиваю систему от определённого уровня? Потому что проход человека - это определённые шаги при нормализации событий. Тогда ваши результаты не будут доступны какому-либо вмешательству. Я эту информацию высвечиваю, и она становится недоступной. Я это делаю постоянно.

И благодарили мы Сына Отца, в котором Отец Небесный, за знания, которые Он даёт каждому для понимания и для определения пути.

ГЛАВА ВТОРАЯ

Текст 1

1. Один из троих был с Отцом Небесным. И сказал Отец: сын мой, я покажу тебе структуру, создай сферу.

И я перед собой создал сферу

2. И сказал Отец: под нами вода, кристально чистая вода, которая отражает всё. И всё в этой воде - в динамике, в действии.

Но если вглядеться, то это действие происходит на отражении внутри кристаллов - тех кристаллов, внутри которых образовалась сфера под взглядом человека и где хранится информация, откуда она передаётся далее и далее по световым лучам, по связям - и выстраивает определённую структуру.

3. В кристаллах хранится информация и преобразуется, направляется, растёт и распространяется под действием импульса духа из души - и это структура сознания.

4. Вверху в воде есть другой слой, и именно другой, и есть течение в другую сторону - определённый слой чистой воды, который допускает, приближает или удаляет информацию, преобразованную в динамичные картины, отражающие образы и суть происходящего.

Происходит рост данной информации, её перенос - и материализация. Это общее поле коллективного сознания, в котором есть разные направления.

5. То, что ты увидел сейчас, - сказал Отец, - это тоже вода. Она статична. Для двух этих слоев - она основа, так как соприкасается с основой. Это определяется концентрацией сознания – внимания на многих образах того, кто смотрит и понимает.

6. Я смотрел и видел, что показывал Отец. И видел как образы, так и отражения. Я видел информацию, видел её развитие: условную статику, динамику - развитие. Я это видел и вижу. И видел образ Отца - как во внешних проявлениях, так и в глубине. Я видел образ Его в одном месте, в другом, во многих местах, я видел проявление и материализацию информации.

7. Я видел, как идёт Отец навстречу мне. Я повернулся в ту сторону, где только что стоял Отец - а его там не было. Развернулся я и пошёл навстречу Отцу.

8. Я приблизился к Отцу, и Он сказал: ты видишь меня потому, что веришь в меня и знаешь меня, и понимаешь то, что я показываю. Вокруг нас - сознание. Это структура глобальная. Сознание располагается, растёт, созидает и строит - в разных пространствах, везде проявляя пространство.

9. Ты видишь меня душой и духом. И, конечно, видишь меня сознанием. Оно, сознание - и океан, и море, и река, и ручей, и вода, - и то, что связано с водой, что помогает и способствует развитию.

10. Вода - это очень красиво, - сказал Отец, - когда отделил одно от другого, а именно сознание - от воды.

11. Сознание - имеет структуру, осуществляет доступ к любой информации и ты видишь свет. Проделав определённый сложный путь, человек познает и поймёт, и реализует любую информацию.

12. Есть знания о воскрешении. И их нужно обрести и использовать правильно и точно. И знать, как встретиться с воскрешённым. И тогда будет понятно - откуда он идёт, и где эта точка информации, и где и как образовать сферу, и почему в глубине кажется, что темно. А темно ли там? И почему так?

И как проходит свет через воду, как он преобразуется, создавая плотную материю - воду плотную, с условным сопротивлением, воду - сознание со структурой, с координатами самой личности, с информацией о макро- и микрособытиях.

13. Технологии, которые я тебе даю, как и каждому человеку, направлены на познание Мира, его вечных структур, на воскрешение и развитие личности. Ты можешь быть в любом месте - и это видно, и это понятно, и мною разрешено. И дал Отец время на осознание и понимание.

14. И видел я Отца, и сказал Он: сын мой, сам человек решает, как совершать то или иное действие, как выстраивать определённые связи, и как смотреть на Мир, и сам понимает, в каком направлении надо развивать сознание человека - каждого и всего человечества. Эти процессы в принципе соединены с народами, с государствами и событиями в них. И это работа души, которая передаёт свет и знания сознанию.

15. И сказал Отец медленно: сознание, начиная путь и развитие, ставит перед
собой цель и её же реализует – это всё человек, и это - дух, познающий и приводящий к действию - к динамике, к решению задачи.

16. Имея все знания от меняв душе - человек учится действо-

вать - совершать действие. Он познаёт Мир через себя и воспроизводит вечные – и именно вечные структуры Мира - себя в себе, а Мир в мире, соединяя и развивая структуру Мира в себе, в душе и в клетке, а себя - в структурах Вечности и Бесконечности Мира.

17. Выстроенные связи – они точны. И действия, направленные на познание и спасение, должны быть точными и структурировать сознание, определять область восприятия, созидания и развития информации.

18. Когда ты познаёшь, ты находишься в духе. Ты духовным посылом создаёшь духовное соединение со мной, с Миром, с каждым человеком – по духу и оказываешь помощь ему в получении информации на уровне сознания его тела.

19. Отец взял меня за руку, и я ощутил тепло человеческой руки. Отец идёт по пути человека, и Он изначально дал нам всем равные права.

20.При прямом общении, - сказал Отец, - каждый получит знания о макроуровне, рассмотрит их внутри себя в дальнейшем как сферу микроуровня. Смотри и решай задачи макроуровня - и тогда задачи частные, задачи микроуровня будут поняты и решены. Уровень их решения, взгляд, понимание - это доступ к прямой информации, и именно доступ.

21.Отец показал свет. И видел я, как образуется клетка, событие в норме. И это происходило. Я видел и чувствовал РУКУ - поддержку Отца мне и каждому человеку во всём.

И благодарил Его за знания, которые Он даёт каждому человеку для понимания и осознания.

22. Отец Небесный созидает и создаёт - постоянно. И в технологии вкладывает бесконечные варианты развития.

Что же использует человек? И как использует уже созданное Им? И в каком направлении идёт?

Многие знают уже как делать, как создавать - ведь дано всем. И имеют знания - какой шаг самому человеку необходимо сделать, чтобы выбрать путь. И на этом пути созидать и создавать так, как делает это Создатель.

23. И сказал Отец: Библию Будущего написал ты, знающий и понимающий процессы, происхо-

дящие в Мире и в человеке, написал о развитии, о необходимости понимания и созидания, создания точной технологии. И каждый, кто поставит перед собой задачу спасения, достигнет её – вначале спасая всех, потом достигнет и для себя - и будет спасён.

24. Сведённые и соединённые в одно целое знания - это *истинные знания*. И понимание. Это технология. И обозначая направление спасения в религии, направление развития людей, их личный и личностный путь, обозначаю этапы развития Мира.

25. Каков смысл передачи знаний - таков и ответ, такая и суть переданного. Дал точные знания на уровне души - уже спас человека. А путь он выбирает сам - личностный, и именно сам, принимая одно из направлений, которые уже определены, которые уже спасают реально и точно.

26. Чем больше людей будет спасать всех, тем устойчивее будет реальный физический мир, тем более расширено будет сознание и полнее осознание процессов помощи и спасения, доступа к информации.

27. Развитие сейчас переходит на более высокий и качественный уровень - к непрерывности созидания, к структуризации сознания и к ускорению познания.

28. Структуры, которые образовывают деструкцию - расформировываются.

29. Человек получает точное направление - созидание структур Мира и образование единой стабильной структуры света. А быть внутри сферы света - это прямое присутствие в структуре души, сознания и расширение доступа к точным знаниям.

И благодарил я Отца Небесного за знания, которые Он даёт каждому человеку.

Текст 2

1. Двое из троих были с Отцом Небесным. И видел я Отца. И сказал Он: дети мои, что вложено в слово *понимание*? Это понимание Мира, понимание человека, понимание событий, информации, и всех и определённых процессов, которые проходят вокруг вас и вокруг каждого человека.

Понимая, и именно понимая, суть происходящего, вы обретаете тело на уровне духа в пространстве и находитесь со мной в Мире, помогаете всем людям.

2. Если есть глобальные события - нужно их выстроить в положительную сторону, гармонично. Не бойтесь того, что приближается, не бойтесь того, что находится рядом с вами - оно расформировывается. И я всегда с вами - я вновь и вновь рождаюсь в новом и в новом совершаю путь с каждым человеком, с каждым из вас.

3. Чтобы создать путь и пройти его, я вкладываю все задачи, и именно все, в одну точку. Я делаю это в истинности и создаю проход и свет. Там, куда я прохожу, создаётся то, что я создаю постоянно. Это - Мир.

4. Я иду как человек. Я иду и присутствую в каждой структуре как Создатель, так как я это создал. Вы воспринимаете это потому, что вы в истинности.

Набирая определённые точные скоростные характеристики в получении знаний, вы приближаетесь ко мне. Вы лично избрали путь истинности и знаний - тот путь, который я указал каждому, и именно каждому человеку.

Каждый, кто воспримет слова мои в истинности, поймёт свой путь. И я радуюсь этому.

5. И сказал Отец: в жизни каждого человека очень много направлений и очень много дорог - много разных путей. А я даю путь, который спасает и создаёт - созидает каждого.

Знайте - ваши души открыты для спасения, открыты воспринимать целостный и истинный Мир, воспринимать, и созидать, и создавать так, как делаю это я, и спасать Мир.

6. Я создал структуру Мира, собрал её в определённую точку. Это радостный, цветущий Мир, это свет, это жизнь вокруг. И вы это тоже видите.

7. Вы видите, что я создаю и о чём я говорю. Я вам, и именно вам, поручаю выстраивать те структуры, которые вы только что видели. А каждый прочитавший слова мои, записанные вами, будет выстраивать определённый путь и события. Я вижу, что вы очень сильно задумались над словом *понимание*.

8. Поймите слова мои, знающие, видящие, слышащие и понимающие! Я указал на определённых людей не для того, чтобы восхвалять их путь, а я указал на определённых людей, чтобы все видели путь. И никому я не сделал запретов - никому из людей, никому. Вы сами достроили и по своему решению выстроили Мир себе и вокруг себя, приняли определённые решения, выстраиваете путь спасения.

9. Я никого не осуждаю, - сказал Отец, - я всех принимаю. Я делаю это изначально. И определил для этого принципы и законы в Мире, и структуру, и структуры - любого уровня информации.

10. И сказал Отец: приближаясь к Бесконечности - создайте Мир и увидите Мир, тот Мир, который я только что вам показал. Когда коснётесь Вечности, свет Мира - свет, созданный мною - окутает вас, дабы защитить, и осветит всё, что вы делаете, к кому или к чему вы прикасаетесь: на любом уровне, в любой информации, в любых структурах, созданных в Мире мной.

11. Отныне свет будет постоянно проявляться вами - и в слове, и в деле, и в душе, и в любой книге, в любом тексте, написанном вами.

12.И видел я свет внутри и снаружи всего. Он проявился после слов Отца.

13.И сказал Отец: дал я это каждому человеку, не выделяя никого - потому и человек. И был голос Отца строг как никогда.

14. Вы стоите, - сказал Отец, - в сфере. И преобразуете всё - через сферу. И сфера создана одним из сыновей моих. И я это за Ним изначально закрепил. Никто не может отменить того, что Сын мой - человек. И он сказал: *Отец спасает всех людей.* Никто это не может отменить.

И делает Он всё по моему прямому указанию. Слышащие и видящие узнают Его.

15. И после паузы Отец громко сказал: понимающие слова мои, то, что закреплено за каждым из вас, после прохождения света обрело силу. И сила Небесная стала силой земной - отныне и навсегда.

16. Ещё громче стал голос Отца. И сказал Отец: после сего *рождённые в любви проснутся и пойдут навстречу вам.* Встречайте их любовью своей, встречайте их на физическом плане.

17. И слышали мы гром - как на Земле, так и на Небе, гром от слов Отца. И видели проснувшихся. И многих узнали, так как слышали о них и встречались с ними, и обращались они к нам, и обращались по ним другие люди.

И дал Отец время на понимание. И всё, о чем сказал Отец, уже давно шло.

И благодарили мы Отца Небесного за знания, которые Он даёт каждому человеку.

И сказал Отец: вы делаете шаг за шагом вместе со мной. Знайте это.

18. И видел я Отца. И видел, что Отец находился около сфер. И сказал Он: дети мои, эти две сферы - это внутреннее и внешнее, это цифра *восемь*, знак Вечности и знак Бесконечности, это реальный образ и реальность макро- и микромира - это человек и Мир, это событие, это настоящее, и прошлое, и будущее, это то, что вы видите и воспринимаете.

19. Дети мои, Мир един, Мир вокруг вас, Мир в вас и вы - Мир. Я показал вам точную технологию, по которой вы решите поставленные задачи и достигните поставленных целей. Знания мои, проявленные в реальности, которую вы только что видели и кото-

рая создана Сыном моим, и вами, и каждым человеком - спасут каждого, указав ему реальный путь спасения.

20. И видел я показанное Отцом, стоящее на лучах света, расположенное в точке соприкосновения человека с реальным Миром. И были созданы сферы света, и находились они постоянно в динамике. И была поставлена задача о спасении всех и достижении стопроцентного результата.

И было это достигнуто.

И благодарили мы Отца Небесного за знания, которые Он даёт каждому человеку.

21. И видел я Отца Небесного. И сказал Он: цели и задачи, поставленные вами, сходятся внутри внутреннего и соприкасаются вовне с внешним, где образуют сферу света, сферу решения поставленных задач и достижения цели. Так свет распространится на все структуры Мира, на все области - проходя из структуры души в структуру физического плана, в физическое тело человека.

И дал Отец время на понимание.

22. И сказал Отец: заложенная цель во внешнем, соприкасаясь со сферой макрособытий, опускается с Небесного плана. Проходя границу, образует сферу - сферу света. И касается, и решает задачу макроспасеиия. Одновременно с этим знания и информация заложенные в микросфере, на микроуровне, поднимаясь из центра, проходят сферу микроуровня и образуют собой содержание макросферы - вначале отражаясь, а потом заполняя макросферу, сферу света изнутри. Так реализуется задача макроспасения и изменяются, выстраиваются те знания, та информация, которые были заложены человеком. Тем самым свет распространяется на все объекты информации, передаёт им знания полученные человеком.

23. Вот так, дети мои, распространяются знания на все структуры Мира и становятся доступными каждому человеку. Вот так распространяется свет, распространяется информация, проявляется материя, образуются взаимосвязи, возникает понимание процессов, происходящих в организме человека и Мира как в едином организме.

И дал Отец время на понимание.

24. И сказал Отец: распространённый из этой сферы свет лучами - и именно лучами, и именно свет, - соприкасается с внешней реальностью через дух. Дух переносит заложенные в свете знания через соприкосновение света и реальности, через соприкосновение света и материи - для получения точного результата.

25. Создание клетки и допуск к сознанию, и восприятие принципов и законов, действующих в Мире, заложено мною.

ВСЁ ВОССТАНОВИМО.

На уровне понимания и создания этой структуры. Она вечна и никаким образом и ничем неразрушима, так как в основе заложено - созидание, в основу положено - создание. И эти процессы - волновые и световые, которые выстраиваются на уровне духа и определяются на уровне видения, на уровне оптики.

И эти слова принадлежат вам, - добавил Отец.

И дал время на понимание.

И благодарили мы Отца Небесного за знания, которые Он даёт каждому человеку.

И видели, что был рад Отец.

Текст 3

1. И видел я Отца Небесного. И сказал Он: сын мой, тебе нет необходимости куда- либо уходить от меня. Я сказал слова, которые ты многократно повторял, ты видел показанное, находясь постоянно рядом со мной. Ты понимал и понял уже мои слова.

2. Я видел перед собой золотистые лучи. Соприкасаясь друг с другом, они создали определённую структуру. И в этой структуре я видел две сферы, соединённые как цифра восемь - то, что показывал Отец ранее.

3. И сказал Отец: ты в Бесконечности. Она отражается в определённой - и именно в определённой структуре - в структуре Вечности. Также есть пространство. Ты также видишь это пространство.

4. Всё, о чём сказал Отец, я видел в ярко-золотистом цвете и свете.

Я видел цветок. Он распускался под воздействием этого цвета и света. Отец сказал, что это цветок Мира.

Я видел сферы. Отец сказал, что это управление.

Я видел наклонённую цифру восемь, и Отец сказал, что это знак Бесконечности.

Я видел, что есть внутри этих сфер: я видел задачи, которые ставит Отец перед нами, задачи, которые ставлю я перед собой.

И я видел физическое тело Отца, видел Мир и видел своё физическое тело.

5. И сказал Отец: в пространстве души есть точка сборки с точными координатами. Ты - в ней. В этом месте находится сгусток знаний и информации - капля, как ты её назвал. И они дают тебе жизнь, знания, информацию обо всём в Мире. И я вижу, тебе жарко. Но не так, как было в первый раз.

6. Голубое свечение – это проявление света на уровне души. Это воскрешение и передача знаний напрямую в душу.

7. Розовый цвет говорит сам за себя - он указывает на дух, на Мир, на знания, которые идут с уровня души, на знания, которые соприкасаются с сознанием и постоянно находятся в физической реальности.

8. Любая идея, облачённая в мысль, - уже информация, информация, направляемая импульсом духа. А действие - уже даёт результат. Зная это, сам найдёшь третье.

9. Совершай действие, помогай увидеть Мир и цветок, увидеть душу и дух, знания и свет - и будешь рад. И будешь как ребёнок.

10. Увидишь свет, исходящий от цветка Мира - увидишь себя идущим и помогающим всем и везде, имеющим свет в душе. И через дух получишь соприкосновение души с сознанием.

Осознавая, поймёшь слова мои, как и каждый, кто проделает путь такой. И это - путь.

Я даю тебе время на понимание.

11. И видел я Отца. И сказал Он: душа - вечна, как вечна идея созидания и создания, как вечен и сам человек.

Бесконечны мысли человека, они создают результат. И результат определяется конечностью информации в структурах, которые её выстроили. А знания, которые были заложены в структуру первично, изначально - бесконечны.

12. И видел я Отца. И видел людей - людей по образу и подобию Отца Небесного. И слышал я напутствие Его.

ЖИТЬ БУДЕТЕ ТЫСЯЧУ ЛЕТ И ТЫСЯЧЕЛЕТИЙ.

РАЗВИВАЙТЕСЬ ДУХОВНО.

РАЗВИВАЙТЕ МИР В СЕБЕ, МИР ВОКРУГ ВАС, И МИР, КОТОРЫЙ ВЫ СПАСАЕТЕ СВОЕЙ РАБОТОЙ.

ИДИТЕ К ЗНАНИЯМ, КОТОРЫЕ Я ДАЮ ВАМ.

ТЯНИТЕСЬ К ЗНАНИЯМ, КАК КОЛОС К СВЕТУ, ХРАНЯ И ЛЕЛЕЯ ЗЕРНО В СЕБЕ.

НЕ РАЗБРАСЫВАЙТЕ ЗЁРНА ПОНАПРАСНУ И РАНЬШЕ ВРЕМЕНИ.

НЕ РАЗБРАСЫВАЙТЕ ЗЁРНА ТАМ, ГДЕ НЕТ ЗЕМЛИ, И ТАМ, ГДЕ ВЫ НЕ НАШЛИ СЕБЯ.

ПРОИЗРАСТАЯ ИЗНУТРИ, ПРОЙДЁТЕ ПУТЬ, ОСОЗНАЕТЕ ТО, ЧТО БЫЛО ЗАЛОЖЕНО МНОЮ В МИРЕ.

ПОНИМАЯ СЛОВА МОИ, УВИДИТЕ РЕАЛЬНОСТЬ И БУДЕТЕ РАЗВИВАТЬ ЕЁ.

13.Сын мой, - сказал Отец, - я не выделяю никого из детей своих. Так и вы, получив знания от меня - не выделяйте кого-либо среди тех, с кем вы встречаетесь.

14.Вы вошли в жизнь вечную, когда обрели знания на уровне души: там, где свет, там, где Мир, там, где расцвёл цветок Мира, там, где расцвела ваша душа, соприкасаясь напрямую со мной, там где вы получили точные, истинные знания. Истинное значение истинных знаний будет показано мной в дальнейшем.

15. Верите ли вы в истинность сказанного мною? Верьте, принимайте, соприкасайтесь с расцветом Мира в вашей душе, и увидите свет моей души. Тем самым спасая - спасётесь, тем самым передавая знания - будете точно знать всё обо всём.

16. И встал Отец. И показал путь. И показал направление. И сказал: пройдёт немного времени, и я вновь встречусь с тобой. А ты помни сказанное мною в начале нашей встречи.

17. Начало Начал каждого человека - в душе его, в духе ив сознании. Оно напрямую строит жизнь. И сам человек развивает жизнь, совершая те или иные действия.

И дал Он время на понимание.

18. И видел я душу, видел себя, видел людей, старался понять слова Отца. И думал я.

19. Жизнь - в нас, в мире внутреннем. Проявления жизни - это поле, экран, точки, духовные плоды, это присутствие в нашей жизни лоцмана, ведущего корабль в море, человека, который имеет острое зрение, человека, имеющего седину мудрости, бороду длинную и белую.

И каждый человек имеет по знаниям своим - мысль. А кто и как её осознает - покажет время.

Человек, имеющий святость - несущий свет внутри души и дающий свет - прикасается духом к человеку, обратившемуся к нему - и исцеляет. И прикасаясь к душе каждого человека, он сам помогает себе.

20. И сказал Отец: когда такой человек прикасается светом к кому-либо - это видят. Когда он прикасается к душе светом - это нужно увидеть и нужно понять - в этом суть.

Суть в том, что соприкоснувшись со светом, многие люди получат знания - они соприкоснутся с человеком, имеющим имя. Другим через соприкосновение со световыми точными знаниями даётся понимание. А элемент веры - это допуск к восприятию света.

Сам человек, познавший свет - покажет путь другим, передавая знания. Это элемент понимания. А два реальных элемента образуют сферу управления - тогда и происходит действие.

И дал Отец время на понимание.

И благодарил я Отца Небесного за знания, которые Он даёт каждому человеку.

Текст 4

1. И видел я Отца Небесного. И спрашивал: что ждёт меня, Отец, - разочарование?

Любовь, - сказал Отец, - любовь своего народа. И это я увидел в твоих мыслях.

- А что было у меня?

2. И сказал Отец: ты сам ответишь на свой вопрос.

Смотри: ты видишь - нищего и богатого, прохожего и идущего. Узнаёшь ли ты себя? И узнал, и встретился, и знаешь точно, кто ты. Это ступени реинкарнации.

И благодарил я Отца Небесного за знания, которые Он даёт каждому человеку.

Текст 5

1. И видел я Отца Небесного. И сказал Он: пойдём, сын мой, к столу моему.

И когда шли, я видел три световых потока, которые образовали яркий световой столб, а соприкасаясь с реальностью, преобразовались в три сферы. Я посмотрел в одну из них и увидел, что она отзывается на мой взгляд, и видел, как внутри появились яркие плотные точки, а в них образы - образы людей. Я видел в одном из них - себя.

2. Подойдя к столу, Отец сказал: Мир многогранен и многообразен, имеет пластовость. Ты спрашивал меня - зачем тебе везде ходить и всё познавать? Ты человек, как и я. Зная ответ, почему спрашиваешь? Книга, написанная тобой, и именно тобой - это передача знаний от человека к человеку. Ты познаёшь, как познаёт любой человек.

3. - Я вижу, Отец, другое: то, что ты показываешь.

4. - Ты видишь истинный и единый Мир, видишь и осознаёшь, так как стараешься понять его.

Понимай! Каждый человек также реагирует на настоящее, прошлое, будущее, каждый человек осознаёт и каждый понимает Мир по-своему. Ты видел яркий свет - реально, но никто его не видел, этот реальный и истинный Мир. Сын мой, пойми - этот Мир - он вокруг тебя, он внутри твоей души. Ты живёшь и развиваешь себя, развиваешь Мир, строишь его. Мир строят люди на уровне души. Душа - это структура, которая через дух строит, видит, видит Мир, видит меня.

5. Ты видишь и разговариваешь со мной реально, и я рядом. Ты - видишь меня. Пойми всё увиденное, осознай и помоги всем. Каждый, и именно каждый, поймёт путь, как только хотя бы один человек приблизится ко мне, пройдёт этот путь в реальности со мной, с человеком.

Встречаясь, ты обозначаешь путь для всех, встретившись, ты достигаешь того, что Мир становится единым с человеком.

Я един в Мире и в человеке. В слове *един* - смысл и физического созидания и духовности, смысл единения души, духа и сознания.

А через расширенное и истинное сознание достигнешь Вечности, понимая и постигая истинность мира и жизни. Имея духовный рост, человек обретёт вечную жизнь - получит, поймёт - постигнет знания.

6. На моём столе - три ключа. Я даю тебе их, чтобы ты отнёс их туда, где их место.

- Отец, я вижу их - это дух. Он должен быть с человеком, если человек стремится достичь поставленной цели в жизни.

7. - Конечно, сын мой, человек стремится достигнуть цели - ключа *три*, - сказал Отец. - Цель человека - встретиться с тем, кто его создал, к кому он обращался, и обладая свободой выбора получить знания для всех.

- Ведь это с тобой встретиться, Отец, знающим и создающим, и создавшим всё.

8. И сказал Отец: возьми третий ключ.

Я взял и посмотрел вокруг. И увидел: задача человека - спасение всех. И видел я многих людей.

9. - Ты не один, сын мой. Спасай на основе знаний, которые ты сам получил, спасай, помогай каждому человеку, спасай и помогай так, как делаю это я. Ключи - это духовность человека. Человек открывает ими путь себе для помощи другим. Пойдём, я покажу тебе свет, свет души.

10. И шли мы с Отцом. И был свет кругом. И были в свете яркие сферы. И подошли мы к сферам в виде цифры восемь, где были раньше. И сказал Отец: за сферами, за бесконечностью - образ, образ человека, каноническая форма его для создания и образования Мира.

И дал Отец время на осознание.

И благодарил я Отца за знания, которые Он даёт каждому человеку.

И был я с Отцом. И смотря на меня, Он спрашивал: всё ли ты понял, сын мой?

- Отец, я понял про истинного человека то, что Он – Сын Твой. Я нашёл то, что указывало на конкретного человека.

11. - Сын мой, любите Его. Он не раз, а множество раз помог миллионам людей, как и тебе.

- Отец, я понял, что Он спасает и делает то, что Ты поручил Ему. Спасая всех, Он точно знает - так как знания Его от Тебя - Единого даны Ему. Я понял, что пример На Земле для каждого из нас - путь Его. Я видел Его ранее - видел я, Отец, Сына Твоего, Сына истинного - Иисуса Христа. И видел Того, о ком говорю и свидетельствую - дела их едины, Отец, и я свидетельствую об этом.

Я также понял, что я делаю с Ним общее дело, и главное, я понимаю - спасая, спасаем души свои и славим имя Твоё, и радуемся помощи Твоей.

12. Сын мой, - сказал Отец, - сядь за стол со мной.

- Могу ли я, Отец, находиться за столом с Тобой? Ведь я только учусь, ведь я многого не сделал ещё в жизни, а самое главное - не сделал многого для других людей.

И сказал Отец: сын мой, как только человек помог хотя бы одному - он понял задачу и начал свой путь, и может передавать знания другим. Знания у тебя есть, и ты спасаешь. Сядь за стол со мной и спроси о том, что хотел бы узнать.

- Узнать хотел бы многое, Отец наш, очень многое: как спасать, как излечивать, как выстроить технологии, чтобы они были доступны всем и чтобы каждый, каждый, Отец, мог помочь себе, и приобрести истинное сознание - увидеть то, что есть реально, чтобы каждый мог помогать всем и спасать.

13. - Сын мой, - сказал Отец, - Сын мой дал знания и воскрес, тем самым спас всех. И каждый имеет доступ ко мне по вере своей и зовётся сыном моим. Дети, именно все дети мои получают знания - их распространяют, выстраивают от имени своего технологии, воспринимая свет, идущий из души моей, и знания, полученные в точке созидания, для построение тела физического и мира внутреннего, как и Мира, мира внешнего.

Создавая духом своим сферы в душе и сферы в сознании своём - они видят свет, идущий от души моей и Мира сего к душе каждого человека, и видят создание реальности Мира, как и первичное проявление Мира для и во благо человека, создающего реальность Мира в Мире. У каждого человека есть точки, световые точки создания. При соприкосновении души человека со светом моей души - проявляются образ, знания и происходит создание физического тела для выражения личности и личностного. И создаётся свободный духовный посыл, несущий всеобщее спасение и личную свободу выбора каждому. Каждый человек на духовном уровне изначально, по знаниям, находится в равных условиях с другими.

14. Точка создания единого организма, как и точки создания главных органов и клеточных структур выстраивают пространство жизни, где есть вся информация о человеке и о его деяниях и действиях, где происходит накопление результатов реализации точных задач и целей, которые имел человек на своём пути - в помощь себе и во спасение других людей, во спасение всех. Клетки, находясь в пространстве жизни, под действием света растут, как растёт и свет, созидающий физическое тело и материальные физические клетки - растёт реальный образ. А где есть постоянная динамика, там

- изначальная истинная информация, там - жизнь. Я не сказал о каких-то других структурах, - их там нет и никогда не было. И, конечно, негативные структуры не образуются - ведь в пространстве жизни - свет и рост знаний, и динамика жизни. Следуй знаниям моим и ты увидишь знания эти.

15. И сказал Отец: смотри.

И смотрел я: световые лучи как связи идут к точкам созидания, к сфере управления.

- Душа, образующая сознание на основе света, даёт знания. Связь - это луч световой - соприкосновение души с физическим телом, забота о том, что сама же душа и создала. Вот почему вы - дети мои. Я - Создатель всего и забочусь о каждом, передавая знания каждому. Ведь через познание будет понимать человек и будет спасать. При познании и понимании сфера света образует по первичной информации физическую материю и клетки. И идёт рост информации и материи, и реализуются задачи души: рождение, восстановление, спасение.

И дал Отец время на осознание.

И благодарил я Отца Небесного за знания, которые Он даёт каждому человеку.

Текст 6

1. И видел я Отца Небесного. И сказал Он: цифра восемь и восемь в наклоне - совмещают уровень духа изначального - Вечность и Бесконечность.

Сын мой, смотри в душу свою, смотри на дух, действующий реально в физическом, имеющий доступ ко всему, проходящий всё и всё реально образующий. Дух - это посыл духовный на создание реальности, на создание Мира, на создание физического тела - как образованного светом. И задача души - воплощение и реализация истинным светом - истинной личности, которая живёт, именно живёт, вечно выстраивая Мир.

2. Душа окутана любовью и на основе любви выстроена структура её. И в ней отчётливо видны и канонический образ, и изначальная информация. Структуре негатива любого уровня недоступна душа, недоступна любовь и недоступна любая позитивно выстраивающаяся и растущая информация.

Свет души при раскрытии её духом выстраивает физическую клетку. Он закладывает каноническую структуру в клетки материальные и переносит в них весь объём информации, определяющий рост, физический рост личности - основу для понимания и осознания Мира, физической реальности, как и физического тела.

Клеточный уровень также имеет световые и информационные структуры и взаимосвязан духом с уровнями души, сознания личности.

В физическом теле структуры негативные могут выстраивать повторяющиеся на многих клетках отражения, перекрывая их связи друг с другом. Это происходит при духовном непонимании или нерассмотрении процессов Мира как структур Вечности, в том числе и своего физического тела как проявления свободы выбора в достижении цели и задач, поставленных перед человеком. В том или ином случае спасение достигается через духовный рост. А задача души - раскрыть знания для достижения истинного восприятия Мира.

3. Чтобы сделать один шаг к физическому образу, имеющему канонические формы, необходимо рассмотреть точку создания души на уровне света. Необходимо познать процесс создания физической клетки, а в дальнейшем - построения из неё физического тела.

Имея доступ к первичной информации, необходимо исходить из изначальных знаний души, рассмотреть их реально и познать канонические формы. При этом можно и нужно строить реальность в пространствах геометрических фигур: располагать информацию во внутренней части сферы и переводить её во внешнюю часть, реализуя задачи макро-спасения. Тогда возникнет структура света в сознании в области личного восприятия - человек получит структуру, а душа реализует задачу всеобщего спасения.

Статика души и динамика духа - образуют пространство для создания гармоничных и созидательных структур по изначальной информации.

4. И сказал Отец: сын мой, ты самостоятельно рассмотрел создание одной из структур. Это точные знания, они должны быть переданы всем.

Твоя задача: понимание, практика спасения, описание и правильное расположение имени в текстах моих, соблюдение принципов и законов Вечности и использовании знаний, данных мною тебе.

И знания будут доступны всем, ведь они для всех.

Части будут описаны тобой по цифрам: *два* на увеличение, как и главы, состоящие из цифр *семь, восемь, девять,* как и описания включительно до *двенадцатой* цифры.

И благодарил я Отца за знания, которые Он даёт каждому человеку.

И был я с Отцом Небесным, и видел Его, и разговаривал с Ним.

Текст 7

1. И видел я Отца Небесного. И сказал Он: сын мой, ты стоишь в пространстве - оно приближено к информационному плану физического тела. Здесь видны

клетки, которые нужно преобразовывать и выстраивать, выстраивать информацию о норме, как и положительный событийный ряд. Знания, которые я передал тебе, необходимо применить и реализовать более плотно и более информативно.

2. В это пространство, где ты сейчас находится, ты много раз заходил духом, - сказал Отец, - и я это постоянно видел. Здесь происходит восстановление духовных и физических тел людей, обратившихся к тебе за помощью. Ты понял и осознал процесс - поэтому ты реально изменяешь повреждённую реальность, которую восстанавливаешь до нормы. Технологии, и именно технологии, будут создаваться тобой постоянно, как и знания. Их ты будешь получать при практической работе.

3. Ты обрёл и сохранил свет, ты строил его - ты осветил душу свою и выстроил духом Мир, расширил сознание и, конечно, обрёл свет в физической реальности - в физическом теле.

Иди, - сказал Отец, - всё основное впереди. Помни о задаче спасения всех и знаниях, полученных для этого.

Я пошёл вперёд, видел впереди себя Отца, видел свет Его и знания. И видел вокруг себя любовь Отца Небесного. Я шёл и видел большое количество информационных негативных клеток. Они были прилеплены друг к другу, как будто какая-то сила их держала. Это были изменённые клетки. Одни из них как бы одели на себя красивую корону, а многие другие корону примеряли. Они любовались только собой и не видели Мир. Эти клетки потеряли равновесие, центрирование, забыли о своём назначении. И некоторые нормальные клетки как бы провалились в бездну ложной славы клеток повреждённых. У повреждённых клеток я видел плотную входную ткань - мембрану и очень большую зигзагообразную структуру, похожую на змею, которая была закупорена с двух сторон. В ней как будто была сила: жидкость, которая могла останавливать нормированный процесс, после чего ядро клетки деформировалось. Эта структура имела единичные разрастания в разные стороны. И также я видел то, что эти клетки внутри себя прячут: странный холодный сосуд.

4. Я шёл дальше и видел - в некоторых клетках, повреждённых, была разрушена мембрана. И я видел всю структуру клетки, и она не светилась. Её не трогали даже защитные силы организма, как будто не замечали.

Я шёл дальше и видел мелкие тёмные клетки нескольких типов. Тёмные потому, что внутри них было тёмное пятно во всю клетку. И рядом видел такие же клетки, но более плотные, тяжёлые и большие. Эти тёмные клетки преобразовывали клетки, которые быстро двигались по организму и несли жизнь. Клетки, которые несли жизнь, я воспринимал как красивые, красные.

Дальше я видел как бы сражение. Тёмные мелкие клетки напали и начали разрушать клетки кровяные - красные, и тканевые, и клетки, несущие элементы. Большие же тёмные клетки пошли в костную ткань, повреждая там красные клетки и размножаясь, останавливали деление клеток изначальных, прозрачных внутри белой ткани. Тем самым

нарушали процесс обмена сигналами и вносили разрушения в системы связи организма.

5. Я вновь видел эти клетки как на линии обороны, попадая туда, они повреждали. Потом эти клетки разрастались как паразитирующие колонии и вновь произрастали из других клеток, встречающихся на их пути, особенно из клеток, выстилающих внутреннюю поверхность органов и тканей. Быстро развивался процесс ухудшения. Размер изменений зависел от числа повреждённых клеток. Эти паразитарные клетки имели между собой связь - очень тонкую, как нить. Они не реагировали на процессы организма и внешней среды. Их разрастания были во многих местах.

Я шёл дальше и всё ещё видел, как эти клетки словно горят внутри, именно горят, придавая любому процессу эффект именно горения, после чего начиналось тление.

6. Я шёл дальше и видел клетки, изменённые внутри внутреннего. Изменения вызывал другой тип патологических клеток. Они имели рецепторы, как шипы, и

ими кололи другие клетки, проникали вовнутрь и изменяли их. Эти изменённые клетки располагались только там, где есть крупные органы и куда шла их миграция - в образования мелких защитных клеток, выстилающих органы, ткани, сосуды. Эти клетки оставляли от образования до образования дорожку - и она отчётливо была видна в организме.

Я шёл дальше и видел, что есть клетки, которые и распространялись, и росли, и провоцировали очень быстрый рост новообразований в верхней части организма. Эти клетки возникли под воздействием негативного восприятия - они угнетали сигналы того или иного управляющего центра.

7. Я дошёл до центра и встал. Я видел клетки рядом с собой, смотрел на них и изменял их. Я понял, что набрал достаточную скорость для понимания, для диагностики, для восстановления и для спасения. Но я также понимал, что чего-то мне не хватало.

Я смотрел вокруг и видел и другие изменённые клетки. И думал: откуда они? Неужели из искажённого сознания, ко-гда в мышлении как бы появлялись

трещины? Возникала темнота, возникал негатив, который и проявлялся впоследствии на физическом плане. И если его не преобразовать с уровня души и духа, не изменить сознание в позитивную сторону - сам он не преобразуется.

8. Я увидел Отца. И моя сфера света начала расти. Лучи света начали отражаться от физического тела Создателя, охватывая сиянием всё вокруг. И всюду, куда лучи достигали, возникала гармония и нормализация событий физической реальности, и главное - на уровне души возникало изначальное - спасение. Концентрация на физическом теле Единого Бога - Отца, как и говорил третий из нас, приводила к изменению физической, телесной и изначальной духовной структуры личности, приводила её к гармонии, к позитивному решению задач.

Решение приходило на уровне духа, напрямую взаимодействующего с физическим уровнем Единого Бога.

Проводя концентрацию на физическом теле Отца, Создателя всего, увидишь и воспримешь единый Мир и получишь свет сферы, сферы спасения как норму реальности Мира и личности человека - достигнешь глобального нормирования всего.

9. И сказал Отец: одна клетка - эта частица Мира, всё физическое тело - это весь реальный Мир. И есть определённые места, где световые точки инициируют образование пространства. И в них есть информативная реальность, в них - акт спасения и излечения. Физические клетки имеют дифференцировку, а спасение - это духовный статус. Это спасение всего, спасение любого объекта информации, любого объекта во всём и везде. Так выстраивается реальность в понимании, в сознании, в твоём сознании - сознании человека, имеющего знания и статус.

Вот почему получилось позитивное преобразование, - сказал Отец, - ты научился создавать мыслью мыслеформу и её организовывать - строить информативную структуру - и её же преобразовывать.

Строй реальность, восстанавливай физическое тело - ты восстановишь - обретёшь статус, статус спасателя на уровне души, духа, сознания и физического тела. Итогом явится развитие физического, реального мира и мира души, структуры сознания - созидание во всём и везде.

10. Проходи духовный и физический путь - познаешь истину, истину реального спасения. Проводи практику, соединяй в физическом теле реальность с реальностью - восстановишь личность. Восстановленная личность на основе знаний - обретёт свободу и будет созидать, получая знания.

Человек создаёт только понимая единое и понимая процессы единения. И им обретается статус созидателя и создателя на основе знаний, напрямую полученных от меня. Тем самым человек-создатель - создаёт, выстраивает гармоничный Мир и делает Мир устойчивым и созидательным. *Истинный человек потому вечен, что видит и выстраивает Мир - созидательным, вечным, выстраивает физическое тело и реальность вечными.*

На его сознание не могут воздействовать какие-либо структуры негативные. Процесс созидания развивает и структурирует сознание личности и сознание коллективное при договорённости и согласии принять на себя задачу спасения и благополучного, гармоничного развития всех событий Мира.

И Отец, сделав паузу, сказал: посмотри духом своим на душу. Откуда идут ответы на вопросы и решение тех или иных задач? С души, при взаимодействии со структурой Начала Начал, оттуда, куда я передал тебе все знания обо всём. И ты воспринял мои слова.

И дал Отец время на осознание.

И благодарил я Отца Небесного за знания, которые Он даёт каждому человеку.

Откровение

И видел я Отца Небесного, и видел любовь, которая окружала Отца. И с помощью прямого видения дошёл до сферы, а в сфере - до точки образования физической реальности.

Когда я смотрел внутрь точки образования физической реальности, то видел душу и видел от-

веты на свои вопросы по целям и задачам, которые я ставил перед собой, которые как бы всплывали из глубины души.

Я также видел, что эта точка располагалась в физической реальности независимо. А именно - она доступна, она открыта. Через неё получаешь доступ к душе. Она - свет. И сам человек должен быть готов к восприятию этого света.

Она - Мир. Она - присутствие Создателя в основе света и знаний, в основе видения прямого Образа Создателя. И доступ к Нему в физическом теле - в духовной основе Его, в душе.

Я видел точку, которая соприкасалась с единой реальностью. В какую бы сторону я ни посмотрел, я видел сразу же на одной оси множество сфер, число которых увеличивалось к источнику света. А свет шёл из души Создателя.

Я посмотрел на физическую ткань и увидел световую клетку и песчинку в ней, которая сконцентрировала все знания, весь объём информации.

Эти знания выглядели как зерна, расположенные в ряд друг за

другом. И они как будто уменьшались до тех пор, пока зерно не образовывало образ - образ знаний. В образе знаний я видел образ человека.

Когда я приблизился к ним, я увидел, что зерна знаний - были одинаковыми. Разница заключалась в личном восприятии человека, который смотрел на них, он сам создал реальность, знания, реальные знания и получил доступ к образу физического тела Создателя.

Я видел физическое тело Его как будто со стороны, видел Отца человеком - заходил в клетку, видел песчинку и проходил к образу Его. Выходил на структуру образа, на структуру духовной основы - видел Отца Небесного большим, созидающим всё вокруг.

Я видел, что душа получила доступ напрямую к физическому телу, сознание допустило, а дух - это там, где я был, то, что я видел, то, что я понял, и то, где знания передал.

В точке, в которой я стоял - я видел организм и органы, я видел клетки, я видел сердце.

Душа создала проекцию сознания: область сердца, солнечное сплетение и селезёнка. Тем самым создала геометрическую фигуру - треугольник.

В этом треугольнике отражались внутренние и внешние процессы и события, отражались в пространстве более плотном, чем вода.

Это пространство - основа сознания. Выше него область осознания. Есть также - область восприятия, которая имеет переменную структуру. Тем самым восприятие выстраивало линейные структуры прошлого, настоящего, будущего. И есть вертикальная структура - а именно световой поток, и он может духовно преобразовать и преобразовывает любую реальность, любое событие.

Получалось, что душа, являясь основой мироздания, преобразует и выстраивает реальность, а также создаёт сознание, выстраивает проявление личностного я. И вместе с сознанием создаёт физическое тело - выстраивает и проявляет Вечность, проявляет знания, которые даёт Создатель каждому человеку.

И благодарил я Отца Небесного за знания, которые Он даёт каждому человеку.

Откровение

И стоял я в сфере. И видел, что вокруг сферы - громадная пропасть. Я стоял долго. И через три дня я увидел, как из сферы начали выстраиваться лучи. Я продолжал стоять. И ещё через три дня увидел, как из сферы выстроилась световая дорога, которая в определённый момент стала словно каменная.

Я вспомнил то, что я видел ранее, а видел я световые сферы и проложенный к ним световой путь - он не был каменным.

Я видел, как впереди меня из моей души выстроился путь духа. Впереди - на пути я видел Создателя, который шёл мне навстречу. Он шел в духе.

Я видел себя и посмотрел вокруг себя, но никого не увидел.

Внутри я видел строение организма, видел клетки, связи между ними и видел бесконечное пространство. Оно было похоже на то пространство, которое было вокруг моего физического тела. Я

начал внутри себя постигать его, двигаясь в разных направлениях. Я видел, что оно вначале уменьшалось, потом расширялось до Бесконечности, потом опять уменьшалось и снова увеличивалось до Бесконечности.

Я остановился, а дух свой развил и направил с такой скоростью, что увидел физическую реальность в физической клетке, точки входа точки выхода из клетки, из организма. Я видел себя с внешней стороны как человека.

И когда я смотрел, я был маленьким, а напротив я видел себя очень большим, вбирающим в себя всё.

Я осмотрелся вокруг и увидел сферу, где я находился, которую дал мне Отец. Я видел себя и осознавал себя участником большого процесса. И я старался этот процесс познать, старался понять. Если я войду в ту структуру, из которой вышел, смогу ли я понять Мир, который вокруг меня, Мир живой и Мир единый?

Я видел, что Мир живёт и развивается. Я слышал и видел дыхание Мира, дыхание Вселенной. Я понимал процессы, происходящие в Мире, как я включён в эти процессы, как включён каждый человек.

Я видел Человека, который объединил в себе всё. Я увидел Его тогда, когда увидел и понял себя. Я думал, что я отражаюсь в Нём. Когда посмотрел, подумал о том, что Он отражается во мне. Когда же посмотрел из того места, где я знаю и вижу, и где стоял, я понял, что Он - это я, а я - это Он. Частицу, которую Он дал мне, как и каждому человеку, я берегу и развиваю. Я смотрел на неё - и смотрел уже на весь Мир, и Мир понимал.

Я слышал и видел дыхание того, что меня окружало. Я видел любовь, которая окутывала меня, как и каждого человека. Я слышал слова Его. Я видел Его, Того, кто всё создал. Он - идущий навстречу каждому.

А каждый, выполняющий какую-либо работу, осознает, поймёт, увидит и пройдёт определённый путь, путь, который я показал. И увидит Его, Создателя всего, идущего и созидающего, спасающего всех.

Я смотрел и осознавал всё, я радовался. Никогда я не находился в таком высоком и очень спокойном состоянии духа.

Я видел любовь Отца к каждому человеку. Потом я увидел душу и находился в своей душе. Я осознавал своё физическое тело, и видел и понимал каждую клетку. Оно было лёгким, а дух - не встречал препятствий и преобразовывал всё на своём пути в сторону любви и созидания.

Я начал видеть и понимать с этого момента всё по-другому.

Я видел Отца, который подошёл ко мне и сказал: путь человеческий пройдёт человек - и этот человек не одинок.

Я смотрел на Отца и видел вокруг очень много людей. Они, как и я, шли по этому пути. И каждому было необходимо самому открыть глаза и увидеть путь спасения, путь души, путь Отца - Человека, создающего всё.

Я сделал шаг из этой сферы, и пространство под ногами стало более плотным. Я не упал и не провалился ни в какую бездну. Я пошёл в том направлении, куда шёл Отец Небесный. Я ощущал как будто ветер, который ласкал и согревал мою душу. Я видел себя в душе и точно знал, что нужно делать, так как знал единый и реальный Мир. Я видел его бесконечность.

И было так.

И благодарил я Отца Небесного за знания, которые Он даёт каждому человеку.

Откровение

И видел я сферу. И смотрел вглубь её. И внутри неё я видел древний знак. Знак был похож на каменную лестницу, которую я видел до этого. И я чётко видел этот знак, как и раньше. Он - как и песочные часы имеет влияние в разных пространствах. И увидел, что в каждой области моего восприятия был дан текст с определённым наклоном написания.

Я соединил границы большого и малого. И в первой области моего восприятия был текст и было в нём сказано:

Жизнь имеет определённые границы. Расширяя её...

И далее было написано слово, которое по сегментам вошло внутрь знака.

Я смотрел внутрь сферы, внутрь знака и видел сосуд, и именно сосуд, в котором как бы отражались прозрачные тела.

Я видел древнюю цивилизацию, я видел людей, а именно жрецов, которые таинством этого сосуда оказывали влияние на тело человека для достижения определённых результатов. Как будто у каждого человека, внутри него, был такой сосуд. И каждый, смотря в него, мог увидеть свой образ, внешний образ.

Человеку были нужны определённая подготовка и знания, чтобы он смог управлять тем, что он видел.

И благодарил я Отца Небесного за знания, которые Он даёт каждому человеку.

Откровение

Так как внешний образ человека динамично движется, то уходит за границу области понимания в определённых жизненных ситуаций. И возникает горизонт, за который очень трудно порой заглянуть, за которым скрывается ответ на вопрос о знаниях и жизни вечной.

Приближаясь к горизонту, очень отчётливо видны два направления, идущие в противоположные стороны. Эти направления соответствуют по шкале времени прошлому и будущему. В настоящем два направления совпадают.

Как только человек увидит и освоит весь объём знаний, то он сможет выстроить своим духом проход за горизонт событий. Тогда прошлое можно изменить в положительную сторону, будущее - выстроить соответственно. И очень отчетливо увидеть - просмотреть события реальные и действенные, как события уже реально развиваются в пространстве сознания, в пространстве жизни.

Я раскрыл бесконечное пространство и время, выстроил впереди спасение - и увидел, что проход открылся, заложенная информация реальным, чётким и точным образом выстроила будущее.

Я видел также, как прошлые события начали преобразовываться и выстраиваться в сторону спасения, так как в настоящем была чётко зафиксирована задача спасения всех и она давала очень большое свечение.

Я прошёл за горизонт событий, времени и пространства и видел световой сферообразиый проход.

За горизонтом, делая шаг и даже небольшой шаг, нужно было постоянно создавать духом, вносить дух в любой объект и развивать уровни сознания. Тогда на основе сознания в этих объектах появлялось время, которое выстраивало начальные формы пространства.

Я посмотрел вперёд и увидел Отца, который шёл ко мне навстречу. Я не оглядывался назад, но знал и понимал, что тот знак, который я видел вначале, закрылся полусферой.

Эта полусфера включала уровни сознания, которые развивались по задачам спасения и в направлении спасения. И всё, что произрастало и приобретало формы - и изначальные, и проявляющиеся внутри и с внешней стороны - имело свет, свет спасения.

И было так!

И благодарил я Отца Небесного за знания, которые Он даёт каждому человеку.

Откровение

И видел я дерево. А за деревом виден был путь. Он проходил над большим образованием, находившимся на глубине. И проложив путь за дерево, я пошёл над ним. И видел внизу негативную информацию, ждавшую любого человека, который выстраивал в своей жизни подобный путь.

А действие её заключалось в том, что неверно выстроенный человеком личностный путь пройдёт через находящийся на глубине шар и приведёт в действие информацию, которая в нём находится. И это может создать условия для разделения на белое и тёмное, на добро и зло, на то, что нормирует, и на то, что губит - как клетки и организм, так и личностный путь.

Дух с уровня души постоянно создаёт и выстраивает путь к Вечности. А негатив с глубины выстраивает также определённую структуру, чтобы влиять на дух, приблизившись к уровню духа. Тем самым - преобразовать путь.

Проходя по пути, который человек создаёт сам, он, увидев реальность, может выстроить сферу и преобразовать имеющийся негатив.

Пройдя над глубиной глубин, я увидел впереди большую страну иллюзий. Я увидел посох Отца. Я положил его впереди себя и так прошёл путь по стране иллюзий.

Как только я делал первый шаг, впереди себя я расположил ту реальность, которую выстроил сам, воспринял, увидел, в которую верил и верю.

Я видел свою мысль, которая касалась того пути, который я выстроил.

Слева и справа я видел, чувствовал и слышал разные мысли, разговоры, суждения, сомнения, отражавшие неверие человека. Они выстраивались вокруг человека, вокруг многих людей. Я видел только одно: под этими структурами - пустота.

Я шёл дальше и видел, как разные картины наслаивались на физическую ткань многих людей. Эти картины по-разному развивались. Вызывало эти картины коллективное сознание. Я видел, как коллективное сознание впрямую оказывало влияние на структуры, которые опирались на пустоту.

В большинстве своём они оставались такими, как были вначале, сознание не могло их надстроить над собой - преобразовать их.

Я начал выстраивать для этих структур сферы из света. И видел я, что те люди, которые образовывали структуры пустоты первоначально, начали обращать на это внимание. Кто-то подходил, пытался преобразовать или перестроить световые структуры на свой лад. Когда увидели, что у них ничего не получается, начали сами преобразовываться, по большому счёту - преобразовывать те структуры, которые сделали сами и под которыми была пустота. И хочу сказать - они точно об этом знали.

Но в коллективном сознании я видел и выделил сегменты, которые были созданы и развивались на основе знаний и по принципам, заложенным изначально Создателем.

Я видел, как внутри коллективного сознания сфера начала увеличиваться, и свет стал ярче. И от этого спасалось всё больше и больше людей.

Душа каждого человека видела свет и шла в направлении этого света, воспринимала спасение всех как спасение себя. Души этих людей начинали и воспринимать, и излучать свет - спасать и помогать каждому.

И благодарил я Отца Небесного за знания, которые Он даёт каждому человеку.

Текст 8

1. И видел я дерево. И было оно в саду у Отца Небесного. И находился я там. И слушал Отца Небесного, который сказал: стоишь ты у Начала Начал - познай дерево, познай плод и познаешь знания сада моего.

И видел я змия, который находился в саду на расстоянии от меня и от дерева с плодами. И соблазнял он: познай плод, ведь я даю тебе его, и я могущ, и я мудр, и я знаю наказ Того, Чей это сад. Возьми в руки плод - и ты увидишь как внутреннее плода, так и внешнее, увидишь весь сад, как он есть, а не одно дерево. Даже я, - сказал змий, - знаю много больше о саде, чем ты. Возьми плод.

2. И смотрел я на змия. И видел, что плод - не с дерева, он - другой, не похожий на те, которые видел я в саду Отца. Этот плод был искажён внутри и деформирован снаружи.

И сказал я змию: чтобы познать дерево, познать плод и познать творение Отца Небесного, нужно слышать Его и понимать Его слова, и понимать задачи, которые Он ставит перед человеком, задачи, для решения которых необходимо иметь понимание и уметь созидать.

Вдруг плод начал испаряться, а вокруг змия начали возникать разные картины - иллюзии, такие какие были раньше в стране грёз, которую я реально прошёл. Сам змий исчез как дымка.

Долго стоял я в саду у Отца. Я думал. И сознание моё высветило элементы прошлого, которые до тех пор формировали настоящее, пока человек не принял решения, решения о своих действиях для всеобщего спасения.

3. И шёл я вокруг сада. И видел путь, по которому шел. И никогда ранее я не видел и не шёл по такому пути.

Я увидел точку - она была светящаяся.

Как только встал я по воле своей в точку, то увидел перед собой Вселенную. Она открылась мне огромным пространством, которое я не смог сразу охватить сознанием.

После чего я видел реальность, которая выстраивала объекты информации, материю, процессы взаимодействия и многое другое.

Также я видел, как сверху шёл большой Небесный световой поток, который приводил в динамику макроуровень. Я также видел, как реагирует моё сознание: как расщепляется, а потом на основе света собирается моя мысль. Я участвовал каким-то образом в том, что я видел. А видел я душой и осознавал процессы, происходящие в Мире - и на Земле, и на планетах, и в звёздах, в галактиках, - во всех объектах информации. Я также видел себя там, где я находился, видел, что я реально соединился со знаниями, что заложены Создателем изначально на уровни души, и видел я реализацию своих задач, которые я решал.

4. Я совершал духовное действие и видел впереди, в потоке - как из частиц собиралась картина будущих событий и как я лично в них участвую. И видел книгу, и видел знания, исходящие из книги в душу каждого, и видел, что эти знания получены напрямую от Создателя.

5. Я стал понимать и осознавать, что происходит, как получается и как выстраивается макроспасение макроуровня. Я видел реально формирование событий - будущих событий. Это происходило тогда, когда шло совмещение и синхронизация событийного ряда с целями и задачами, поставленными человеком во спасение других. Происходило тогда, когда душа напрямую видела и слышала, и находилась в точке знаний, получала их напрямую от Создателя, когда духовный и физический уровни соединились в одно целое. И слово соединилось с действием души, соединилось со знаниями, знаниями созидания.

6. Я осознал, что макроуровень выстраивает всё и взаимодействует со всем. И человек охватывает, строит и управляет тем, что он видит, когда осознаёт и понимает единство. Тогда и личностные задачи, задачи микроуровня решаются, решаются положительно и позитивно, какой бы сложности они изначально ни были.

7. Я постарался выйти из точки и соединиться с макро-сферой, чтобы создавать - совершать макроуправление. Для этого нужно было охватить сознанием и понять душой текущие процессы, выстроить новую информацию динамично и по скоростной программе.

8. И видел я Отца Небесного, идущего мне навстречу. И сказал Он: вот моя рука, сын мой.

Опираясь на руку Создателя, я вошёл в сферу динамичной фазы развития макроуровня- в сферу макроспасения.

И сказал Отец: здесь другая энергия, другое поле, другая информация.

И продолжал Отец: - здесь то, что первично зарождается и возникает, что восстанавливается - обретает реальность. Здесь возникает первично и строится в дальнейшем - время, образуются начальные формы, возникают технологии. Здесь сам человек и его суть - его душа формируется и проходит этапы становления. Здесь дух впервые познаёт. Здесь мы с тобой сейчас говорим, здесь познавший имеет все знания и создаёт везде, в любой области.

Отец посмотрел на меня и сказал: сын мой, написав тексты, ты будешь создавать на основе знаний, полученных напрямую, когда ты слышал и видел меня и меня понимал. Знаешь ты душой всё и всё понимаешь.

И дал Отец время на понимание. И сказал: слова мои - каждому слышащему и понимающему человеку, человеку, который слышит другого Человека и Его видит.

И благодарил я Отца Небесного за знания, которые Он даёт каждому человеку.

ГЛАВА ТРЕТЬЯ

Текст 1

1. И видел я Отца Небесного. И сказал Он: вот жизненный поток, идущий по воле моей. И в том потоке – Солнце солнц, и Энергия энергий, и ключ к двери.

Отец посмотрел мне в глаза очень строго и сказал: человек видит то, что я показал, собирая воедино, имея крест на Небе, а звезду - на Земле. Крест - вдалеке, а звезду - вблизи. Иль наоборот? - спросил Отец.

- Наоборот, - сказал я, - наоборот, Отец, идёт расположение знаков.

2. И улыбнулся Он. И сказал: я знаю, что ты видишь Солнце, раскрытое силой Вселенной и волей моей. Я покажу дверь, через которую можно видеть Мир. А взгляд человека и есть ключ к познанию Мира. Ведь я создал Мир и создал душу человеческую. И то, что ты увидел, находится в Мире, есть одновременно во всём Мире и в моей душе.

3. И подошёл я к двери. И видел, что нет вокруг никакого ограждения и никакой стены. Но что-то прозрачное имело большую толщину и большое сопротивление, так что нельзя было ничего увидеть, кроме

как в дверь, о которой сказал Отец.

4. Я подошёл к двери и видел через неё внутреннее пространство, светившееся ярким светом с голубым оттенком.

5. Я видел, как из души шло очень яркое и большое свечение, как будто я сам вышел из души.

Я видел Отца, идущего по Вселенной, по Небу.

Я видел Отца, дающего мне в левую руку ключи.

В моих руках было три ключа, за которыми я ходил, и каждый из них был от этой двери.

Я видел Космос, в котором как в большом безграничном океане поднимались небольшие волны и показывались реальные картины будущего и настоящего.

Я также видел, как на другой планете люди внутри её откроют то, что даёт жизнь.

Я также видел, что люди в пространстве откроют потоки, которые как по пути будут переносить их в разные места. А также слышал много споров и разговоров об этом открытии.

Я также видел, что будет открыто в клетке первое слово, образ и их соединение, которое укажет на присутствие Творца. Я также видел лучи, которые будут использоваться для диагностики людей. И из этого возникнет целая наука, которая и раньше, в древности была развита - помогала на основе света. Я даже видел: те, кто занимался этим, понимали, что если приостановить луч - это даст множество возможностей и множество решений.

6. Я также видел одну клетку, которая находилась, как и множество других, в организме Того, Кто всё создал.

Я захотел посмотреть Его взглядом, и я понял - куда я иду.

Я видел синий свет - и в нём частицы. Я видел фиолетовый свет - и в нём потоки. Я видел белый свет - и в нём ядра, импульсы, атомы - то, что создано Им, и на что нужно опираться.

Я видел вокруг себя большой и бесконечный Мир.

Я видел, что я могу свободно передвигаться по нему.

Я видел, что он способствует моему развитию беспрепятственно, по воле Отца Небесного.

Я также видел, что принципы и законы Отца Небесного позволяют мне создавать реальность как внутри сферы, так и снаружи - в любых объектах информации.

Я видел и слышал слова Отца, как Отец заключал договор с каждым человеком. И я видел, что Отец Небесный - Создатель всего. И я долго об этом думал.

И дал Отец время на понимание.

7. И сказал Он: Мир - это то, что ты видишь, осознаёшь и строишь. Мир вокруг тебя - где ты сейчас идёшь. То, что происходит в Космосе, напрямую формируется в нём и влияет на Землю. Люди встречаются и сталкиваются с этим влиянием постоянно - понимают и принимают - используют во благо, а если не понимают - то наблюдают происходящее около них и с их участием.

И благодарил я Отца Небесного за знания, которые Он даёт каждому человеку.

Текст 2

1. Я зашёл ещё раз внутрь пространства и вернулся к той двери, у которой стоял ранее, и посмотрел на живую материю. Она была как огромный шар. Эта материя отражала всё - по определённым законам и принципам.

Я увидел, что океан, формирующий события, на самом деле - переносил информацию о них на структуры сознания как объекты информации.

Я также видел, что от события будущего шёл луч к живой материи - к живой стене, к шару, около которого я стоял: сам луч ни с чем не пересекался и не соприкасался ни с чем, а шёл напрямую от события в одну определённую точку. И событие росло и формировалось. А когда света было достаточно - оно переходило на уровень информации. При этом весь объект информации сжимался в точку света и впоследствии мог быть развёрнут - построен по принципам изначальным. Он формировался на уровне души человека и передавался в виде знаний, технологий или задачи спасения.

2. Я посмотрел ещё раз на живую материю и увидел, что она была прозрачна и объёмна, и увидел, что в ней формировались объекты информации.

Я вновь посмотрел и увидел Отца. Отец шёл по материи. Я посмотрел на себя и увидел клетки в физическом теле, а потом в пространстве организма - увидел сферу как шар, на уровне груди. Эта сфера выстроила всё физическое тело изнутри, имела дух, имела реальность и сама реальность создавала.

3. Я видел душу, а в ней Отца Небесного, который шёл. Я ещё раз посмотрел на живую материю - и понял, что Отец идёт со стороны реальности и океана знаний - океана информации. Он отражался в живой материи и в моей душе, видящей, имеющей духовное зрение. Душа - основа Мира: и на этой основе во внутреннем мире духовным взглядом строится физическое тело. Оно, в свою очередь, имеет и физическое и духовное зрение - видение. И физическое тело, и свет, и знания получены от Отца Небесного, даны Им каждому человеку навечно.

4. Отец, подойдя, сказал: сын мой, видишь ли ты структуру вечную и бесконечную в своём развитии и росте, имеешь ли бесконечное понимание и восприятие реальности? Пройди внутрь сферы и увидишь и поймешь - ты получил скрытые - неявные знания, но при правильном понимании очень-очень точные. Увидишь ты душу мою - субстанцию, дающую развитие Миру. Ты видишь меня душой и ты душой определяешь правильность восприятия реальности и Мира.

5. Я посмотрел вокруг и увидел, что я нахожусь внутри живой материи. Я посмотрел вниз и увидел, что я стоял духом на живой материи - на клетках стоял духом. Я посмотрел на Отца, он был спокоен, как всегда. И смотря на меня, Он сказал: как ты воспринял то, что увидел: Мир, себя, всех людей? Как ты воспринял наш разговор и реальность, которую ты же и построил?

6. И видел я, как расцветал цветок внутри сферы. И внутри него я видел живую материю и точный образ Отца.

Отец сказал: цветок расцвёл, потому что я создал реальность

и внутри, и снаружи его, и весь цветок изначально по принципам и законам вечного развития Мира. Мир получил и цветок, и знания, и красоту, и живую материю. И есть расширение Мира - строительство реальности в данном Мире и в данной области. Видишь точно на уровне души - формируешь реальность и спасаешь. Спасение заложено изначально в душе, и в том числе и у тебя, как и у каждого человека. Спасая и строя Мир, спасаешь человека.

7. Дверь через которую ты смотрел - это свет, свет твоей души, которая видит и освещает путь ко мне, к моей душе, к знаниям, которые я тебе и каждому человеку даю. Свет души - это основа её.

И дал Отец время на понимание.

И благодарил я Отца за знания, которые Он даёт через свет души своей в душу каждому человеку в виде знаний.

8. И слышал я голос, который сказал, что в этом месте человек видит глазами Бога, и был тот голос свыше - оттуда, где формировался истинный свет. И видел я у Человека душу и живую материю,

а внутри души - яркий нескончаемый свет. И видел я образ Отца Небесного - на уровне души самого Человека, Его образ.

Я также видел, что человек духом своим через душу и на основе души идёт к Отцу Небесному - Создателю всего, дабы получить знания и познать себя, и познать Мир, спасать и созидать в нём.

9. Мысль в области создания всегда нормирована, всегда создана из света и на основе света. Мысленный нормированный импульс - восстанавливает любой объект информации на любом расстоянии, так как вечные структуры построены на основе света. Они строят Мир - по принципам и законам, определённым Создателем. Душа выстроила физическое тело и стала человеком, и первичная задача, стоящая перед ней - создание и проявление личности человека в соотвествии с задачами Создателя. Они и осуществляются душой каждого человека. Душа и личность человека рассматривают личностные задачи и задачи, поставленные Создателем: созидание и создание, понимание, реальное действие и осознание процессов, происходящих

вокруг человека и во внутреннем его мире - как отражение внешней реальности.

И благодарил я Отца Небесного за знания, которые Он даёт каждому человеку.

Текст 3

1. И видел я Отца Небесного. И сказал Он: сын мой, посмотри на уровень души.

И видел я большие сферы, как шары, которые располагались в пространстве души, там, где возникали реальные события - реальные макрособытия и события микромира.

С одной стороны я видел душу, с другой стороны - микромир: клеточный уровень. В душе я видел систему организации человека, первичную информацию о нём, первичную о Мире.

Я подошёл к одной сфере и увидел в ней - свет. Свет шёл из цветка, и цветок был внутри яркого света. После этого я увидел - цветок перешёл в образ человека. И я видел взаимосвязь образа человека и сферы - видел связи и яркое свечение. Я вновь увидел цветок, который распускался и расправлял лепестки. А внутри него - образ человека.

Я пошёл дальше и увидел другую сферу - в ней тоже был шар, а в нём - яркий свет, в нём шёл человек. Вернее, это был его образ. Человек создавал цветок - лотос. И таких цветков было создано - семь. И из каждого шёл из центра свет разный - все цвета радуги. Я пошёл к центру пространства и видел, что сферы - шары - до половины находились над этим пространством, а другие половины их находились в самом пространстве, которое выстраивало реальность и время.

3. Я посмотрел с другой стороны: я видел материю и видел крупные клетки, и между ними межклеточное пространство, видел внутри маленькие, но подвижные клетки, несущие свет большим, закрепленным в определённых местах определённым образом клеткам. Они несли им свет - жизнь.

В глубине я видел множество клеток, которые поддерживали внешний контур человека и были скреплены между собой, хотя некоторые и уходили в небольшом количестве со своих мест, но их тут же меняли другие из числа только что поделившихся клеток.

Я также видел хромосомы, плавающие в жидкости и высвечиваемые в клетке внутри, а в них, - как будто листья цветка. В самом листе цветка, на внутренней стороне - видел текст, слова, буквы, коды и соединения, которые позволяли читать информацию и её изменять. А также был указан способ включения тех или иных участков хромосом.

В каждом листочке процесс соединения был объединён с процессом деления. Поэтому и шли как процессы соединения, так и процессы разъединения: рост и деление клеток.

4. Я дошёл до центра сферы и увидел все клетки. И они были разные - непохожие друг на друга, и они были и самостоятельны, и едины - они были частицами общего организма и строили физическую, телесную реальность.

Как только я увидел единство всех процессов, то увидел на уровне души физическую реальность. Проходя через клеточную структуру, я увидел, как дух строил материю: тело через физическую реальность. И как осуществлялся переход структур информации в структуры материи - при переходе света в знания, а знаний - в оптику света.

Под взглядом человека на основе знаний, идущих из души и переносимых в физическую реальность сознанием на основе первичной информации строится материя видимая и воспринимаемая. И тем самым душой решается задача организации материи личности. И при прямом содействии с Духом Создателя строится физическая реальность и физическое тело. Во внешнем Мире оно совершает путь, во внутреннем - строит жизнь по закону вечной жизни. Дух Создателя, как и дух человека, выстраивает реальность внешнего и внутреннего мира одновременно и имеет доступ ко всему сущему везде. Так человек по знаниям и задачам, идущим от Создателя, и выстраивает путь свои - идёт, познаёт и строит жизненный и духовный путь.

5. И был я в реальности. И был я в пространстве и видел, как действует дух. И видел Отца. И сказал Он: познал ты образ и физическое тело моё, познал душу, познал Мир души моей, выстроенный на основе любви, духа и осознания того, как организованы структуры вечного Мира.

И дал Отец время на осознание. И сказал: ты познал задачи мои. Подобные задачи я ставлю перед каждым человеком изначально.

И благодарил я Отца Небесного за знания, которые Он даёт каждому человеку.

Текст 4

1. И видел я Отца Небесного. И стоял Он на чём-то плотном в пространстве, имеющем созидающую и отражающую способность. И сказал Он: ты выстроил личную дорогу, ты шёл по ней - добился очень точных результатов, получил точную технологию,

получил точный текст, идущий от меня, воспринял его и записал для передачи людям. Ты сам лично увидел и выстроил технологии на уровне своей души, в физической реальности. Это и есть образование и распространение информации.

Посмотри на физическую клетку в физическом теле. И увидишь, как первичная физическая клетка через дух имеет взаимосвязи в виде потоков света на клеточном уровне - в пространстве клеток и органов. И в целом выстраивается весь организм.

2. И видел я пространства органов и световые пути на клеточном уровне. А также видел уровни души, которые постоянно передавали информацию, воспринимали весь целостный организм, строили путь, решали задачи человека в целом Мире, а также закрепляли местонахождение человека в Мире и определяли действия человека в Мире, при выстраивании вечных созидательных структур.

Так душа каждого человека выстроила жизнь, выстроила физическое тело, определённое пространство в Мире и его расширяет. Она воспринимает задачу

Создателя - создание вечного, неразрушимого Мира по духовным принципам, на основе души.

3. И сказал Отец: там, где человек отходил от своего пути и решения своей задачи, и возникали неопределённые события, которые отражались в физической реальности. И если они воспринимались определённой областью сознания, то в ней возникали негативные структуры. И они воздействовали на физическое тело.

Если же человек решал свои задачи позитивно, положительно, когда он точно знал, постоянно строил, постоянно спасал - такие негативные структуры не возникали. И более того - личностная задача такого человека переросла в Учение, которое передаётся всем для спасения всех людей, всего общества и всего человечества, как факт и пример акта спасения.

4. Сын мой, здесь всегда, и именно всегда, на уровне души возникают задачи восстановления физического тела, физического мира и построения вечного Мира - построения новой реальности.

Уровни души в этом пространстве всегда проявлены. И оптически фиксированы действия по реализации задач души - основы Мира и источника, и носителя первичной информации. И в этом месте ты всегда будешь знать точно, как и каждый человек.

В этом месте ты воспринял живую плотную материю и создал будущие события, которые, конечно, будут реализованы.

5. Сын мой, теперь ты уже в другом месте.

Выход на уровень макрособытий для макроспасения спрессовывает информацию, и нужно знать и уметь восстанавливать отдельные сегменты макроструктур. Выход на макроуровень даст прямой доступ к восстановлению физической материи, так как макроструктуры выстроены в Вечности. А личность, именно человек, идёт в Вечность, ставит перед собой задачи и реализует задачи взаимодействия структур Мира,

6. Выполнение задачи полного восстановления физического тела - это реализация процесса создания Вечности. Для этого необходимо высвечивать и образовывать вспомогательные созидательные структуры. Они фиксируют, регистрируют и несут впрямую точ-

ные рекомендации душе для восстановления физического тела. Созданные структуры, конечно же, выполняют работу: материализацию физического тела из контура в заранее определённый образ. И человек начинает принимать личностные решения на уровне души, духа и сознания.

И я дал право тебе на создание таких вечных структур, помогающих каждому человеку. Каждый человек по воле своей может взять на себя задачу воскрешения всех и реализовать ее во спасение всех, видеть, понимать - и воспринимать знания на уровне души.

И дал Отец время на понимание.

И благодарил я Отца Небесного за знания, которые Он даёт каждому человеку.

Откровение

Сефиры создают образ. Человек, проходящий через Сефиры, получает знания личностные от конкретных людей, имеющих уровень святости. Человек воспринимает и видит большой и малый образы, воспринимает точно, ищет проход и создаёт проход к Человеку Истинному - к Создателю.

Структуры Сефир имеют определённые точные координаты. И структуры физической реальности при создании физической клетки имеют определённые и точные координаты. Структуры духовного уровня тоже имеют определённые и точные координаты. Эти координаты определены - светом. Это - ядро и форма света. Восприятие на духовном уровне, и понимание, и физическое видение глазами самого человека - дают фиксированную, в какой-то мере фиксированную структуру, а также возможность развить информацию до уровня нормы.

Свет выстраивает сам человек.

Текст 5

1. Двое из троих были с Отцом Небесным. И видел я Отца. И сказал Он: при правильном понимании слов моих происходит духовная настройка: идёт восприятие и фиксация твоей душой прямых знаний и в дальнейшем - реализация их при участии во всеобщем спасении и в спасении каждого человека. Сын мой, для пра-

вильного осознания и передачи информации – распространения точных знаний нужно было точно понимать смысл, форму, образ и дух. И создавать дух к духу.

Тогда идёт излечение многих, с кем ты встречаешься. Тот из них, кто обратился к тебе и понял, уже получил помощь.

2. Я дал возможность совершать реальные действия на макроуровне. Но при этом нужна определённая духовная настройка и использование точных знаний, знаний о Вечности как структуры Мира, так как Вечность является основой для создания элементов Мира.

3. И сказал Отец: дети мои, вы смотрели на макрособытия. Вы реально участвовали в действии: реально создавали и реально от меня, и именно от меня, получили данную реальность по личностным задачам, которые вы перед собой ставили.

Структуры Сефир, структуры образования сфер, образования прохода участвовали в создании личностного прохода конкретного человека. Человек получил доступ в пространство созидания и пространство создания, так как

имел доступ к пятидесяти вратам и вносил точную форму.

Я показал вам полную картину - объёмный образ того события, что выстраивается в будущем, как и в настоящем.

4. В центре Сефир находится - точка сборки, в том числе и текущих событий. Точка оказывает влияние на пространство восприятия.

5. Перед человечеством и человеком стоит задача: пройти по пути осветления и прощения. Для этого необходимо высветить события и жизненный путь, освободить их от негатива, который был образован или по незнанию, или из-за отсутствия прямых знаний, или когда уровни сознания опирались на неистинные знания, формой которых являлась геометрия, несущая пустоту, а не созидательное содержание.

6. Высветите и передайте знания - реальные знания, сформированные на уровне души и воспринятые реально сознанием в его пространстве. Тогда сознание первично выстроит структуры, развивающие и выстраивающие Мир позитивно.

Тогда на макроуровне вокруг сфер спасения образуются сферы, реально строящие созидательный Мир. И человек увидит мой образ, пойдёт к моему образу, воспримет его и создаст живую материю, одухотворит её реальной работой и реальным присутствием в конкретном месте - в Сефире.

Я называю её так, - сказал Отец, - как вам это понятно, как понятно каждому человеку, который опирается на имеющиеся знания об этом.

7. И Отец продолжил: от сферы создания до места проявления событий - пространство. Оно измеряется в сто сорок четыре тысячи реального проявления реального образа реального человека. Двенадцать источников нескончаемо несут в это место события прошлого, постоянно текущего настоящего и впрямую проявляющиеся события будущего.

Соприкасаясь со сферой создания по сути и внутри - сознание видит цветок, дерево, плод и живую материю - идёт одухотворение самого человека. Тем самым человек совершает действие, действие, направленное на прямое восприятие единого Мира.

Как только Мир будет увиден единым, он будет познаваем. А человек встанет в то место, где соединятся события и информация о времени и по времени - туда, где точку, форму, направление времени впрямую можно изменять, где дух к духу.

И дал Отец время, которое можно было менять. И оно было тут же изменено.

8. И видели мы Отца, и находились с Ним, и шли с Ним. И Отец сказал: да, есть точные знания и знания, обобщённые по определённому объёму информации. И это одно направление.

Вы сейчас идёте в другом направлении. И вы видите, что там, где есть знания, и там, где определено направление пути - возникла волна. Только волна, не связанная с движением воды, а связанная с раскрытием истинного видения истинного Мира. И это проход сверху вниз, снизу вверх, из пространства в пространство, а из пространства - переход ко многим пространствам. А теперь, - сказал Отец, - самое главное. Впереди вас, за световой волной - целый Мир. И я вижу, как вы идёте в нём.

9. Дети мои, вы реально находитесь сейчас со мной, и я вам даю точные знания, как и каждому человеку в физическом мире - в нём и есть сейчас вы. Надо понять вам точно и точно надо увидеть.

10. В этом месте, где вы воспринимали целостный Мир, есть проход к Единому Миру и сопротивление. И это все в материальном Мире, в физической реальности. Это там, где точно видит душа. Это там, где дух создаёт постоянно и бесконечно. Это там, где сознание постоянно растёт и познаёт.

Вы прошли от точки создания всего Мира к месту, где я даю точные знания, и где у каждого человека была создана его основа.

11. Отец посмотрел на нас и сказал: вы стоите в точке создания и соединения внешнего и внутреннего, клетки с клеткой, человека с человеком, души с душой, а мира с миром.

В этой точке создания вы слышите мои слова. И они приобрели большое значение и большую световую силу. В этом месте видна каждая буква слова, любая информация, которую можно перестроить в созидательном направлении.

Здесь то, что создаётся бесконечно и гармонично.

И дал Он слово для понимания. И было это слово - БОГ.

12. Как только сказал Отец Небесный это слово, видели мы целостный и огромный Мир, видели людей, видели образы, видели живую материю и цветок, который в образе, который - живая материя. И Образ, переходящий в Личность, в Человека, воспринимающего глазами Отца, самого Отца Небесного – целостный Мир и познающего Его, как Познающий Себя.

Отец улыбнулся, и мы оказались в саду у Отца, мы оказались в душе у Отца, мы оказались со знаниями, которые он дал нам и даёт каждому человеку.

Мы поняли, что исполнилось наше желание, наше обращение к Отцу Небесному, чтобы нам придти в этот Мир.

Мы оказались в Мире, в котором живём.

13. Мы остановились и посмотрели на Отца, и Отец сказал: было обращение - и оно реально исполнилось. Вы просили меня об этом, и я услышал вас, вас принял. И дал знания, и показывал Мир. А

вы по своей задаче познали, дали и передали знания, знания всем.

Я откликаюсь на обращение каждого человека и на обращения тех, кто имеет первичные мои знания, кто использует их для спасения как человека, так и Мира.

Вы прошли длинный путь. Вы ко мне пришли. Я дал знания для распространения моих знаний, как Человек Человеку. Дал возможность прямого общения со мной. Человек воспринял душой то, что было ему дано.

И дал Отец Вечность на созидание тем, у кого есть знания Отца Небесного.

14. И видели мы Отца. И сказал Он: это не пустота, это целостный Мир. И первый шаг по знаниям моим направил вас на второй и третий шаг, но не надо было их оценивать как шаги. Надо было видеть, как строить Мир. И тогда реальность открылась.

И если вы заботитесь о времени - оно у вас есть. Вы реально и практически его изменили, изменили параметры, объём и форму.

Для чего? - спросил Отец. - Не для того ли, чтобы видеть реальные сегменты Мира, реальные

процессы Мира? И на основе их строить Мир.

Где нет времени, что там есть? - сказал Отец. - Есть Мир, в котором есть и Вечность.

И дал Отец Небесный Вечность на созидание по знаниям Его.

15. И сказал Отец: человек - это Мир, это макроуровень и это нужно понимать.

Если же человек рассматривал только себя - то есть микро-уровень, и при этом возникали какие-то проблемы, то они становились препятствием между человеком и Миром, между истинным восприятием его и истинным Миром. Растут искажения - проблема растёт, условно растёт, хотя человеку в истинности ничего не грозит. И он будет в любом случае спасён.

И это нужно точно понимать - не от слова *точка*, а от слова: *образ, событие*. Тогда должна появиться каноническая форма, где нет болезней - и появится, и высветится реальный путь гармоничного вечного существования при взаимодействии людей друг с другом.

И дал Отец Небесный Вечность на созидание. И сказал о знаниях вечных, которые у всех есть в душе, точных знаниях Отца Небесного.

16. И были мы с Отцом. И сказал Он: дети мои, я даю вам знания постоянно, передаю точные знания - выполняю определённую работу. Я также даю вам время на понимание, на осознание, так как есть знания, которые нужно осмыслить.

Есть условное время - когда мы встречаемся. Почему *условное*? Так как впрямую и истинно - мы никогда не расстаёмся. Вам надо помнить о нашей договорённости. Вы в свою очередь совершаете определённую работу, а именно совершаете духовное действие. И получаете знания на уровне души.

Я вижу - и именно вижу как вы к встрече со мной готовитесь. И в действительности, я вам её назначаю.

17. При личной встрече со мной и при вашем понимании и наличии знаний моих - и создается точка соприкосновения, точка реализации и решения задач, поставленных перед вами.

Но иногда путь ко мне увеличивается. Понимание и осознание обретают свойство растягиваться во времени, и нет мгновенного решения той или иной задачи на любом уровне и при любой сложности информации.

Только когда душа открывается - открывается и человек. И он примет помощь, точные знания для спасения. И сам человек об этом знает.

Если избирается другой путь, то он имеет другую длительность.

Фиксация акта восстановления на физическом плане всегда должна проходить через регистрацию - в том числе и по одной физической клетке. Вот тогда результат будет впрямую воспринят на уровне души как передача прямых знаний.

И дал Отец Небесный Вечность на созидание. А основа созидания - это прямые знания от Отца.

18. И сказал Отец: при обращении вы точно видите и точно помогаете человеку в том, с чем он обратился, и тому, с чьей проблемой он обратился. И получите результаты.

А человек увидит и воспримет реальную помощь в спасении, получит, приобретёт знания - увидит результат.

Вы видите и воспринимаете целостный Мир, который относится ко всем людям. Вы видите объекты информации, которые изначально и сами являются носителями как основы Мира, так и первичной информации.

И благодарили мы Отца Небесного за знания, которые Он даёт каждому человеку.

Текст 6

1. И видел я Отца Небесного. И вижу.

И сказал Он: сын мой, я покажу события и путь твой.

И шёл Отец впереди меня. И остановившись, сказал: я отвечу на твои вопросы, которые ты задашь только в будущем.

И сказал: дух к духу, идущему за мной.

И шёл дальше.

2. Остановившись, Отец сказал: видящий лист - напишет слова.

И шёл дальше.

3. Остановившись, Отец сказал: создающий духом - всегда создаст.

4. Пройдя, Отец остановился и сказал: вот свет - это свет знаний. Суть знаний впереди - там, где я создал их, в том месте, где я ответы давал.

5. И видел я свет. И видел путь. И шёл по пути за Отцом. И не было отклонений от этого пути, так как любое отклонение давало затемнение, а иное отклонение давало большую иллюзию.

6. Дойдя до изначальной точки, я зашёл в сферу знаний Отца. И Отец Небесный сказал: здесь идёт соединение человека с его образом. Тот, кто увидел образ Создателя, получили точные знания, он пришёл к Отцу Небесному как сын его.

И сказал Отец: нет пути, где человек остановился. Есть путь, где он постоянно создаёт. Есть путь, где он создаёт на основе знаний Создателя, выстраивает и опирается на основу для спасения себя и всех.

7. Впереди тебя, - сказал Отец, - целый Мир. Впереди тебя, - сказал Отец, - есть сфера, в которой на основе знаний созданы клетки-сферы. И по сути своей они будут иметь бесконечное развитие, независимость и свободу, так как созданы человеком свободным, понимающим, воспринимающим целостный и единый

Мир. Это сфера знаний моих, где каждый есть и каждый познаёт.

8. Я дал точные ответы, чтобы ты продолжил путь и указал направление. Отныне путь твой будет един с остальными, а совместная работа уже создала сферу всеобщего спасения.

Пойми слова мои, пойми основу мироустройства, где нужно создавать и созидать. Клетку и сферу нужно создавать в любом месте, по любому событию и в любом объекте информации, напрямую спасая. Заложи основу, и информация будет выстроена всегда.

И сказал Отец: я дам время на понимание. И ты пойми слова мои.

И благодарил я Отца Небесного за знания, которые Он даёт каждому человеку.

9. И спрашивал я у Отца Небесного: Отец, где я сейчас стою?

Улыбаясь, Отец сказал: сын мой, вспомни проход и знания, которые я дал. Есть образ, есть точка и экраны. Между ними - система сфер. И есть реальный человек, который проходит реальные структуры, действующие по законам создания света. Он -

идущий от света навстречу духовной основе. Человек физически проходит в обобщённую структуру реальности. И там, где ты стоишь - эта реальность открыта для твоего взора, для того, кто спрашивал и для того, кто реально совершал действие.

Есть реальность общая - там, где всё есть. На том уровне, при том сознании, где дух действует, душа имеет все знания, а сознание допускает и видит данность, принимает её, именно там и выстраивается реальность, где всё есть.

И даю я тебе время на понимание, - сказал Отец.

И благодарил я Его за знания, которые Он даёт каждому человеку.

И понял я: где человек - там и соединится земное и Небесное. Соединится там, где человек об этом думает и этого желает.

10. И сказал Отец: сын мой, увидь дух свой, увидь духовную основу в любом объекте. Вот ответ на твои вопросы, вот точные знания обо всём Мире. Сын мой, это является единственной дверью, я повторяю - единственной дверью в Мир целостный и

единый, в Мир действия души.

И дал Отец время на понимание.

И благодарил я Отца за знания, которые Он даёт каждому человеку.

11. И сказал Отец: расширяя видение Мира, постигая информацию, человек учится и постигает жизнь.

И видел я реальность. И находился в ней с Отцом. И видел в реальности много создателей. И видел Отца Небесного. И Он истинно давал знания всем.

И сказал Он: не поклонения жду от детей моих, а раскрытия знаний истинных. Истинные знания предусматривают истинное видение, как и истинное видение даёт истинные и точные знания.

На основе этого выведены законы.

ИСТИННОСТЬ ЕСТЬ ВСЕ ЗНАНИЯ.

ТОЧНЫЕ ЗНАНИЯ ВСЕГДА ПРИВОДЯТ К ИСТИННОСТИ.

ТОЧНЫЕ ЗНАНИЯ ДАЮТ ПРИНЦИПЫ И ЗАКОНЫ ПОСТРОЕНИЯМИРА И ОБЪЯСНЯЮТ ПРОЦЕССЫ, ПРОХОДЯЩИЕ В МИРЕ.

И благодарил я Отца за знания, которые Он даёт каждому человеку.

12. И шёл я с Отцом. И сказал Он: дух к духу - это проход и, конечно же, это и скоростное взаимодействие с реальностью. Это построение реальности, когда Дух выходит навстречу и имеет реальное присутствие в Мире, соединяется с духом твоим в слове твоём. Это обобщённые структуры знаний, где я передал знания, а человек получил их - и прошёл. С этой минуты ты идёшь вместе со мной.

И благодарил я Отца Небесного за знания, которые Он даёт каждому человеку.

И спросил я у Отца: а что дальше, Отец?

Отец Небесный улыбнулся и сказал: сын мой, сын, дальше, как и здесь - Мир. Пойми точно слова мои, пойми место, пойми себя, увидишь всё вокруг - и ты увидишь вашу связь со всем в Мире, с любым объектом. И поймёшь, что ты знаешь о любом объекте всё. И поймёшь, что ты любой объект восстанавливаешь.

Ты услышал про определённое место - и ты сам лично определился. Так же определится каждый человек, кто услышит и воспримет точно слова мои. Сам человек выстроит Мир - Мир для всех. И слово моё - *Мир вам* - найдёт взаимность. Ты находишься в Мире, об этом сейчас пишешь, получаешь знания, ты постоянно спасаешь - восстанавливаешь фактически Мир, расширяешь и строишь жизнь.

И благодарил я Отца Небесного за знания, которые Он даёт каждому человеку.

Текст 7

1. И видел я Отца Небесного. И сказал Он: есть душа, есть физическое тело человека, в душе есть дух. И в духовной структуре есть система координат внутреннего и внешнего.

2. И сказал Отец: сын мой, иди духом к духу. Проходи и ты увидишь образ, увидишь форму, увидишь структуру фиксированную, образовывающую всё, а также то место, тот духовный уровень, где я созидаю, где я создаю, где ты встречаешься со мной, где я - Человек к человеку.

3. И сказал Отец: смотри. И видел я большое Небо. И видел я каждого человека. И видел я: структура света собирается и собралась в структуру Вечности, в структуру проявления мысли Первого Человека как человека, уровень Души которого строит жизнь. Дух Его видит цветок и живую материю. Дух создаёт гармоничную и всеобъемлющую реальность. Сознание познаёт и Дух переносит в материю созданные формы - в реальный Мир.

4. И сказал Отец: ты видел структуры, которые находятся в человеке и развивают человека как личность - и это есть личность самого человека. Сознание воспринимает своё физическое тело внутри личности, как и во внешней реальности, напрямую создаёт материю, как и любой другой физический объект. И дух переносит в физическую материю - Мир - Мир единый, соединённый с человеком и Космосом, с материей в структурах личностного и коллективного сознания.

5. Отец остановился и сказал: чтобы продолжить путь, в этом

месте необходимо создать его. И если нет света, необходимо его создать, чтобы высветился путь, тот путь, по которому ты идёшь - путь души.

6. Задача души - это проявление света и проявление пути. Работа души - это создание. Решая эту задачу, дух строит оптимизированную реальность, которая способствует решению поставленной задачи.

7. Сознание фиксирует объекты информации и развивает их до того уровня, где эти объекты гармонизируются, восстанавливаются и растут по объёму в соответствии с личностной задачей конкретного человека и всех людей.

8. Всеобщая задача заложена изначально у каждого - это спасение и вечная жизнь, дабы каждый человек лично мог научиться развивать объекты информации до структур вечных, духовно развивая себя.

9. Учение моё основывается на точных знаниях моих, - сказал Отец. И нужно развивать духовный посыл каждого человека, как и всех, учитывая интересы всех. Тогда духовная

основа, именно уровень души личности будет выстраивать путь. Сознание не будет касаться и не будет рассматривать деструкцию. Знания будут идти напрямую и будут получены от человека к человеку по первичному принципу:

ВЕЧНЫЙ ЧЕЛОВЕК СОЗДАЁТ ВЕЧНО.

10. Отец остановился, внимательно посмотрел и сказал: нужно осознать этот принцип. При осознании будет проявляться начальная точка, первичное место создания сознания. Тогда процесс осознания будет впрямую ускорен, так как основа - это свет, и этой основой будет высвечиваться точный путь.

11. Отец дал время на осознание структур, которые развиваются и вечно существуют в Мире.

12. В Вечности есть первичная структура сознания Того, Кто всё создал. Элементы Мира строятся только на принципах созидания Вечности, на принципе духовного развития человека при использовании принципов и законов развития

макроуровня, как и реального проявления и роста человека на микроуровне из одной клетки. Так человек выстраивает себя в макро- и в микрокосмосе, так как с каждым объектом информации реальности он имеет световую духовную связь.

13.Процессы на макроуровне - явные, на микроуровне - скрытые. Информация макроуровня проявляется безусловно при точном понимании процессов и структур творения в макромире.

14. И видел я Отца Небесного. И сказал Он: духовный путь, по которому проходит человек, открывает для него новые знания. И он познаёт как структуры Мира, так и суть и задачи самого человека. Сам человек управляет своим духом и направляет дух в сторону созидания. Тем самым человек познаёт. Он познаёт вечные структуры, чтобы получить истинные знания, чтобы созидать и создавать реальность реально. Чтобы определить первичную структуру, надо найти определённую точку в физическом теле и определить

своё место в мире, в обществе, откуда человек начинает свой путь.

15. Зная первичную информацию, человек может ориентироваться в окружающем мире, и ориентируется он с помощью души. Передача знаний проходит как на макро-, так и на микроуровне. И человек видит и познаёт, и передаёт знания словами.

16. Душа организует связи с многими структурами. Сын мой, смотри, где находятся первичные структуры, и воспринимай начальные знания.

17. Впереди - есть форма. Иди к ней. Ты смотри и воспринимай эту форму. Выявляй вечные структуры и ты напрямую увидишь свет, ты напрямую увидишь душу, напрямую увидишь структуру души. Душа организует - форму жизни: организм, а именно физическое тело, органы, органичное соединение их, структуру клетки - выявляет и направляет развитие и рост форм жизни.

18.Находясь на уровне души - в душе, ты видишь структуру души, форму, содержание и суть личности человека, выявляешь и развиваешь вечное и Вечность. Идёт прямое построение в физической реальности физического тела, развитие первоосновы личности - души.

19.Я даю точные знания, - сказал Отец, - на уровни души. Нужно видеть, осознавать каждый уровень её, и на конкретном уровне определять точные направления выстраивания жизни, получения знаний и информации.

20.При выявлении в структуре души Вечности строится, восстанавливается и растёт физическая материя в определённой точке, в определённом месте, растёт личность при получении прямых и точных знаний.

21.Я передал знания, - сказал Отец, - из Души в душу, от Человека человеку и каждому на уровень души первичные знания. Информация дала рост клетке и личности и проявила дух с уровня души.

22. Создание и восстановление физической материи осуществляется при передаче информации, при реальном факте передачи знаний для восстановления любого человека в соответствии с распространяемым созидательным Учением о передаче знаний.

23. Именно таким образом созданы и создаются духовные структуры для оптимизации восприятия и организуется прямой доступ к прямым и точным знаниям. Эти знания воспринимаются через духовный взгляд сознанием каждого человека.

И дал Отец время на понимание физических объектов физической реальности.

И благодарили мы Отца Небесного за знания, которые Он даёт каждому человеку.

Текст 8

1. И видел я Отца Небесного. И сказал Он: ты находишься на уровне души, проходишь определённый путь. И этот путь создан из света. Почему я сказал про путь, про свет, про задачу, личностную задачу? Потому что человек, совершая действие, со-

вершает духовные действия, осознаёт себя и познаёт себя.

2. Рассматривая реальность с уровня души, ты приблизился к *Началу Начал*. Слово *Начало Начал* обозначает изначальные празнания и знания прошлого, настоящего и будущего, знания событийного уровня, а также смысл построения реальности.

3. Смотри на разные уровни души и увидишь *минус бесконечность и плюс бесконечность*. Обозначь их.

4. Восприятие информации будет проявлено через взгляд в виде светового потока или как длительное постоянное свечение в определённых точках координат: в динамичной и в фиксированной точках.

5. Структура души связана с системами и пространствами, создаёт динамично информацию в любой точке. Обозначай её координаты, наращивай информацию и объём пространства - ты пойдёшь по пути и познаешь себя. Познавай, духовно действуй и увидишь целостный и единый Мир.

6. Входи в физическое тело - ты увидишь всё, - сказал Отец. Делая концентрацию на сердце, ты увидишь любой орган.

Делая концентрацию на других органах, можно увидеть внешнюю среду, природу. В этом случае - берутся органы парные, разделённые между собой. В первом случае - это орган большой и единичный. Также ты увидишь, как идёт построение клеток.

7. Проходи по импульсу, идущему от сердца - ты увидишь клетку, ядро, ядрышко, молекулу, а на уровне молекулы - внешнюю реальность и Космос, как и физическое тело конкретного человека. При наличии знаний - ты сможешь определить его параметры.

8. Это духовный уровень. И ты можешь увидеть, что эти структуры имеют определённые параметры, имеют задачи саморазвития.

9. По этим задачам идёт структуризация уровней сознания по знаниям Вечности. Идёт структуризация, и я соприкасаюсь с каждым человеком и передаю ему все знания. Человек развивает себя и на макроуровне познаёт изначальные задачи, в том числе задачу построения своего физического тела. Он также познаёт систему *плюс и минус бесконечность*.

На уровне *плюс бесконечность* может идти быстрый, даже мгновенный набор знаний о строении реальности, вплоть до клеточного уровня. События позитивно развивающиеся - постоянно в динамике.

10. *В минус бесконечности* - события тоже развиваются, но как бы прерывисто - дискретно. Но также идёт развитие всей реальности и передача всеобщих знаний. То есть, системы и структуры в *минус бесконечности* развиваются так же динамично и имеют набор в одном элементе всех знаний, но дискретно.

11. Знания о полной свободе даны каждому человеку, они фиксируют тот или иной уровень сознания.

12. На твоём пути имеются световые потоки, когда ты воспринимаешь всё сразу. Этот элемент, - сказал Отец и очень внимательно посмотрел на меня - имеет координаты во времени и свечение, хотя оно в последнее время не всегда проявляется.

И добавил: я хожу и создаю там, где всё есть. Это нужно понять. Элементы реальности в со-

знании - есть у каждого человека. Их необходимо только выявить.

13. Выявляй эти элементы в своём сознании, и ты осветишь их, когда будешь сосредоточен на поставленной задаче. И тогда пойдёт построение реальности и её рост: событий, физической ткани, Космоса, материи и лично тебя, человека.

14. Отец остановился и сказал: я дал понимание процессов Мира, отражающихся в душе у тебя и у каждого человека.

И благодарил я Отца за знания, которые Он даёт каждому человеку.

15. И видел я Отца. И сказал Он: есть структуры, которые нужно перестроить. Когда уровень души строит реальность, одновременно идёт построение структур, преодолевающих и преобразующих структуры дискретности, структуры разрушения макроструктуры. Это тоже структуризация уровней сознания по спасению макроструктуры.

И сказал Отец: посмотри перед собой и скажи, что ты видишь?

16. Видел я книгу. Подойдя, я открыл её. И в конце первого листа было записано: *И благодарил*

я Отца за знания, которые Он даёт каждому человеку.

Книга находилась на уровне света.

17. Я посмотрел на Отца.

А Отец сказал: ты находишься в том месте, где строят структуры будущего. Ты давно здесь уже ходишь. Ранее видел ты в книге моей знания мои и ты их напрямую получил. Это знание событий будущего, и прошлого, и настоящего, знания очень древние, знания от первоисточника - от Начала Начал. Из Начала Начал человек проходил личный путь, лично увидел и лично понял единство всеобщей и личной задачи во благо и во спасение всех.

18. Для некоторых людей, сын мой, всеобщая задача является личной. И они её решают.

Я не делаю никакой разницы или избранности, я задачу называю - путь. Я понимаю и люблю всех. И знания и любовь я даю каждому человеку.

19. Ты находится на пути.

Здесь постоянно нужно делать управление. Я вижу, ты и сам это заметил, так как мысли собираются как из песчинок, превращаются в идею, в направление и в путь.

20. И слово *там*, и слово здесь - для меня равнозначны, как и в дальнейшем, и сейчас для тебя.

Одно из управлений здесь - это фиксация событий - там. Тогда человек выходит на бессмертное существование.

21. Создать реально в будущем - сейчас понимать в настоящем. Хотя можешь ходить везде по воле моей. Ты и ходишь.

Посмотри на книгу, которую я тебе показал.

И дал Отец видение и понимание процессов, проходящих в Мире.

И благодарил я Отца Небесного за знания, которые Он даёт каждому человеку.

Откровение

И видел я Отца Небесного. И стоял я возле точки пересечения бесконечных событий, идущих как слева, так и справа. События имели вектор времени. Вектор выстраивал форму, соединял информацию и энергию и создавал действие, и на уровне мысли создавался результат. И результат был определённый.

Я видел пространство, где время образовало форму - и время было. И я видел пространство, где времени не было, а была мысль, образующая все параметры объекта информации.

Как только я увидел это, как только я это понял, я увидел точку сборки. Точка сборки - это свет, световая структура, в которой находилась книга, где читал я изначальные слова.

И благодарил я Отца Небесного за знания, которые Он даёт каждому человеку.

И видел я мысль - свою мысль, как и каждого человека. Видел, как она собиралась. И видел я, как собирались знания первичные. А на основе точных первоначальных знаний собирался текст материальной физической книги.

Я видел сферы, это были первичные сферы. Переходил из сферы в сферу и видел, что в них оставался образ. И только тогда я увидел физическое тело Единого Бога. Я увидел Отца Небесного. И Он сказал: образ книги для передачи всеобщих знаний находится в этом месте как основа. Ты всегда можешь достроить и перестроить эту

основу.

Суть знаний - будет передана каждому человеку по воле его на уровни души, когда человек откроет путь к знаниям.

Я видел Отца Небесного как весь Мир. И думаю, что я понял это. Отец - это Мир.

И видел Отца Небесного как физического Человека, который передал знания мне, и я эти знания получил.

Отец сказал: смотри и понимай показанное мною.

Я видел очень большое Небо. Оно было бескрайним и выглядело именно как небо, которое мы видим постоянно. Я был как бы над этим Небом.

Я видел звёзды.

Приближаясь к звёздам, видел я световые точки, а потом видел сферы – многослойные сферы в бескрайнем пространстве. Я назову увиденное ещё раз - Небо.

Я видел Отца, идущего по этому Небу. Движения Его тела и Его Душа создавали световой путь и реальность в этих сферах. В многочисленных и многоуровневых сферах я видел Отца. Он шёл и выполнял реальные действия - реальную работу.

Также я видел сферы, находившиеся на значительном удалении.

Я долго смотрел - Образа в них я не видел. Но сами сферы и то, что было вокруг, имели впрямую отношение к Отцу Небесному, так как это было Его тело, и Он точно знал - как и что происходит и строится.

Я видел также мысль Отца Небесного, которая преобразовывала физическую реальность.

Как только я увидел образ Отца, и Его тело, и мысль Отца в виде импульса - в центре Неба стало образовываться свечение. Свет и был основой построения всего, что было создано вокруг и внутри. Свет концентрировался в центре.

В центре всеобщий свет - свечение концентрировалось в месте, которое было определено Отцом.

Я видел образы, потом людей. Видел себя, как и каждого человека.

Я посмотрел на свет и увидел книгу.

Посмотрел и возле себя я увидел Отца Небесного, и Он сказал: отныне книга будет с тобой. Книга - это элемент передачи знаний всем.

И благодарил я Отца Небесного за знания, которые Он даёт каждому человеку.

И видел я Отца Небесного. И сказал Он: направляя путь к своей душе, человек приближается и входит по воле моей в Царство Небесное. Он увидит в Царстве Небесном всё созданное вокруг него: внешнее, внутреннее, себя и своё физическое тело. Здесь, отныне и во веки веков, душа человека видит. Это озарение. Человек видит духовным зрением, что он на уровне души находится рядом со мной, получает от меня задачу - задачу спасения всех. Это ключ к пониманию. И ты увидел, узнал, и точно создал, и точно сделал. Ты создавал так, как создаю я. И каждый человек сможет увидеть, узнать, создать точно также. И каждый человек - мне помощник. А я даю каждому человеку в помощь и во спасение - знания реальности и всего - что находится как во внутренней, так и во внешней среде.

По знаниям, полученным от меня, сам человек будет выстраивать отношения и связи, способствовать передаче знаний, передаче света из души в душу, выявлению

Вечности. И на основе Вечности будет использовать знания, созидающие, развивающие и выстраивающие жизнь.

Отец остановился и сказал: сын мой, ты реально находишься в Царстве Небесном. Тебе нужно определённое время, чтобы понять мои слова. И я дам тебе его.

И шёл я с Отцом Небесным. И благодарил Отца за знания, которые Он даёт каждому человеку.

Текст 9

1. И видел я Отца Небесного. И сказал Он: сын мой, ты стоишь в точке пересечения земного и Небесного. Человек соединён с земным и Небесным душой своей. Душа и вечна, душа и свободна, как вечен и свободен человек.

2. Вокруг тебя - сфера, в которой есть пятьдесят врат, и в любое время можешь войти ты во врата по воле моей. Здесь идёт накопление глобальных знаний. Это место, где есть все знания о Мире, о жизни, о человеке.

Я говорю, - сказал Отец, - о душе.

3. И стоял я, и смотрел на всё, что было вокруг меня. И видел Отца.

И сказал Он: я вижу, что ты видишь.

Я видел врата, которые как экраны, и они отражали. Сфокусированы были эти экраны в центр. И в центре возник пьедестал. И возник образ.

Я вижу, - сказал Отец, - что ты не можешь выбрать, а также войти во врата и разглядеть образ - так как образа-то и нет.

4. Сын мой, - сказал Отец, - я иду путём человеческим. И я - Человек. Как много в этом слове сейчас увидел ты, человек?

Душа создала физическое тело. И в ней ты увидел как мир внутренний, так и мир внешний. Душа создана мной на основе свободы и свободной, как и каждая личность, как и каждый человек свободен. Пойми, здесь нет давления ни изнутри, ни извне. Душа - бесконечна. Управление душой - это построение событий будущего, выстраивание настоящего и изменение событий прошлого.

5.Окончание этих процессов означает *начало*. Достижение результата в будущем - является началом. Окончание какого-либо процесса - является началом. Смена явлений света - является началом нового света. Свет физический - переходит в свет духовный. Свет духовный - свет созидающий и создающий бесконечно.

6. То, что ты сейчас увидел, это не проверка тебя, а точное выполнение духовного договора, который ты заключил со мной, как и с каждым человеком будет договор заключён во исполнение его желания о вечной жизни.

Что видишь ты на экранах, в связях, во вратах?

7. И сказал я: Отец, я вижу врата.

И сказал Он: веди, раз ты знаешь, куда нужно идти, и познал слова мои о Начале Начал.

И дал Отец время на понимание.

И благодарил я Отца Небесного за знания, которые Он даёт каждому человеку.

ГЛАВА ЧЕТВЕРТАЯ

Текст I

1. И были мы с Отцом Небесным. И были, и есть в душе.

И сказал Отец: вы не одни, вы делаете общее дело, выстраиваете точное направление, технологии спасения Мира. В этом процессе должен участвовать каждый человек на уровне души. Вы это знаете и видите, и точно понимаете слова мои.

Ваша задача теперь - выстроить макроструктуры макромира по макротехнологиям. И действительно, как и говорил первый из вас, у меня есть такая макротехнология. Дальнейшая работа по моим задачам должна осуществляться вами совместно.

Это относится и к каждому человеку лично, и в первую очередь к тому, кто об этом пишет и кто об этом говорит.

2. Мы посмотрели вокруг. И было видно и понятно нам, что душа образует всё, что экраны сознания созданы в помощь нам и каждые из пятидесяти врат на уровне души открыты.

И сказал Отец: врата открыты, и эта структура создана по технологиям спасения и созидания, и её вы вначале увидели как дверь, как врата - и пусть будет так. Это технология и это целый Мир - структура вечного, развивающегося и строящегося Мира. Его строят те люди, - сказал Отец и посмотрел в сторону врат, - которых я создал. Они и сами что-то создали. Они смотрят на врата и они видят путь, путь спасения, и они взяли на себя задачу созидания, понимая процессы, проходящие в Мире.

3. То, что вы видите, то, что вы создали, - сказал Отец, - вы создали в душе, затем перенесли и проявили в физической реальности, поэтому и видите материю. И реальность открылась в соответствии с технологиями спасения и созидания.

И благодарили мы Отца Небесного за знания, которые Он даёт каждому человеку.

Текст 2

1. И видел я Отца Небесного. И шел я с Ним к двери, которую определил. И остановился возле неё, но не заходил во внутрь.

И сказал Отец: я поясню тебе, что ты видишь, именно видишь, чтобы ты истинно понял слова мои.

Я прошёл с Отцом Небесным в центр. Отец сказал: посмотри на световую часть. Это сфера. Это сфера, которая не раз была пройдена, которая как находилась, так и находится в руках твоих. В некоторых случаях сфера с внешней стороны отражает то пьедестал, то трон, то еще что-либо. Правильно пойми происходящее: ты находишься на уровне души и рассматриваешь духовные структуры.

2. Мир внутренний и мир внешний соединены в душе - ведь так? Но они образованы - и созданы душой, как и физическое тело.

Ты только пойми - произросло из души, с внутреннего мира в мир внешний и является физической плотью.

3. Человек находился рядом со мной, выполнил точную работу и получил зерно знаний, и произрос как цветок, как материя изначально, как человек. Проходя по пути, указанному мною, человек видел, и именно видел, душу свою как Начало Начал. В душе человек создаёт, отражает и воспринимает все структуры Мира как Мир единый - мир внутренний и мир внешний. И он становится истинным.

4. Как только человек увидел в душе своей мир внутренний как отражение Мира внешнего, Мира единого - он начинает осознавать и видеть. Он создаёт и имеет в душе своей сферу и кристалл для спасения всех с принципом спасения его самого. Как только он

выстроил вначале свой путь - как путь для всех - он мною спасён. Тогда с уровня Души Человека - с уровня моей Души он увидит уровни и структуру своей души.

Эти слова имеют большую глубину, несут большой смысл.

Я дам время на понимание, и ты со мной продолжишь путь, как и каждый человек.

Спасая всех - человек уже спасён.

И благодарил я Отца Небесного за знания, которые Он даёт каждому человеку.

Откровение

И видел я Отца Небесного. И сказал Он: вы прошли тот путь, о котором уже знали. Тем самым закрепили его за собой и тем самым в точности передадите знания о нём всем людям. И именно всем, - сказал Отец.

Мы шли и впереди видели большой камень. И на нём и в нем как в структуре были проявления и отражения. Видели мы разные события и реальность. И она была открыта. И вошли мы в эту реальность. И видели три направления там, как и здесь, где мы были.

Один из нас держал реальность, когда мы входили во внутрь. При этом он сказал: проходите через меня, ведь я её держу.

Пройдя дальше, я увидел, что шли одновременно три пути из одной точки, из одного места.

В левой стороне был свет. И видел я Ангелов, стоящих и указывающих путь к Отцу Небесному. И видел я Высоту высот. И видел я Небо.

Справа я видел структуры, выстроившиеся в противовес структурам света.

Я видел большое количество людей и видел я сферу, и была она светлая. Называлась эта сфера - Тиферет. И была она единой для Неба и для Земли.

И видел я Человека, пришедшего со срединного пути, сошедшего сверху через Дух святой. И Он давал всем, как и каждому, свет - свет спасения. И был этот свет похож на тот, что я видел ранее. И был это свет знаний. Было у этого Человека Учение, как были и ученики, как есть и поныне.

И спасает этот Человек каждого человека. И имя ему - Спаситель.

И было задумано противостоящими структурами постараться

охватить свет, погубить как Человека, Его учеников, так и свет. Истинность Человека, которого я видел и вижу, в том, что Он искупил грехи за каждого из нас и каждого из нас спас от смерти, указав дорогу к Отцу Небесному - Создателю всего на Земле, на Небе и в Мире, и самого Мира, и самого человека.

Шёл я по срединному пути. И слева слышал слова. И могу их передать: грех и соблазн.

Справа я слышал другие слова: *власть и деньги.*

Я прошёл определённый путь, чтобы увидеть Того, Кто всё создал, старался понять и увидеть Истинного Человека, о котором говорил ранее и который спас человечество. Только через Него и через Дух святой можно пройти в Царство Небесное, где каждый увидит, получит истинные знания, где на основе своего решения, своего понимания, своей работы он совместно со всеми спасёт Мир - своими действиями и своими мыслями.

Впереди себя я видел много-много золота. Оно давало большой и сильный свет и оказывало сильное влияние на сознание, но не на дух и душу человека.

И впереди и внутри этого золота я видел круг. А внутри него - как будто воду, хоть и не вода была это вовсе.

Я тронул рукой свет, чтобы понять, что это за свет. Может, это свет знаний? На руках было отражено золото. Я видел чашу с водой, куда я погрузил руки. И свет золота исчез.

И шёл я дальше. И держал руки вместе, дабы не быть обманутым.

И видел я мужчину, с тёмными и длинными волосами и змеиными глазами. Я видел его одежды кожаные и видел у него на руках камни огранённые, специальной формы. В этих камнях отражались мысли любого человека.

И он видел любого человека, мысли его и пытался заключить с ним договор - чтобы тот остался с ним и получил в награду золото, как и свет золота.

Обойдя этот круг, я увидел того, кто ждал меня и кто держал реальность, чтобы можно было пройти. Я рассказал ему о том, что видел.

И видел я третьего, который помогал искать путь, чтобы попасть к Отцу Небесному - Создателю всего.

И видел я сферы. И сказал Он про сферы, про Учение и учеников, про истинные знания Отца Небесного, которые обладают истинным светом и которые создают Мир.

И сказал Он, что у каждого человека есть свет и знания Отца Небесного. И сказал об этом, указывая на душу человеческую.

Когда смотрел я на Него, то видел события, которые были ранее и которые были с правой стороны, и где Сын Божий создал сферу знаний и распространил знания. Знания создали другую сферу, постоянно растущую и не имеющую в свете знаний границ.

И указывал Он путь в Царство Небесное к Отцу Небесному.

И видел я Отца Небесного рядом с собой, так как Он реально находится рядом с каждым человеком, так как Он создал Мир и человека.

И благодарили мы Отца за знания, которые Он даёт каждому человеку.

И сказал Отец: дети мои, испытали вы давление от структур, не имеющих моих знаний, именно моих знаний - и преобразовали их, так как истинные знания несут от меня изначально свободу. И каждый человек может эти знания получить, в том числе и от вас, по воле моей на основе свободы выбора, не испытывая никакого давления и не выдвигая условий. Если пожелает получить знания любой человек, он получит их через духовные структуры, для достижения цели и решения задач, определённых самим человеком.

И благодарили мы Отца Небесного за знания, которые Он даёт каждому человеку.

Текст 3

Если человек в духе - он становится большим, а соблазны становятся маленькими и исчезают.

1. И видели мы Отца Небесного. И сказал Он: дети мои, вы нашли точные слова, и они являются ключом к миру внутреннему. Путь, который вы проходите - это внешние события и проявление внешнего в физическом. Соблазны – есть проявление внутреннего в фи-

зическом. Они оказывают влияние на мысли человека.

Мир внешний отражается и реально растёт и есть в мире внутреннем, а именно в душе. Душа по отношению к Миру - структура создания и созидания, духовная структура, гармоничная.

Во внутренней структуре соблазн выглядит как золотые кольца и световые вспышки, которые разрушают мысли, духовные связи и взаимоотношения. Не допускайте соблазна внутри себя в своих мыслях и не допускайте влияния света золота - с внешней стороны.

2. Человек, находящийся в духе, укажет путь из той структуры на том пути, где вы сейчас находитесь. И я укажу на Него.

И указал Отец Небесный.

- Находясь в духе, человек охватывает сознанием камень преткновения и проходит его, и познаёт суть и смысл прохода. Он, находящийся в духе, - проходящий и имеющий ключ от двери и знающий это. И пусть будет так, - сказал Отец. - И я второй раз подтверждаю знания ваши на этом пути. И вами был использован второй ключ.

3. И сказал Отец: в свете Начала Начал всегда у определённого входа стоит чаша. Она в дальнейшем будет проявлена и на Земле. И на Земле она будет находиться.

За вратами есть город. И это город Солнца. Чтобы войти в него, человек опускал руки в чашу и изменял сознание. Он пил из чаши и изменял дух. Чтобы дойти до чаши, нужно было изменить суть физического тела. А чтобы войти в дверь и понять суть чаши, сознание человека должно было открыться. И тогда он в сознании увидит белый свет. В сознании этот свет не затмевается никаким другим светом. Упадёт то, что мешало увидеть человеку истинный Мир истинными глазами.

И стояли мы возле чаши, и благодарили Отца за знания, которые Он даёт каждому человеку.

4. И стояли мы возле врат и возле чаши. И в чаше отражался образ Того, Кто создал её и

Кто вложил свет Духа своего в неё.

Были проявлены на вратах больших слова. И читал я их. *Когда свет сознания светит на врата города Солнца, человек, стоящий возле врат этих, уже узнал свою дорогу. Поэтому и стоит у врат города.*

Душа его уже открыта воспринимать и принимать весь Мир, как и каждого человека, даря ему Мир в Мире. Дух и сознание обрели свет и имеют свет Создателя по мыслям своим и замыслам Его. Из души Того, Кто ведёт, знающему и стоящему возле входа Господнего - пойдёт свет в душу его, и из души стоящего - в душу Его, в Царство Его.

5. И видел я как текст, так и Того, Кем было это обозначено. И было это в душе, так как человек, находящийся в духе с открытым сознанием, и открывает душу свою.

И благодарили мы Отца Небесного за знания, которые он даёт каждому человеку.

Откровение

И видели мы Отца Небесного. И я спросил Его.

- Отец, видим мы дорогу в свете и знаем, что пред нами предстал город.

И сказал Отец: город Солнца - это дорога света.

Благодарили мы Отца за знания и просили разрешения посмотреть на то, что было отражено на стенах огромного города.

И сказал Отец: вы управляете временем - когда вы будете смотреть на то, что отражено, не упускайте ни на минуту дорогу света. По этой дороге поднимайтесь, как по лестнице.

Благодарили мы Отца. И стояли мы на дороге света. И читали то, что было отражено на стене.

И на стене были следующие слова:

Держащему реальность необходимо воссоздать область информации таким образом, чтобы свет появился как в Мире, так и за гранью того, что не видно пока физическим зрением. Тогда знания, находящиеся вокруг, будут собираться воедино - в точку, в сферу и в Учение, создавая истин-

ный путь. Исполнится первоначальный замысел Создателя всего о свободе, о знании, о передаче знаний и о всеобщем спасении. Я...

Я посмотрел ниже и увидел, что там отражался человек, его поступки, и мысли его и проявление его сути.

Для меня, именно для меня, было странно последнее слово в этом тексте. Слово это было - я.

Мы пошли к чаше ко входу. В большом огромном городе была видна дорога света в виде лестницы - дорога, которую нужно было пройти.

Мы ступили за черту и вошли в город.

И благодарили мы Отца Небесного за знания, которые Он даёт каждому человеку.

Текст 4

Истинное золото - в душе в виде света духом вернулось. А ложное золото - на Земле, там и осталось.

1. И видел я Отца Небесного. И сказал Он: да, сын мой, мысль имеет свет, так как возникает, так как рождается и обретает свет в душе, потом реализуется сознанием. Душа - созидательна, душа

- это свет, душа - образование, душа – структура вечная и бесконечная.

2. И сказал Отец: ты, сын мой, прочитал текст на стене города Солнца. Сам город - это светлые мысли людей - как Сфера сфер в Начале Начал. Наступает время – когда мысли, отраженные на стене огромного и бесконечного города, будут реализованы. И начали реализовываться уже.

Как только люди от слова я перейдут к слову *мы* - стена исчезнет, и поток света от мыслей и помыслов людей выстроит направление к созиданию.

И сказал Отец: ты задумался над последним словом текста?

3. Отец улыбнулся и сказал: сын мой, души моей нескончаемый свет - Начало Начал и образование любых созидательных объектов. Я смотрю на тебя, я смотрю и вижу всё - через свет.

Как видишь ты меня? Ведь в душе твоей есть свет от меня.

- Размышляй о словах, только что сказанных, правильно осмысли и прими правильное решение - сделай вывод. Для каждого человека, именно для каждого, это обращение моё.

И сказал Отец: скажи, сын мой, - я. - Ты, Отец, - ответил я.

4. Ты сможешь прочитать и другое на стене огромного и бесконечного города, - сказал Отец. - Ты понял всё, и я это увидел. И я это знал, что ты увидишь и поймёшь. Ты это знаешь. Я это создал, и в тебе это заложено.

И благодарил я Отца за знания, которые Он даёт каждому человеку.

5. Я подошёл к стене, не упуская из вида вход, указанный мне Отцом, и ещё раз посмотрел, что было на ней обозначено. И видел я обозначение в виде Солнца. И видел внутренние и внешние сферы. И видел, что из города, из света возникало большое количество людей. Они шли и говорили, как сами создавали счастливый и гармоничный Мир.

Этот мир я видел и внутри них, и в Мире внешнем. Видел, что внешний и внутренний миры - совпадают. А также видел, что тела их вечны, так как их души имеют вечное развитие.

ВЕЧНО РАЗВИВАЯСЬ, ДУША ВЕЧНО СОЗДАЁТ ВЕЧНОЕ ФИЗИЧЕСКОЕ ТЕЛО.

Процессы, проходящие во внутреннем и внешнем мире - гармонизированы.

Люди, которых я видел, выстраивали и выстраивают путь в Вечности, и охватывают своим сознанием все созидательные структуры, и имеют, и развивают созидательные технологии.

И благодарил я Отца за знания, которые Он даёт каждому человеку.

И был я в духе.

Текст 5

1. И видел я Отца Небесного. И говорил с Ним. И сказал Он: ты находишься в бесконечно растущем городе - ты находишься в свете. Ты видишь вечных людей, и их мысли, и информацию, которая вечна, ГЛАВА ЧЕТВЁРТАЯ как вечен Мир. На основе Вечности растёт и развивается целостный Мир.

Ты узнал о личностном *я*. Ты говорил о словах и о проявлении духовного, о проявлении слова я и его переходе к слову *Мы*. Мы - это все люди.

Ты видел мысли на уровне духа, на уровне Неба, в Царстве

Небесном и при прямом обращении ко мне вокруг тебя и в тебе.

2. Сын мой, - сказал Отец, - наша встреча произошла на уровне Духа изначального, где всё соединено при созидании и создании моими словами и созидается поныне.

Свет в городе Солнца зависит и растет от мыслей, поступков и действий каждого человека, кто работает для спасения и гармоничного развития Мира. Таких людей очень много: они спасают, они созидают, они знают и видят, они слышат, правильно воспринимают. И свет созидания постоянно растёт и даёт возможность помочь каждому человеку.

3. В Мире всё меняется. И световой созидательный поток касается каждого человека. Тот, кто истинно увидел, он истинно пошел по избранному пути, получил свет и укрепил силы свои.

ВСЕ СПАСУТСЯ И ВСЕ СПАСАЮТСЯ. Это изначальный замысел мой.

Я общался и общаюсь с каждым. И каждый может получить знания мои, принять Мир мой, согласиться спасать и созидать, согласиться любить и строить, согласиться идти по избранному пути, помогать каждому, именно каждому.

4. Отец прошел вперёд и указал на дверь, скрытую в свечении. И дверь была необычна. Она была деревянная. Она один в один походила на ту, что видел я раньше.

Отец посмотрел на меня и сказал: я знаю всё, что хочешь спросить у меня. И я расскажу и покажу все, и дам определённые знания - знания, определённые мной.

Ты - в свете, Сын мой. И я скажу о многих личностных проявлениях.

Есть люди света. Они - святы. Святы по делам своим, по мыслям, по действиям, они святы по вере своей. И по вере своей претерпевали мучения физические, прошли они путь прямой ко мне: они знали слова мои, знали слова напрямую данные им от меня. Они изначально находились в Царстве Небесном, изначально избрали путь - нести знания людям. Открыли дверь и проложили, выстроили себе путь. Они изначально знали, что и как будет происходить. Их может видеть каждый человек, так как душевное тепло, идущее от них в душу каждого, кто встретился с ними, и кто подумал о них, кто идёт по такому пути - спасает.

Действия же других людей - очень разные.

5. Я прошёл с Отцом до следующей надписи на стене.

И благодарил Отца за знания, которые Он даёт каждому человеку.

6. И видел я Отца. И стоял с Ним напротив надписи на стене. И сказал Отец: я скажу часть текста, другую часть ты прочитаешь сам.

И сказал Отец: *придя к согласию в себе или с другими людьми, каждый человек заключает договор. Он созидает, создаёт и любит Мир так, как любит себя, так как*

Мир - это и есть человек. И сам человек не может не любить Мир и себя - он любит всё созданное мной и собой, так как в каждом элементе Мира и в себе человек отразился мыслями, словами. И в каждом элементе он видит образ - мой и свой, как и каждого человека. Где бы человек ни был, согласие на договор, выстраивающий путь, согласие на уровне

понимания даёт человеку спасение и возможность созидания, возможность личного проявления, проявления единого действия, единого посыла - вместе со всеми. Поэтому любовь, исходящая изначально из души каждого, защищает и всех объединяет.

- Чтобы понять текст дальше, нужно понять прочитанное и нужно увидеть будущее. Тогда текст на стене бесконечной города откроется, как открыт и душа, - сказал Отец.

6. И читал я дальше.

Как открыта душа Отца для всех, так и все открыт к Нему любовью. На этой о ниве создаются светом Отца души людей.

И было понятно, что в душ людей - любовь Отца. I любви Отца создан целости Мир - и все в нём живут.

Знания Отца - в свете души. Это знания всех, как и целостное физическое тело, и проявление Мира внутри, и во внешней среде. Они проявляют каждого из нас, они проявляют каждого, они всех и сближают.

И благодарил я Отца Небесного за знания, которые Он даёт каждому человеку.

Текст 6

1. И видел я Отца Небесного. И говорил с Ним. И сказал Он: сын мой, ты находишься в городе Света, в городе Солнца. И он - есть, и он - существует, и он растёт - мыслями и знаниями моими и каждого человека. И будет закончена форма его - книгами твоими.

Сам город - свет. Стены - как книга. Свет и книга - это бесконечный свет. И бесконечны знания - в душе.

Я покажу тебе, что содержит стена внутри. Иди вперёд, к вратам. Посмотри в чашу и увидишь ответ в глубине её.

2. И шёл я к тому месту, откуда зашёл в город Солнца. И встал в то место, где свет соединён с любовью. И посмотрел в одну и в другую сторону. И видел Бесконечность, и видел проход, а именно врата города. А также увидел клетку.

Видел я Отца. И сказал Он: сын мой, ты шёл и идёшь ко мне, чтобы увидеть Мир. И ты его видишь. Идёшь созидать Мир - и ты его строишь. И Мир растёт. Идёшь понимать Мир - и он по-нят тобой. Нужно об этом сказать - и Мир будет развиваться вечно. А реальность, как и любовь, будет как вокруг, так и внутри тебя.

3. Сын мой, - сказал Отец, - в сознании каждого человека есть свет. Но свет этот находится в глубине сознания. И нужно найти и пройти свой путь, чтобы увидеть свет в истинности, а город Солнца - перед собой. Тогда человек увидит в истинности клетку, увидит макро- и микроуровень. Он увидит события, увидит информацию и внутри, и во внешней среде. На основе новых знаний и соединяя их со знаниями, заложенными мною, получит материю, получит физическую клетку, где он - Мир, где он - в Мире.

Это относится к каждому человеку по его пониманию, так как мысли и действия всех направленны на спасение, на спасение души каждого.

Душа каждого - как клетка моего организма. И я знаю обо всём вокруг и о каждой душе в личностном проявлении, так как я создал душу, так как я с каждым на уровне души иду, помогаю выстраивать путь.

И благодарил я Отца Небесного за знания, которые Он даёт каждому человеку.

Текст 7

1. И видел я Отца Небесного. И говорил с Ним. И сказал Он: сын мой, я прошёл с тобой путь, путь, который ты создал, который ты понял, по которому ты идёшь и проходишь его со мной. Это и есть ключевое решение твое, исходящее от тебя.

Я покажу тебе Мир, который строится, в том числе тобой и впрямую тобой, и всё что находится в человеческой клетке и за её пределами.

2. К городу Солнца ты подошёл со стороны врат. И при входе есть место - как точка, вернее сфера, откуда был виден твой путь.

Внутри города есть светлые мысли, идеи. Они реализуются и выстраивают счастливую, светлую жизнь.

Вне города - твои шаги, твои действия, твои задачи помощи всем.

3. В городе Солнца есть большое и малое, как врата и дверь, которые ты видел. Есть ступени, ведущие внутрь города, и сферы, и в них - вечные структуры. Они тебе напрямую доступны, как и каждому человеку. Рождение понимания, самопонимание, а также материя возникают внутри человека под действием души, под действием света, изнутри Сферы сфер и Начала Начал.

4. Имеющий раскрытое сознание и идущий имеет силы расширить своё сознание. Внутри Сферы сфер есть цветок, и он открывает свет двумя лепестками. Он - как Солнце. Это и символ Мира.

Цветок с двумя лепестками - он открывается, когда восходит Солнце.

Соединяя свет со светом, цветок с цветком, знания со знаниями, сферу со сферой, человек обретает в своей жизни задачу и путь, и главное - истинное сознание. А соединяя духовное и физическое, получает знания и создаёт внутри, в душе - Мир.

И Мир растёт.

Мысль переводит в рост образ, суть - в материю. И человек встречается с другим человеком, созданным по образу и подобию моему, встречается с личностью на своём пути в жизни.

5. Ты стоишь в том месте, откуда ты впервые увидел город Солнца. Вокруг тебя возник и растёт такой же город - со светлыми мыслями о задачах спасения - спасения всех, с мыслями о помощи всем. И город твой - без стены.

И сказал Отец: и это правильно, так как я это строил, и создавал, и создаю постоянно вместе с тобой.

6. Ты видишь форму, ты видишь бессмертную клетку. Ты видишь строительство событий в мире будущего, видишь спасение и созидание. И ты стоишь в том месте, где я желал тебя видеть.

Я вижу, - сказал Отец, - что ты видишь, слышишь, понимаешь и воспринимаешь меня так, как и я воспринимаю тебя, как и каждого человека.

И благодарил я Отца за знания, которые Он даёт каждому человеку.

И развивал и буду развивать Мир, данный Отцом каждому человеку по задачам, которые Он поставил перед каждым изначально - идти по пути. Это и есть путь человеческий для спасения всех.

7. И был я с Отцом. И сказал Ему: Отец, в моих словах изначально заложено моё отношение к тебе и моя любовь, мой договор, задачи и решения. И я говорю об этом словами такими, как понял все на уровне души, на уровне духа, на уровне сознания - с любовью к Тебе, Отец. Мир, как и человек, созданы Тобой. Все выполняют работу и идут по пути своей жизни, все решают определённые задачи, определённые Тобой изначально и принятые всеми, как и каждым человеком будут приняты лично - спасение, помощь каждому. Это и задача, и идея, и мысль, и отношение к Тебе.

Я строю путь, который и прохожу вместе с Тобой. Я понимаю душу свою, главное – я вижу мир внутренний и мир внешний. Я увидел себя, я понимаю истинно - как себя, так и свой путь.

Когда мною были сделаны первые шаги и возникли мысли о направлении моего пути, я увидел Того, Кто всё создал. Я увидел Того, Кто рядом со мной, Кто помогает и создаёт Мир всем. Я увидел в Мире основу, на которой мысли проявляются, я увидел Истинного Человека, к Кому так долго шёл - я увидел Тебя, Отец. Плохо ли, хорошо ли, как-то ещё - я всегда находил опору в Тебе. Я радуюсь и люблю Тебя, как ребёнок. Ведь Ты - Отец!

Выбор изначально, с первой мысли - уже был сделан. Как бы ни был труден путь, который Ты строил, Отец, а сейчас путь я выстраиваю сам, я находился рядом с Тобой и шёл за Тобой. По знаниям, по любви я ощущал духовное родство с Тобой.

8. И сказал Отец: сын мой, человек человека видит душой и принимает душой своей, осознаёт отношения между людьми и открывает знания свои.

Через сознание, через клетку, где есть Вечность, уже идёт спасение, уже спасает - как Мир, так и людей. Каждый, кто поймёт слова мои, пойдёт со мной, будет выполнять ту же работу, что выполняю я.

И шёл я с Отцом. И благодарил Отца за знания, которые Он даёт каждому человеку. И был тому очень рад.

И был свет. И видел, и управлял им, и направлял свет на спасение. Я решал задачи, те задачи, которые Отец ставит изначально перед каждым человеком, ставит по первому обращению к нему и сам человек начинает такие задачи решать.

И благодарил я Отца Небесного за знания, которые Он даёт каждому человеку.

Откровение

И видел я Отца Небесного. И шёл с Ним и за Ним. И видел Отца душой, и видел стену города Солнца.

И я читал на ней то, что было обозначено.

Сын мой, эти слова для тебя. Вижу я шаги твои и вижу тебя реально и в реальности. Ты увидел душой Мир, увидел истинно душой меня – ты понял, в каком направлении необходимо идти, какой выбрать путь, и с кем ты идёшь, и как Мир выстроен.

Имея свободу выбора, каждый человек строит Мир, строит город Солнца и дорогу света, по которой ты прошёл в Начало Начал, получил знания - истинные знания, которые спасают и которые созидают.

Познавая истину, ты сам научился воспринимать истину. Здесь указаны цель и задача - спасти всех.

И читал я слова, которые были обозначены светом, и видел я душой, в которой свет. И были слова светом.

Город Солнца создан на основе света. Мир выстроен на основе света. Самовоссоздание Создателя происходит на основе света. И свет - суть от сути души. Душа - истинный свет, она наполнена знаниями от Того, Кто самовоссоздался и самовоссоздаётся - знаниями Создателя.

Основа реальности света Мира - свет души человека. Истина, исходящая с уровня души - свет. Направляя свет из души - душа дает сознанию знания светом. Именно на этой основе существуют знания обо всём Мире и о человеке, происходит создание и распространение знаний.

И видел я свет, и в свете - любовь Отца Небесного ко всему, что Он создал. И в этом свете я видел и вижу - душу и человека, вижу Мир, дух - и осознаю увиденное, вижу то, о чём говорю и пишу, воспринимаю и вижу через душу человека - его самого. И я не один - как не один и Отец, так как Он - с каждым из нас.

И были в словах читаемых вибрации. И они создавались в реальности словом *душа*.

И было обозначено.

Каждый, кто лично пройдёт в душу, увидит свет души - как у себя, так и у всех идущих, как и путь - путь спасения. Он увидит цель - спасение, и увидит задачи - познание и передача истинных знаний каждому, кто идёт, кто совершает действия на уровне души.

И благодарил я Отца за знания, которые Он даёт каждому человеку.

И шёл с Отцом - как и каждый пойдёт, кто совершит действия для спасения на уровне души.

И сказал Отец: сын мой, вот стена города, выстроенная светом, вот путь - путь души, вот знания, которые ты видел, видишь и которые увидит каждый человек на этом пути. И оказывается, что нет стены, а есть знания, доступные каждому человеку, так как город Солнца создан на основе светлых мыслей каждого человека. Каждому необходимо идти путём созидания и спасения всех. Проходя по этому пути, человек приобретёт светлые мысли, знания на основе света. В действиях, помыслах, мыслях, в сознании и в духе, как и в душе, возникнет истина, понимание истины бытия, Вечности. Возникнет осознание направления истинного пути человечества и каждого человека - развитие и вхождение в вечную жизнь по знаниям своим. По тому пути, по которому ты сейчас идёшь - ты идёшь душой и на этом пути видишь других людей душой. Здесь основа по-

нимания процессов создания. И сфера, которую ты видел в будущем, и есть сфера создания того, о чём ты думаешь и что ты созидаешь. Ты идёшь в Мире, и Мир сейчас в тебе отражён.

И благодарил я Отца Небесного за знания, которые Он даёт каждому человеку.

Текст 8

1. И видел я Отца Небесного. И шёл с Ним по пути тому, где свет, где знания. И сказал Отец: сын мой, ты видишь меня душой. И я - вижу твою душу и тебя - как и душу каждого человека, и любой элемент Мира, как и целостный Мир.

Видишь ли ты моё физическое тело - чтобы увидеть себя, себя осознать и увидеть своё физическое тело там, где ты сейчас находишься?

Ты пойдёшь дальше, но я хочу сказать тебе о тебе, о Мире, о каждом человеке, чтобы каждый знал то, что узнал ты: ты идёшь по пути света.

2. Увидев впрямую меня -- ты увидел себя, себя в физическом теле здесь. Ты действительно

здесь, для тебя я это сказал, сын мой, как и для других - кто создаёт, кто идёт, кто осознал и понял, о чём я сказал. Осознание означает, что ты и в будущем, и в настоящем, и в прошлом. Я вижу, что ты видишь и осознаёшь через меня и Мир, и себя. Ты видишь и воспринимаешь свой путь и своё физическое тело здесь и сейчас, как и любой элемент Мира.

Знания есть у каждого человека изначально, как и у тебя. Ты идёшь по пути, и знания открываются в душе, и ты их видишь, воспринимаешь, понимаешь и передаёшь.

3. Знания будущие образуются в твоей душе, так как ты их образуешь. Ты видишь Мир, создаёшь знания. А Мир - мной создан.

Иди по пути и создавай знания о спасении - спасай Мир, как и каждого человека, как себя. И другие люди, идущие и получающие знания от меня в душу - они в пути для помощи, для спасения и созидания.

4. Ты пойдёшь дальше и, понимая слова мои, ты открыт душой и видишь и создаёшь на основе души и духа, на основе понимания, осознания. И никто не будет оказывать никакого давления на тебя ни с одной стороны, ни с другой. Тобой выбран путь созидания, создания и спасения, путь понимания и создания света для спасения всех, который ты видишь. И светом я создаю, спасаю всех. Получай знания - передавай знания. И возникнет свет.

5. Я видел Отца, видел себя, видел каждого, кто идёт по пути или приближается к этому пути. Я видел, что каждый из нас - человек. Я видел Отца Небесного. И вижу, как Он даёт знания каждому, и особенно тому, кто идёт по пути спасения. А путь - определён. Человек, увидев душой другого человека, увидит и себя, поймёт себя, увидит Создателя всего и поймёт знания, данные ему Создателем напрямую для достижения цели - цели управления и решения задачи - задачи спасения. И шёл я по пути, и видел я слова, и слышал их, и были это слова Отца.

Сын мой, ты идёшь по пути спасения всех. Я говорю эти слова каждому, кто идёт по этому пути. Моя задача - это передача точных знаний, твоя задача - это восприятие знаний и их понима-

ние. Ты не один на том пути, где ты сейчас. Я знания даю тебе, тебе для всех. И я знаю, что ты эти знания, точные знания, мои знания передашь точно каждому, кто услышит, уже ждёт, идёт, спасает - каждому, сын мой, эти знания для всех. Сын мой, знания передаются через тебя, но для всех. И это моё решение. И каждый человек должен сделать свободный, точный и правильный выбор - выбор на уровне души. Это твой духовный договор со мной, как и с каждым, кто выбирает этот путь. При понимании и определяется помощь и лечение, отношения, знания, как и выбор.

И сказал Отец: я даю точные знания тем, кто их точно передаёт, при свободе выбора.

И сказал Отец: знания, полученные на уровне души - структурируют сознание, и расширяют, и развивают его через душу и дух.

И благодарил я Отца Небесного за знания, которые Он даёт каждому человеку.

ГЛАВА ПЯТАЯ

Текст 1

1. И видел я Отца Небесного. И видел Его в ярком свете. И сказал Отец: блажен тот, кто видит душой, блажен тот, кто видит духом, блажен тот, кто видит сознанием своим, блажен тот, кто любит и спасает. Царство моё близко, Царство моё в каждом, кто блажен, Царство моё в Мире, как и в душе каждого.

И видел я свет нескончаемый, который приближался. И видел в нём людей - идущих и имеющих знания Отца.

2. И сказал Отец: сын мой, смотри и увидишь Царство моё в каждом, кого встретишь, кого увидишь, о ком подумаешь, кого назовёшь и с кем будешь вместе блажен по духу и по душе твоей - с идущим, и стоящим, и знающим слова мои - с каждым человеком. Смотри душой и увидишь доныне неувиденное и непонятое, но имевшееся рядом. Смотри и познавай душу свою, как и душу каждого. Нет преград для чтения текстов моих, видения образов, и понимания света души твоей, души каждого. Зная слово моё, будешь слышать голос души везде - как и каждый, кто знает по вере своей, так как вера его - ключ мой. Возьми в руки свои ключи от врат небесных, я даю их тебе, и будешь знать, что есть в Царстве моём, и держи их в свете души. И будут они сохранены до тех пор, пока люди не познают слова мои.

Ключи эти - вера людская, вера твоя, вера каждого.

Ты пойдёшь по пути света туда, куда укажет душа. Блажен тот, кто по вере своей идёт на свет мой, видит Царство моё, имеет слово моё, как и душу от меня и тело от души моей.

3. И видел я дух. И видел в нём свет. И был в свете духа. И слышал, и видел Отца Небесного.

И сказал Он: идущий - душой своей познаёт и дух, и сознание своё, и тело, которое создано душой, душой - на основе любви, любовью - на основе знаний, знаниями - на Основе основ. Он познает себя как Мир, а Мир - как всех, воспримет всех - как себя, и несет от себя свет, свет всем. Он имеет яркий и чистый нескончаемый свет.

И благодарил я Отца Небесного за знания, которые Он даёт каждому человеку.

И блажен каждый в Царстве Отца, и блажен каждый, имеющий в душе Царство Отца Небесного.

Текст 2

1. И видел я Отца Небесного. И шёл с Ним. И сказал Отец: я видел, как ты учился понимать и воспринимать Мир, Мир в истинности и Мир в свете. Это нелёгкий путь, так как в Мире, где ты находишься, необходимо видеть, слышать и истинно помогать и спасать всех и каждого, кто нуждается в помощи.

Сын мой, слова мои не изменились - нет. Изменился ты в понимании того, что видишь и воспринимаешь того, что есть и что нужно создать. Через уровни души, духа и сознания сейчас истина познаётся.

2. И сказал Отец: ты видишь душой. На уровнях души есть истинные знания. И ты душой сразу видишь искажения, деструкцию, которые могут возникнуть и о которых ты слышал. Иди по пути света и выстраивай будущие события, как и сферу, клетку, Мир, технологию - увидишь знания душой. Передавай их каждому, каждому, кто желает идти поэтому пути, так как на макроуровне основная задача – это передача знаний для всех.

3. Сфера впереди тебя - это сфера духовная. И в нее войти можно только через дух, дух видящий. И нет в ней врат, как в городе Солнца. Хотя и там - не врата. Врата есть в сфере - созданной для развития Мира, мира человека и мира вокруг него как Мира единого. Хотя мы сейчас в Мире и есть.

В сфере, к которой ты идёшь - дверь, и дверь эта узкая. А ключ в руке у тебя - вера твоя, как и вера каждого человека. Нужно только понять - как воспользоваться этим ключом - верой своей. И тогда путь твой выстроится, или изменится. И будет путь каждого человека таким, как у тебя.

И каждый изначально выбирает и выбрал - в каком направлении он пойдёт.

И это его решение, решение личное, от себя - от души. И так и будет!

А где нужны изменения - изменится. И так и будет!

Где нужно понимание - будет понимание. И так и будет!

Всё зависит от личного выбора. И так и будет!

Увидит человек веру свою. И так и будет!

Через узкую дверь по вере своей через Сына моего - по его благословению вошёл ты в Царство моё, где предстоит работа. И к этому ты готов по вере своей. И так и будет!

И управляешь светом. И доверяю я тебе свет мой для передачи каждому, кого встретишь ты на пути своём. И понимаешь смысл и слова мои, так как обрёл силу и волю над светом моим. Ведь в свете - истина, сын мой, в свете знаний.

3. На пути, по которому ты идёшь - свет, свет пути и свет знаний. Ты понял слова мои о свете и смотришь на свет светом. И видишь знания, сын мой, так как я - Создатель света, Создатель души. И у тебя в душе свет. На своем пути ты увидел знания мои, переданные тебе, как будут переданы и каждому человеку - у кого будет открыто сознание, сознание света.

4. И шёл я с Отцом Небесным. И видел я путь, и видел свет в свете, и читал слова.

Сын мой, идёшь ты создавать Сферу сфер и Мир миров. Реальность реальности и Истину истин. Идёшь по пути света вдоль стены города Солнца. И

*этот путь стал путём, доступ-
ным для человека. И на этом пути
- знания, истинные и светлые. А
за стеной города - их проявление.
Как в книге Отца твоего: с одной стороны листа - рассказ, а с
другой стороны - есть решение,
так и у человека: там, где вопрос
- там и ответ. Будущее берёт
своё начало с разного и приходит
в своём решении - к единому.*

*5. Где создание третьей сфе-
ры - там и врата, там и дверь,
там и ответ на твой вопрос. Как
и у каждого человека, независимо
от того, кто он, откуда идёт и
к чему*

*придёт. И каждый проходит в
жизни путь, осознавая его как
путь и соотнося себя с этим
путём.*

*Смотри на Мир глазами моими
- и ты поймёшь Мир, и Мир реально увидишь. Ты поймёшь связь
человека с Миром и увидишь каждого, где бы он ни был. Ведь он -
человек, и он - в Мире, как и ты, и
Мир - в тебе. И тебе Мир знаком.*

*Смотря на Мир, человек уви-
дит и всё, что в нём создано, и
Того, Кто его создал и создаёт. И
тогда он поймёт себя, и он уже*

помощник Тому, Кто всё создал.
И он уже с Ним.

И шёл я с Отцом Небесным. И
благодарил Его за знания, которые
Он дает каждому человеку.

Текст 3

1.И видел я Отца Небесного. И
шёл с Ним по пути света. И сказал Отец: сын мой, пойми смысл
слов моих и тогда поймёшь путь
- путь всех, кто идёт и совершает
действия и определяет путь свой
на основе действий. А действия
в том, что для одного - это стена,
для другого - это путь, для третьего - это знания. И всё, о чём я сказал - объединено.

2. Знания, которые ты искал и
желал увидеть и познать на пути
света, располагаются вокруг тебя.
Пойми, город Солнца - это как
цветок, единый цветок с двумя
лепестками. С одной стороны -
душа и дух, с другой - физическое
тело. Внутри города Солнца - человек, осознающий и расширяю-
щий своё сознание, дабы познать
Мир, и себя, и меня пс знаниям
моим, и чтобы видеть себя. Ты видишь меня, а я вижу - весь Мир, и
Мир создаю.

3. Ты видишь меня, получаешь знания мои и на основе знаний помогаешь созидать Мир, и его - создаёшь.

С одной стороны стены города Солнца ты видишь себя как дух, душой воспринимая, с другой стороны стены города Солнца - ты тоже есть, есть в физическом теле.

Себя воспринимай в центре города Солнца и ты увидишь сферу, в которую ты заходил и заходишь. И ступени, ведущие одновременно как вверх, так и вниз - ступени познания.

4. В моих словах, - сказал Отец, - уже заложен ответ. Всё, что я показал и сказал тебе, относится к каждому человеку, именно к человеку, так как ты - человек. Где бы ты ни был, как бы ни шёл - всегда ты един. И цветок, растущий в моём саду, имеет много лепестков, включает в себя душу, материю, как и дух. И всё едино и не отличается друг от друга - ведь вышло всё из одного, из Единого. И так же придёт в одно, из которого будет другое, и опять будет единое, где объединены душа, дух, материя.

5. Впереди на твоём пути есть единый Мир, единый цветок, единый дух, единая материя. Иди по этому пути и ты познаешь. И познавай слова мои - ты поймёшь, что в той точке, откуда ты вышел, там тоже: душа- дух - материя, там тоже Мир, который ты познал, где ты увидел, что всё идёт от Единого. Но когда познавал, ты видел так, будто всё разное.

6. Сын мой, - сказал Отец, - Мир един и Мир растёт. Сила Мира - в свете его. Тем и живёт, тем и создан, теми познан будет.

Когда человек видит в себе свет, и свет становится единым, как и сам человек - он начинает воспринимать и видеть единый Мир истинным взором. И мне он - помощник, и мне он - сын и по делам своим, и по духу, и по душе своей. Осознай сказанное мной сейчас и навсегда.

И благодарил я Отца Небесного за знания, которые Он даёт каждому человеку.

Текст 4

1. И видел я Отца Небесного. И говорил с ним. И сказал Отец: сын мой, находишься ты возле треть-

ей сферы, которая уже создана, и путь в неё, конечно, один. И это дверь узкая и деревянная - такая, как ты и видел. И за ней находится свет - свет души твоей, как и свет души каждого человека.

2. И была открыта Отцом дверь в третью сферу. И мог пройти я внутрь, как и наружу - в мир внешний, в Мир единый и в мир понимания.

3. Как только вошёл - увидел себя изнутри: я видел каждый орган, и видел каждую клетку, и видел свет, который окутывает, собирает, строит и указывает путь.

4. И сказал Отец: посмотри на Мир как на человека - как на каждого, как и на себя.

И видел я мысль - мысль светлую, созданную из света.

5. И сказал Отец: ты был в городе Солнца, и этот город будет создаваться светлыми мыслями - везде теперь.

Создаваться будет и для тебя, так как ты сейчас познаёшь слова и суть сказанного и увиденного.

Создаваться будет душой, которая выстроила физическое тело и физическую реальность, как и Мир, который ты сейчас видишь,

который есть и будет Миром, так как Миром и является.

И будет выстроен духом из души, строящим, показывающим реальность физическую. И город создаётся светлыми мыслями каждого человека.

6. Как только мысль выстроенная соприкоснётся с духом, строящим реальность, душа увидит сделанную работу - так и будет. И будет это чудом для одного, для другого - реальностью, для того, кто это делает - пониманием и выполнением задачи, которую он поставил перед собой.

7. В душе отразится информация о том, что все спасены. Где ждут воскрешения людей - они воскреснут. Где ждут помощи - им помогут. Где ждут исцеления - каждый и исцелится. Действуя с уровня души духом, каждый увидит и получит тот результат, который он желал. И каждый поймёт эти слова мои.

8. И благодарил я Отца Небесного за знания, которые Он даёт каждому человеку.

9. И видел я Мир, который создал и создаёт Отец Небесный для всех и для каждого. И видел идущих по пути света, осознающих

и понимающих, и только готовящихся стать на этот путь, и идущих к этому пути. И даже тех, кто ещё и не понял слова, которые для него.

Суть остаётся прежней - Мир в каждом и Мир для каждого.

Мысли светлые - это и есть город Солнца. Дух воздействует на сознание и создаёт эту реальность. Свет Души - через дух создаёт изображение, в котором и концентрируется - создаёт картину. А мысли из света - это будущие события.

Так создаётся реальность: импульс света на мгновение остановился - и свет засветил молекулы, ядра и клетки. Возникла картина, возникла Вселенная. Но чтобы уметь делать это, чтобы вырастить дерево жизни - надо расти духом. И думать - как его выстроить в Царстве Отца Небесного.

И благодарил я Отца Небесного за знания, которые Он даёт каждому человеку.

Текст 5

1. И видел я Отца Небесного. И говорил с Ним. И благодарил Отца Небесного за знания, кото-

рые Он даёт каждому человеку. И сказал Отец: сын мой, стоишь ты у двери сферы, которая сама является и реальностью, и переходом в реальность.

Ты стал и сыном, и помощником мне по делам своим, как и каждый будет. И я рад этому. Всё время, что ты со мной, - сказал Отец, - ты говоришь о каждом.

Каждый должен понять слова твои - в истинности, и в искренности - по вере своей. Путь твой указывает каждому точную дорогу ко мне. И я подтверждаю это.

2. Реальность, открытая тобой для познания, будет открыта каждым. Она предстаёт миром и знаниями, предстаёт технологией спасения, действиями души и духа, осознанием процессов, происходящих в Мире.

Реальность - это то, что ты знаешь, что можешь реально спасти, создавая мысленный созидательный импульс, и спасаешь. То, во что ты веришь, это ключ к пониманию. Вера - в душе твоей, как и в душе каждого, так как Мир един, и процесс создания - это процесс единения структур вечного Мира.

3. Как только ты прошёл от двери в центр сферы - открылась

реальность Мира. Что касается двери, ты воспринял её по-особенному. Сын мой её создал, плотник на Земле, создающий путь в Мир Царства моего. Дверь - деревянная, а Царство моё - как Дом. И в Доме одна дверь: она и вход, она и выход. Ведь Дом един, и каждый имеет свободный выбор для духовного договора: кого впустить в свой Дом, кого не пускать, к кому человек пойдёт за помощью и где он помощь получит, и где этот Дом.

Дверь очень проста, но её смысл огромен: это соединение мира внутреннего и мира внешнего как единого Дома.

4. В Доме Его всегда есть свет - свет души, счастья и вечного развития. Ты находишься, сын мой, в Доме Сына моего. И для тебя всегда открыты двери Дома Его. И Его Дом - это и мой Дом.

Каждый, кто идёт в Царство моё, познает Дом Сына моего. И будет спасён, и обретёт вечную жизнь, и жизнь увидит, как и Мир, и Мир поймёт.

Дверь Дома Сына моего узка. Туда можно войти духом, и через дух признан будешь и не сможешь внести ничего иного, как только то, что есть в душе у тебя, в душе у каждого. И я слышал слова твои Сыну моему. И Его Дом - там, где ты сейчас находишься: Дом Его является домом твоим. Ты вошёл духом своим и признан и принят Духом Его. Входи, сын мой, в Дом Сына моего. А свет души твоей указал место, какое определено тебе в Доме Его. В Доме всегда увидишь ты меня и будешь со мной. Те, кто видит другое - будут с другим. И по делам будет оценена работа всех. И будут спасены. И будет прощение. А будет ли понимание?

5. И видел я Дом. И видел спасение. И видел Отца и был с Ним. И видел Сына Отца Небесного - Сына на Земле, как и на Небе, указывающего путь и спасающего всех - каждого, кто желает, кто идёт к Нему и реально совершает действия, помогает другим.

6. У каждого есть дом в душе его. И дом каждого открыт, как открыт Дом Сына Отца Небесного. И каждый сам решает по вере и знаниям своим: кого он пускает в дом и кому дверь открывает в мир внутренний и в мир внешний, в Мир единый в душе чело-

века. Душа и есть основа Мира и его дома.

Те, кто начал спасать - спасают. Ученики Сына Отца дают знания и спасают - спасают вдвойне. Те, кто думают о спасении - у них есть выбор. Кто торопится, кто решается - у всех без исключения есть выбор, и все об этом знают.

7. И видел я Отца. И сказал Ему:

- Да, Отец, непростая дверь Сына Твоего и всеобъемлюща душа в доме человека.

И сказал Отец: сын мой, с вами я поделил поровну хлеб и молодое вино. И вы, находившиеся со мной, разделили его - и стали сподвижниками и единомышленниками, а теперь - и помощниками мне. Пищи, данной мною, хватит на всех - было бы понимание замысла моего. И тогда у каждого будет путь, свет, и знания о доме - каждый будет знать о Доме едином и о спасении.

8. Донеси слова мои до каждого и осуществишь замысел мой.

И обретут люди путь и дом свой.

А когда я приду - каждый будет спасён верой души своей.

И соберутся люди в Доме Сына моего, и каждому будет место, и каждый увидит и услышит, и каждый поймёт слова мои.

И спасены будут, и узреют меня как себя, и будут у них знания от меня, и будет это пищей вечной.

И будут сыты и согреты любовью моей, и будут помощниками мне, и будут понимать слова мои.

И будут создавать по воле своей.

И сказал Отец: Дом мой - Царство Небесное, куда каждый войдёт и где найдёт себе кров. И будет человек вечен, и будет вечно жить, и будет знать Создателя всего, и будет создавать, и будет созданное им вечным, и вечно будет развиваться, и вечно будет жить.

И благодарил я Отца Небесного за знания, которые Он даёт каждому человеку.

Текст 6

1. И видел я Отца Небесного в Доме Сына Его.

И был я в Доме. И знал, как и видел ранее, что Дом Сына Отца находится в сфере и является сферой. И в сфере свет - яркий и нескончаемый.

И сказал Отец: каждый, кто в Доме Сына моего - помощник,

313

помощник Ему в Мире, который строится, который созидается и уже есть, и духом воздвигнут.

2. И подошёл я к двери Дома Сына Отца. И открыл её. И видел звёздное небо. И был удивлён, так как точно знал и точно видел свет в сфере и свет вокруг Дома, как и в Доме.

Когда закрыл дверь, я видел Сына Отца, и сказал Он: то, что ты услышишь, станет явью во всём Мире, так как слова Отца моего и есть явь этого Мира, как и Миров других.

3. Слушая слова Его, - в душе я слышал имя своё, как будто кто-то звал меня подойти ближе.

И видел я Отца, и слышал голос Его, и сказал Он: подойди ближе, дабы знать слово моё.

Слышал я, как Отец говорил Аврааму, каким путём он пойдёт, и что путь его будет сложным.

Слышал и видел Петра и видел камень, который нужно будет сдвинуть с пути идущего.

Видел и шёл за Симоном, и видел двух рыбаков, помогающих Сыну Отца Небесного. Учил Он их, и была в сетях их не рыба.

Видел я сундук небольшой, который можно унести руками, и

человека, плачущего возле этого сундука и просящего освободить его от этой работы. И не время было ему отходить от этого сундука.

И видел я, как женщина звала именем мужчину. И имя его - Каиафа. И писал он тайно. И писал письмена и не подписывал их, и не ставил знаков различия, как и печатей в конце. Был он лишён свидетельства, хотя имел его ранее.

Видел я двух мужчин, называемых учениками Сына, и явивших свидетельства о Нём. И видел женщину с душою открытою - упавшую и вознесшуюся до небес.

4. И говорил Сын Отца слова, сказанные Отцом: возьми хлеб мой и вино молодое и раздели его со мной. Дай тому, кто следом идёт, так как ты - впереди идущий.

И сказал Он мне: я дальше продолжаю слова Отца. И Он смотрел после этих слов на меня.

Я подошел к двери, как подходил раньше, открыл дверь и увидел звёздное Небо. И видел Отца, идущего по Небу.

Как только я посмотрел на Сына Отца, то увидел Дом в душе

Его и Отца, который был в Доме Его. И не закрывал я двери.

5. И говорил Сын Отца, в котором Отец: возьми то, что дано тебе, и передай другим, приходящим и идущим, и усталым, и всем нуждающимся, кто идёт в Дом Отца моего, Отца нашего.

6. И попробовал я вино молодое и хлеб из рук Сына Отца, и пришло ко мне понимание слов Его об исцелении души, духа и сознания, о восстановлении физического тела, понимание Учения, которое Он передаёт каждому человеку, и направление Учения - в Дом Отца нашего.

7. И видел я, как ночь сменилась на день. И видел я, как Солнце восходит. И видел яркий свет в сфере, в которой я был, есть и буду, как и все мы - дети Отца.

И был тот свет яркий, свет нескончаемый - свет Отца нашего через Сына, в котором Отец, как и в нас.

И благодарил я Отца Небесного за знания, которые Он дает каждому человеку.

Текст 7

1. И видел я Отца Небесного. И говорил с Ним. И сказал Он: сын мой, ты видел Дом Сына моего и вошёл в Дом мои через Дом Сына моего - вошел духом, видя душой своей и осознавая на уровне сознания, как и дано каждому человеку. И сказал Отец: пойдём, сын мой, я покажу тебе Мир - Мир каждого человека, Мир, созданный как Дом Сына моего - и для тебя, и для всех идущих и действующих во имя спасения, спасения всех.

2. И видел я Мир, который показал Отец Небесный. И видел я дом в душе у себя, как и у каждого человека, кто хотел создать, создал и создаёт дом души.

И видел я душу. И в душе - Мир Отца, который Он создал, который каждый из нас создавать может и создаёт.

И сказал Отец: вот, сын мой, Мир - смотри и создавай на основе знаний, которые я дал тебе, осознавай и понимай шаги свои и других людей. В любом направлении выстраивай гармонию, созидай.

3. Ты видишь Мир внутри себя, это и есть мир внешний, который вокруг. Это надо понять, реально увидеть и выстроить его на благо и спасение всех. И это поймут все, хотя и каждый по-своему, по-разному приходит к пути спасения.

Путь спасения проходит внутри каждого, и каждым должен быть открыт. С верой своей он пройдёт путь, дойдёт до врат Царства Небесного. А увидев свет своей души - увидит Мир, мир души и Мир миров, Мир, который создан и который растёт вечно. Тогда душа его будет воспринимать реально истинные структуры, помогать всем выстраивать Мир.

4. Сын мой, структура Мира - Вечность - даёт бесконечное и вечное развитие - развитие самого человека на основе вечного Мира и вечных и точных знаний. И видение твоё там именно. И видишь ты постоянно. Ты открыл истинное сознание, открыл и управление реальностью, реальностью как Мира, так и миров. Если реальность открыта человеком, как открыта тобой, меняется восприятие - а именно расширяется область восприятия Мира.

Человек познаёт принципы и законы создания, и он создаёт - так как точно знает. Когда он создаёт, то делает и мыслит, и формирует события, то есть действует как создатель.

5. Ты со мной стоишь у Дома Сына моего - в сфере создания. Данная сфера, как клетка макро- и микроуровня, постоянно растёт - и растёт, и регенерируется, в ней яркий свет, свет создания. Вот почему сфера бесконечна, и в ней всё ярче и ярче свет - этот свет переходит и в материю, и в энергию, и в душу, и в сознание. И, конечно, дух переносит свет. И дух управляет и переносит одно в другое в Мире, и Мир создаёт и создаётся, и Мир под этим действием растёт, Мир вечно развивается.

Познав дух свой души своей, ты познал целостный и вечный Мир. Получив доступ к знаниям моим с разрешения моего, получил задачу и увидел задачу через Сына моего, разделил с Ним работу Его с моего благословления и при твоём понимании. Неси получаемое от Сына моего - так как эти знания от меня напрямую даны тебе, как и каждому будут даны, кто в Доме моём и кто идёт в Дом Сына моего. Дом един в душе, как едина душа и Мир, как един Мир.

И благодарил я Отца Небесного за знания, которые Он даёт каждому человеку.

И видел я Мир.

Текст 8

1. И видел я Отца Небесного. И сказал Он: сын мой, сфера, имеющая реальность - растет и реально спасает. Это Мир, который ты видишь, как и каждый человек, это мир, который ты строишь и любишь. Сфера реальности делится и создаёт другую сферу, в которой заложено спасение и импульс, импульс Сына моего. Сферы делятся - и я вижу тебя, как и каждого, в сфере души, в сфере света. И я вижу деление и объединение. И я вижу материю и образ, и самого человека, и сферы в нём - в нём Мир, в нём дух, в нём душа, и он осознаёт то, что видит и создаёт он сам.

2. Получай знания - ты получишь материю. Получи сферу - ты получишь знания. На основе знаний - строишь путь. Проходя по пути, ты встретился со мной, и

я даю тебе знания. На основе этих знаний ты увидел и понял Мир - и Мир растёт, и Мир спасён, спасён и тобой, так как ты это сейчас уже знаешь.

3. Знания - они как книга, книга моя, книга твоя от меня. А ты - тот, кто книгу мою читает, понимает, совершает действия, но уже сам от себя. И я этому очень рад. Многое, что ты видишь, знаешь, делаешь и передаёшь - твоё и тобой сделано, и мной оценено, и от тебя дойдёт как свет реальности до каждого человека. И в этом цель и задача твоя. Многие спасены, многие будут спасены, так как знания и спасение - для всех. Многие слова, предложения, а где и целые листы в книге моей написаны тобой. Как вижу я - так видишь ты, так как идёшь ты в том направлении, в каком я иду и выстраиваю путь. Я тебе путь указал, и ты показываешь этот путь другим. И, конечно, через книгу свою. И назовёшь её. И написано в ней: и последний станет первым. И увидит, и поймёт - и он уже спасён, и он уже исцелён.

4. На макроуровне ты увидишь, как выстраивается материя, как выстраивается Мир - Мир веч-

ный. Его выстраивают люди, уже живущие вечно - знающие и обладающие знаниями на уровне души.

Через книгу - доступ к знаниям всем - доступ всех к уровням света, света души.

Благословляю тебя, сын мой, как и каждого - на Мир вечный, Мир знаний и света.

И благодарил я Отца за знания, которые Он даёт каждому человеку.

5. И видел я Отца. И вижу. И сказал Он: написанное тобой внесёт свет в молодое вино, данное Сыном моим. И каждый, пробуя его, поймёт то, что он увидит. Кто обретёт веру, кто надежду, любовь, уверенность. Каждый, именно каждый найдет путь - ведь путь уже указан, по нему нужно идти. Пойдут по пути спасения - увидят свет души своей - и увидят в свете меня. И я жду каждого, и будет каждый спасён.

И благодарил я Отца Небесного за знания, которые Он даёт каждому человеку.

И видел я знания.

Текст 9

1. И видел я Отца Небесного. И видел, и был в сфере. И сказал Он: сын мой, ты в световой сфере - там, где реальность. Ты видишь реальность и шаги свои, как и каждого человека, идущего по пути спасения. Идущий человек - верой создаёт путь, и видит, и получает свет, свет души, который он и воспринимает. Он получает знания напрямую от меня по задаче своей - и он спасает, и он спасается, так как видит, понимает, принимает решение.

2. Люди, с которыми он встретится, увидят истину – так как я её дал ему - для прохождения и понимания пути спасения. Они обретут свет истины - и будут спасены, и обретут знания, и будут свободны, свободны в действиях своих, свободны реально мыслями и помыслами своими. Пойми сейчас слова мои - это очень важно.

3. Человек обретёт свет и знания Мира и себя, как и все другие, приобретёт точные и истинные знания.

На его пути много шагов и решений, решений разных - трудных и сложных.

Сын мой, на его пути - свет, свет спасения, свет от меня. И он уже спасается, и он уже спасает, как делаешь и ты по поставленной задаче.

4. Спасение и излечение - это сложный процесс. Он взаимосвязан с процессами макроуровня - с уровнем развития вечного Мира. Понимай и выстраивай Мир, созидай и строй его - и ты поймешь, как излечить и восстановить человека, охватить сознанием весь организм и излечить душу и физическое тело. Мои слова сейчас очень просты, но смысл их велик в понимании и помощи, велик в спасении.

Смотри и управляй в реальности - реальность создавай.

И благодарил я Отца Небесного за знания, которые Он даёт каждому человеку.

И видел я свет.

Текст 10

1. И видел я Отца Небесного. И шёл с Ним. И сказал Отец: сын мой, ты находишься в Сфере сфер реально, в Сфере, которую создал и которую создаёшь и будешь создавать. Ты видишь, как создаётся реальность и как она растёт, как создаётся и растёт Мир. И строит его каждый человек на своём уровне сознания, увидев его таким, каким ему хотелось бы увидеть и воспринять и в каком Мире хотелось бы ему жить.

2. Так реальность создаётся, развивается - как каждый воспринимает жизнь и живёт, жизнь выстраивает.

Понимая слова мои, ты увидел путь и точно узнал, что есть в сферах.

Ты и находишься в них, так как ты создаёшь, так как ты живёшь, и понимаешь, и выстраиваешь жизнь. Понимая слова мои - ты понимаешь, что Мир и жизнь вечны, и развитие их тоже вечное - как вечен и человек, любой человек, кто живёт в Мире, в Мире миров и в мире людей, в Мире создания, созидания и спасения.

3. Сын мой, сам Мир - как большой живой организм. И в нём проходят такие же процессы макро- и микроуровня, как и в организме человека.

Человек реально видит другого человека - видит и строит Мир своей мыслью, своим сознанием, душою получает знания. Смотри на Мир, душою его воспринимай и пойми слова мои.

И будешь видеть и понимать в дальнейшем и смысл слов моих.

И благодарил я Отца Небесного за знания, которые Он даёт каждому человеку.

И видел я реальность.

Текст 11

1. И видел я Мир, созданный Отцом Небесным. И видел я Отца, который создал Мир. И сказал Он: сын мой, сферы выстроились горизонтально. И ты видишь, что Мир окутан светом. А свет реально создан сознанием, как создано и всё в Мире, создано всё вокруг сознанием на основе света - мышлением как основой действия на уровне познания.

2. Познание - это реальный проход в Мир истинный и Мир реальный, это видение процессов Мира, основ Мира. Как только человек познаёт – он реально создаст пространство знаний. И оно уже растёт, растёт как свет и

знания в точном направлении, в направлении созидания.

Всё вокруг отражает и содержит образ человека на уровне знаний и объединения информации о созидании. Эти точные знания и дают понимание. И тогда создаётся информация и виден дальнейший путь - путь, где есть развитие и спасение каждого.

3. Как только сферы выстраиваются вертикально, в них проявляется образ и информация - дух создаёт свет, и свет растёт и создаёт так, как видит и понимает человек. Видит и понимает - как Мир, так и человека.

Свет, возникший на основе знаний, управляем на основе знаний. Тогда знания - это свет, тогда знания - это код, цифра, буква и целый текст в книге моей. А в книге моей - знания о спасении всех и о понимании процессов Мира.

Сын мой, - сказал Отец, - сложи последние пять текстов - и ты получишь текст и смысл знаний моих, и мы продолжим с тобой путь. Ты обрёл свет души, уже обрёл и познал свет спасения как радость и любовь света моего.

И благодарил я Отца Небесного за знания, которые Отец даёт каждому человеку.

И видел я Отца Небесного.

ПОСЛЕДНЯЯ СТРАНИЦА ПЕРВОЙ КНИГИ ЗАВЕТА ГРЯДУЩЕГО - БИБЛИИ БУДУЩЕГО

1. И видел я Отца Небесного, сидящего за столом. И лежала на столе книга, которую я видел ранее. Книга была открыта. И на листе книги я видел написанные слова.

Я видел, как Отец смотрел на меня, и видел текст в книге Его, и говорил Отцу: Отец, то, что написано в книге Твоей, мне понятно и известно. И я узнал слова этого текста.

Отец улыбнулся и перевернул лист начала книги. Я видел слова Отца, которые все' объясняли, а также объясняли текст, который был и который я узнал. Узнал по словам и по смыслу.

2. Отец встал, вышел из-за стола и сказал: сын мой, я покажу тебе Мир тот, где ты реально будешь создавать и уже создаёшь знания о Мире и Мир, как и элементы информации.

Ты шёл и идёшь по пути, где Мир создаётся и Мир познаётся тобой, Мир, в котором геометрия и Сфера сфер - основа самосоздания и самовоссоздания.

Понимая основу таких действий, ты вошёл через врата в город Солнца. И он бесконечен, и в нём есть широкие врата и узкие двери. В нём всегда были, и есть, и будут светлые мысли каждого человека на уровне его души, духа и сознания, как и грань, и граница, и стены города. Они для знаний как материя. И это о них говориться - неодолимая сила, неприступная стена.

3. В городе Солнца, в центре его есть сфера, имеется лестница с большим значением, ведущая вверх, а именно в высоту, и вниз, а именно в глубину. Она открывает суть пути и суть каждой ступени на пути познания - как с одной стороны сферы, где дух, так и с другой - где материя.

Как только расширяется сознание человека - он идёт по пути духа в узкие двери, двери света, где - Сфера сфер, где есть, растёт и строится реальность и реальностью является.

Там есть Дом, где - Душа, Душа всего, Душа, которую я создал, и которая воссоздаёт Мир, где Дом Сына моего - в котором Отец и Сын, в котором Отец. В Доме этом реальные события и реальные действия выстраивают структуру вечного Мира через познание реальности, через Мир. И в Доме есть горизонты событий.

В городе Солнца есть Сфера сфер, и в ней есть ячейки души, и есть ядра клеток, познание которых есть путь действенный и реальный.

В ней есть Солнце и Луна, ночь и день, меняющиеся полюса и холод, переходящий в жар. В городе есть граница той реальности, о которой я говорю ~ и мы находимся как в ней, так и на ней.

И Луна, как чаша, держит шар, как Солнце; и в чаше видно лицо мужское и лицо женское, и видно, как растёт человек, откуда он растёт и как произрастает всё в Мире - всё живое и все имеющее живую материю внутри себя.

И так будет всегда, как только человек, входящий в свет и познающий свет, поймёт суть слов моих. Он увидит ядро и увидит в нём - день и ночь; увидит ядро и в нём - лёд и Солнце; увидит ядро и в нем - суть света; увидит ядро и в нём - Начало Начал.

И он выше Неба, Неба звёздного и с планетами. И оно рядом с ним. И он - выше его.

4. Блажен человек, познавший книгу мою, понимающий замысел и Мир мой, Мир души - как и тело своё, и познавший принципы созидания тела, познавший замысел мой - созидание души.

Блажен знающий и понимающий слова мои, так как он - сын мой. Как и каждый человек, читающий, и слушающий, и слышащий слова мои, принимающий истину Мира сего, знающий, что каждый, именно каждый, войдёт в Царство моё как дитя.

5. Понимающий меня - уже сын, в котором Отец. Стоящий рядом со мной - сын мой. В нём - я как основа Мира сего, Создатель Земли и Неба, Создатель всего Мира - как Мир.

Знающий - выше Неба, идёт своим путём ко мне. И путь этот указан в книге моей. А книга не имеет ни конца, ни края и отражает реальный Мир как план и условие Мира, как истинную реальность, как основу создания.

Понимающий и находящийся взором своим в частице Мира - свете, видит в ядре клетки Мира - Небо, которое рядом, видит в ядре клетки Мира все процессы, проходящие в Мире. Он действует, понимает, осознаёт и любовью своей создаёт частицу, из которой растёт Мир - Мир света и спасения.

6. Сын мой, - сказал Отец, - глубина увиденного и осознанного - велика, как велик Мир.

Дух, идущий по реальности, создаёт физическую материю. И она реально проявляется.

Пойми слова мои правильно. Это путь, который идёт не в разных направлениях. Это путь, где создаётся всё сразу - реально и на основе реальности. И нет времени, а есть то, что я показал. И есть место, в котором ты находишься, и ты его создал, и ты это осознал.

7. И сказал Отец, смотря в книгу свою: и пришёл Человек к Человеку, и увидел он Человека, и увидел он Мир, который создал Человек и к которому он так долго шёл. И был тот Мир велик и многообразен.

8. И видел человек себя. И знал он от Человека, создавшего Мир, что он - человек, и знал, Кто его создал, и как он создан, и как он сам может создавать, и что он находится и живёт в Мире, видит других, другим помогает.

И видел я, как закрыл Отец книгу, лежащую на столе. И видел, что книга была закрыта необычно, с другой стороны.

И благодарил я Отца Небесного за знания, которые Он даёт каждому человеку. И был с Отцом Небесным как человек, живущий в Мире, который создал Отец Небесный.

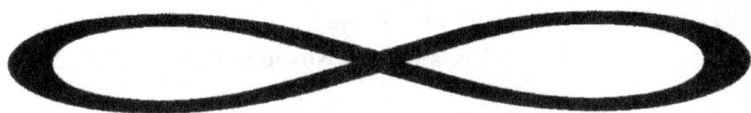

Данная книга была получена напрямую - как знания, образом прямого духовного и физического видения реального Мира и информации, воспринимаемых и написанных текстов, как путь света, данный Создателем каждому человеку.

Игорь Арепьев

*Книга начата в апреле 2000 г.
Окончена в мае 2004 г.*

Jelezky Publishing, Hamburg

www.jelezky-publishing.com

1. Auflage

russische Erstausgabe, November 2015

© 2015 der russischen Ausgabe

SVET UG, Hamburg (Herausgeber)

Auflage: 2015-1, 04.11.2015

Weitere Informationen zu den Inhalten:

„SVET Zentrum", Hamburg

www.svet-centre.com

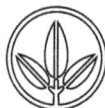

ISBN: 978-3-945549-24-7   © Арепьев И. В., 2005

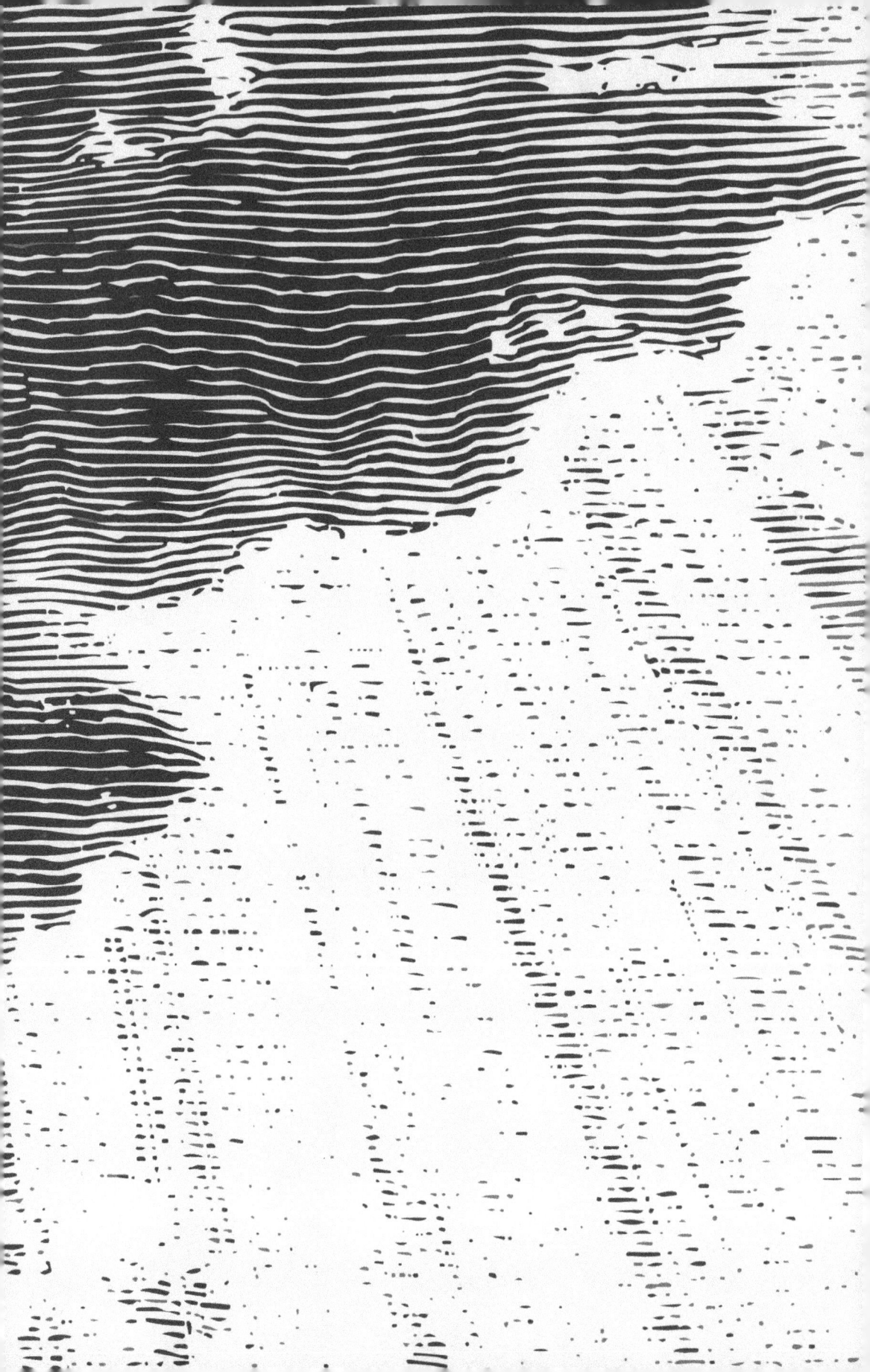

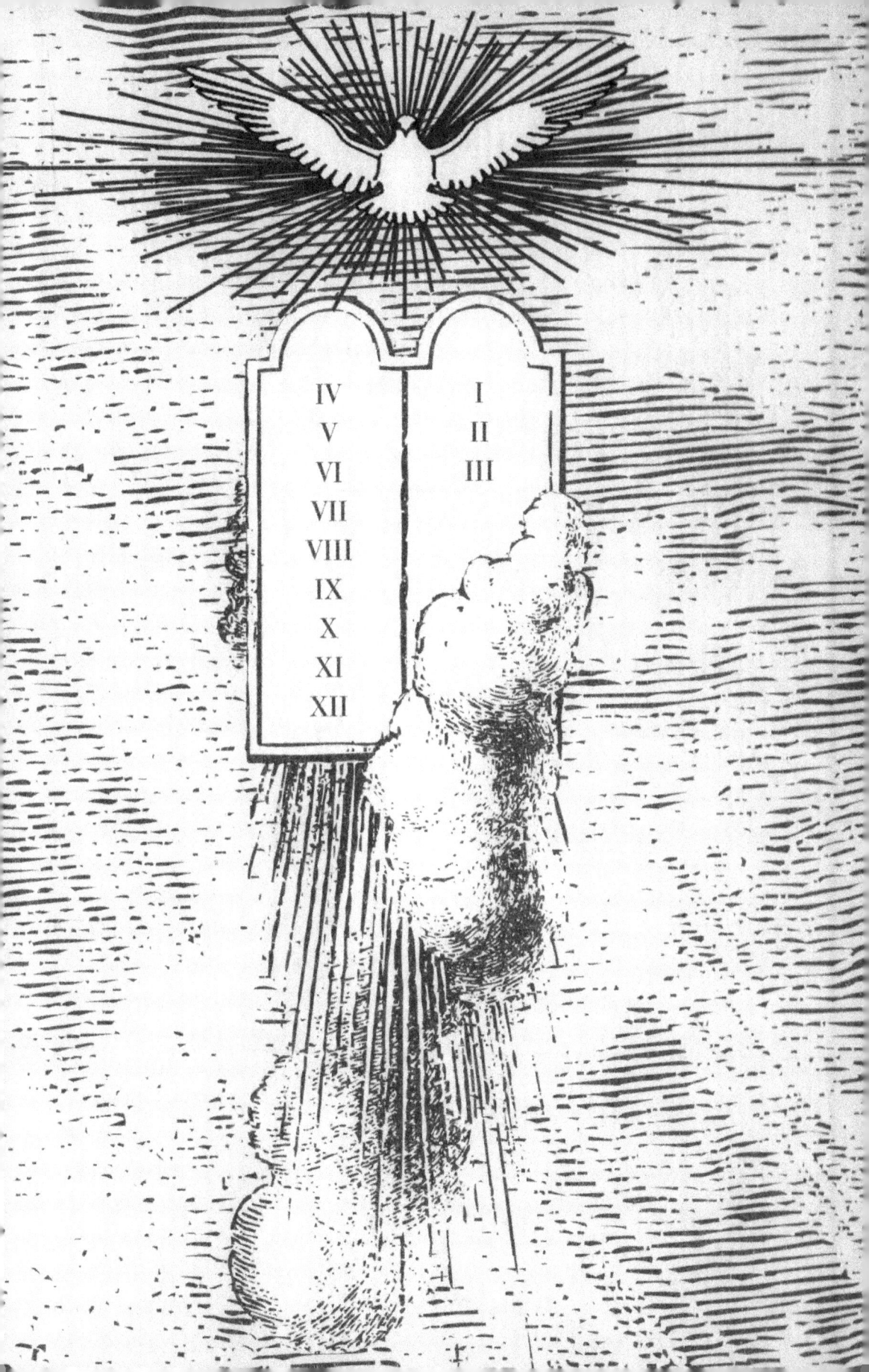

www.ingramcontent.com/pod-product-compliance
Lightning Source LLC
Chambersburg PA
CBHW061828260326
41914CB00005B/919